Kinder sanft und natürlich heilen

RUTH JAHN

Kinder sanft und natürlich heilen

mit Schweizer Hausmitteln

Ein Ratgeber aus der Beobachter-Praxis

Beobachter
edition

Die Autorin

Ruth Jahn (*1963), Dipl. Natw. ETH, ist Umweltnaturwissenschaftlerin, freie Journalistin mit den Spezialgebieten Medizin/Gesundheit und Autorin des Beobachter-Bestsellers «Rezeptfrei gesund mit Schweizer Hausmitteln» sowie Koautorin der Beobachter-Ratgeber «Wechseljahre – natürlich begleitet» und «Gut geschlafen!». Ruth Jahn lebt mit Mann und Tochter in Bern.

Gewidmet

Maxine Maribel

Beobachter-Edition
2., aktualisierte Auflage, 2013
© 2008 Axel Springer Schweiz AG
Alle Rechte vorbehalten
www.beobachter.ch

Herausgeber:
Der Schweizerische Beobachter, Zürich

Lektorat: Christine Klingler Lüthi, Wädenswil
Umschlaggestaltung: buchundgrafik.ch
Umschlagfotos: fotolia
Fotos: Julian Salinas, Basel
Illustrationen: Daniel Röttele, Zürich
Satz: Bruno Bolliger, Losone
Druck: Grafisches Centrum Cuno GmbH & Co. KG, Calbe

ISBN 978-3-85569-661-1

Mit dem Beobachter online in Kontakt:

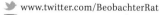 www.facebook.com/beobachtermagazin

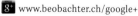 www.twitter.com/BeobachterRat

www.beobachter.ch/google+

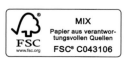
MIX
Papier aus verantwortungsvollen Quellen
FSC® C043106

Autorin und Verlag danken:

Dr. med. Gian Bischoff, Facharzt für Kinder- und Jugendmedizin FMH, Zürich (www.kinderpraxis-altstetten.ch) Elfi Seiler, Drogistin und Geschäftsleitungsmitglied der St. Peter-Apotheke Zürich (www.stpeter-apotheke.ch)

Dr. med. Arnold Bächler, Facharzt für Kinder- und Jugendmedizin FMH, St. Gallen; Max Bandle, Apotheker, St. Peter-Apotheke Zürich; Professor Dr. med. Christian P. Braegger, Kinderarzt und Leiter Gastroenterologie und Ernährung, Kinderspital Zürich (www.kispi.uzh.ch); Bärbel Georgii, Hebamme, Grenzach-Wyhlen (D); Fritz P. Günther, Diplompsychologe, Beratungsstelle für Eltern, Kinder und Jugendliche, Lörrach (D); Dr. med. Gudrun Jäger, Oberärztin Intensivstation/Neonatologie Kinderspital, St. Gallen (www.kispisg.ch); Sybille Graber, Vorstand, Schweizerischer Verband der Mütterberaterinnen (www.muetterberatung.ch); Kinderärzte Schweiz, Zürich (www.praxispaediatrie.ch); Donatella William, Ernährungsberaterin, Kinderspital Zürich (www.kispi.uzh.ch)

Die in diesem Ratgeber gemachten Angaben entsprechen dem aktuellen Wissensstand in Medizin und Naturheilkunde. Indikation, Dosierung, Anwendungen und Nebenwirkungen von Arzneien und Hausmitteln können sich verändern. Erkundigen Sie sich bei einer Fachperson (Ärztin, Apotheker, Drogistin).

Inhaltsverzeichnis

Vorwort

Dieses Buch hat sich in zahlreichen Familienhaushalten bestens bewährt. Gut verständlich werden Krankheiten und Symptome sowie heilende Massnahmen aus verschiedenen Blickwinkeln erklärt. Auch Warnzeichen, die zu einem Arztbesuch führen müssen, werden übersichtlich aufgelistet.

Wir alle hoffen und geben unser Bestes dafür, dass Kinder gesund, fröhlich und unbeschwert in einer für sie optimalen Umgebung aufwachsen können. Vieles bleibt unvorhersehbar, Krankheiten und Unfälle gehören zum Aufwachsen und stellen Kinder und Eltern immer wieder vor Herausforderungen. Was muss und kann ich als Mutter oder Vater tun? Wann handelt es sich um einen Notfall?

Im Zweifel wenden Sie sich an Ihre Kinder- und Jugendärztin oder an Ihren Hausarzt. Je mehr Erfahrung Sie mit Kindern haben, desto weniger werden Sie auf ärztlichen Rat angewiesen sein. Der vorliegende Ratgeber wird es Ihnen einfacher machen, die richtigen Entscheidungen zu treffen. Die häufigsten Fragen im Zusammenhang mit Krankheiten und Unfällen werden erörtert und die verschiedenen Heilmethoden und deren praktische Anwendung beschrieben. Mit Ihrer Geduld und liebevollen Zuwendung wird es den Kindern meistens gelingen, aus eigener Kraft wieder gesund zu werden. Falls trotzdem keine schnelle Besserung eintritt, muss das Kind von der Ärztin gesehen werden.

Kinder- und Jugendärzte sind Spezialisten für alle Gesundheitsfragen von der Geburt bis zum Abschluss der Pubertät. Ein wichtiger Bestandteil ihrer Arbeit neben Diagnostik und Therapie sind die Vorsorgeuntersuchungen zur Krankheits- und Unfallprophylaxe und zur Beurteilung von Wachstum und Entwicklung. Es ist unser Anliegen, den Eltern möglichst viel Kompetenz in der Beurteilung ihrer Kinder zu vermitteln. Das vorliegende Buch ist eine grosse Hilfe.

Dr. Rolf Temperli
Co-Präsident Kinderärzte Schweiz
Bern, im Juni 2013

1. Was gesunde Kinder brauchen

Ihrem kranken Kind helfen Sie am besten mit einer
Extraportion Zuwendung und sanfter Naturmedizin.
Was Sie bei der Selbsthilfe beachten müssen und
wie Sie Ihr Kind vorbeugend unterstützen, damit es
gesund bleibt, erfahren Sie in diesem Kapitel.

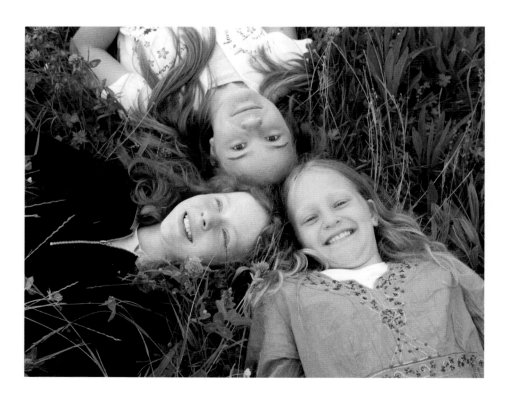

1.1 Sanfte Selbsthilfe

Ob Babys Nase läuft, das Kleinkind mit einer Magen-Darm-Grippe im Bett liegt oder das Schulkind ein verstauchtes Bein hat: Krankheiten gehören zum Kindsein, sind sozusagen Teil der Entwicklung. Sie können aber den Alltag der Familie gehörig durcheinanderbringen: Die Betreuung des kleinen Patienten, der kleinen Patientin will organisiert sein, Freizeitpläne müssen verschoben, Besorgungen delegiert werden. Oft leidet nicht bloss das kranke Kind, sondern auch die Eltern – weil sie sich um die Gesundheit ihres Sprösslings sorgen. Und sind Geschwister da, müssen sie sich mit ihren Anliegen manchmal etwas gedulden.

Training für den kleinen Organismus

Ein Trost: Mit den Jahren wird Ihr Kind immer seltener eine Rotznase haben, einmal hat es das Gros der Kinderkrankheiten hinter sich. Denn der kindliche Organismus lernt und reift bei der Bekanntschaft mit Viren, Bakterien und Parasiten: Erreger, die das kindliche Abwehrsystem einmal kennengelernt hat, kann es später im Leben schneller und besser bekämpfen. Das heisst nicht, dass man Kinder bewusst Infektionserregern aussetzen sollte. Aber der Gedanke, dass Kranksein nicht nur negative Seiten hat, kann tröstlich sein. Manche Eltern erleben gar, dass ihr Kind nach durchgestandener Krankheit einen Entwicklungsschub macht.

Sicher ist: Wenn die Kräfte, der Appetit und die Lust am Spielen langsam zurückkehren, ist das Siechtum schnell vergessen, und Ihr Kind ist um eine – oft auch gute – Erfahrung reicher. Und vielleicht ist in ihm mit dem Krankwerden und Wiedergesunden eine innere Sicherheit gewachsen, mit Unbill im Leben umgehen zu können.

Eine Zeit der Nähe

Die meisten Eltern nehmen sich extra viel Zeit für ihr krankes Kind. Mehr als sonst stellen sie sich auf seine Bedürfnisse und Wünsche ein. So sind die Tage, in denen

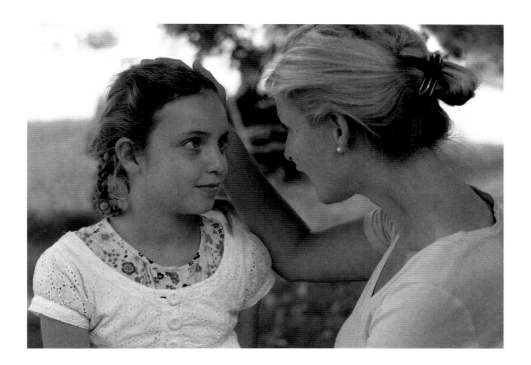

Mama so viel am Bettrand sitzt und Papa das Lieblingsessen für das Kind kocht, auch eine ganz besondere Zeit, in der sich Eltern und Kind näher sind als sonst. Und in der das Kind wie auch die Erwachsenen vielleicht sogar wieder Kraft tanken können für den Alltag.

Bewährte Naturmedizin

Naturmedizin und Hausmittel hatten in der ländlich geprägten Schweiz schon immer einen grossen Stellenwert. Schliesslich sind wichtige Grössen der Naturheilkunde Schweizer, etwa die Kräuterpioniere Johann Künzle und Alfred Vogel oder der Arzt und Vorkämpfer für die Vollwertkost, Maximilian Bircher-Benner. Auch heute wollen viele Eltern ihr Kind in kranken Tagen möglichst natürlich heilen. Oder sie beugen noch in gesunden Tagen mit sanften Mitteln vor. Denn sie möchten der Gesundheit ihres Kindes auf ganzheitliche Art und Weise Sorge tragen – und möglichst ohne Nebenwirkungen. Unterstützung hierbei erfahren sie auch von medizinischer Seite: Viele Kinderärzte und Hausärztinnen hierzulande ermuntern Mütter und Väter zum Ausprobieren von Zwiebelwickel und Hustentee oder empfehlen ihren kleinen Patienten Kneipp'sche Bäder zur Abwehrstärkung. Manches beinahe vergessene Kräuterrezept oder Hausmittel der Grossmutter wird so zu neuem Leben erweckt. Ausserdem bieten immer mehr Familienmediziner – in Ergänzung zur Schulmedizin – sogenannt komplementäre Methoden an, also Heilmethoden wie Homöopathie, anthroposophische oder pflanzliche Medizin.

Hohe Erwartungen

Eine Studie der Universität Bern zeigt: Vor allem Krankheiten bei Babys und kleineren Kindern, Hautkrankheiten wie Neurodermitis, diverse chronische und nicht gut klassifizierbare Krankheiten, aber auch psychische Störungen oder Verhaltensauffälligkeiten führen Eltern zu schulmedizinisch und naturheilkundlich praktizierenden Ärzten. Und: Eltern, die einen solchen Patchworkmediziner wählen, erwarten eher, dass ihr Kind geheilt wird, als Eltern, die ihr Kind zu einem reinen Schulmediziner bringen. Auch gehen sie oft davon aus, dass die Therapie für das Kind angenehm sein wird und nur wenig Nebenwirkungen zeitigt.

Heilen mit Bedacht

Quarkwickel, Melissentee, Pulsatilla und Co. haben nahezu keine Nebenwirkungen. Und: Die meisten Hausmittel sowie pflanzlichen und homöopathischen Arzneimittel sind Allrounder, mit denen Sie eine Vielzahl von Beschwerden bei Kindern lindern oder heilen können. Mit den Mitteln und Heilmethoden in diesem Ratgeber können Sie nicht viel falsch machen: Sie sind danach ausgewählt, ob sie gut wirken, erprobt sind, möglichst wenig unerwünschte Wirkungen haben – und ob Kinder sie gerne anwenden. Deshalb fehlen in diesem Buch hautreizende Substanzen und bittere Tees genauso wie kalte Kneipp-Güsse oder Heilpflanzen, die bei längerer Anwendung schaden könnten.

Natürlich ist nicht immer harmlos

Bei ätherischen Ölen (Seite 78), immunstimulierenden Mitteln (Seite 46) und alkoholhaltigen Tinkturen für den innerlichen Gebrauch (Seite 79) empfiehlt dieser Ratgeber einen sorgsamen Umgang, damit das Kind keinen unnötigen Risiken ausgesetzt wird. So sollten etwa ätherische Öle nicht an Schleimhäute des Kindes gelangen und niemals bei Babys oder Kleinkindern angewendet werden (siehe Seite 79). Kamillentee oder Tinkturen sollten Sie nicht in die Augen des Kindes kommen lassen, um Allergien respektive eine Reizung des Auges zu verhindern. Dieser Ratgeber macht Sie jeweils auf Vorsichtsmassnahmen aufmerksam.

Wichtig: Auch Heilmittel, die «reine Natur» enthalten, können überdosiert werden oder Allergien auslösen. Halten Sie sich deshalb genau an die im Buch genannten Dosierungen: Diese sind, sofern nichts anderes erwähnt ist, an Kinder ab 2 Jahren angepasst. Bei Unsicherheiten fragen Sie den Kinderarzt oder die Apothekerin. Auch falls Sie ein

Heilmittel länger als ein paar Tage oder als regelrechte Kur bei Ihrem Kind anwenden möchten: Beraten Sie sich vorher mit einer Fachperson.

Vorsicht: unerwünschte Wirkung

Setzen Sie ein Heilmittel unverzüglich ab, falls Sie eine unerwünschte Wirkung wahrnehmen, besonders eine allergische Reaktion. Dass ein Kind beispielsweise mit einer Allergie auf den Kamillentee oder den Schafgarbenwickel reagiert, kommt – wenn auch

selten – vor. Daher sollten Sie die möglichen Symptome von Allergien kennen; sie treten Minuten oder Stunden nach dem Kontakt mit dem entsprechenden Allergen auf:

> grosse rote, leicht erhabene runde Flecken, die jucken
> trockene, schuppende, juckende, manchmal auch nässende Ekzeme
> Atemnot (sofort zum Arzt!)
> Schwellung der Lippen (sofort zum Arzt!)
> Übelkeit, Blässe, Schwindel (sofort zum Arzt!)

Wehwehchen oder ernste Krankheit?

Die Entscheidung, wann Sie Ihr krankes Kind der Ärztin zeigen oder wann Sie den Notarzt rufen sollten, kann Ihnen dieser Ratgeber nicht abnehmen. Sie müssen (nach wie vor) die Verantwortung übernehmen. Neben den Ratschlägen in diesem Buch dürfen, ja müssen Sie sich auf Ihre Wahrnehmung, Ihr Gefühl, Ihre Erfahrung verlassen. Denn Sie kennen und verstehen Ihr Kind am besten.

Schwierige Diagnose

Kleinere Kinder kennen die verschiedenen Körperteile und deren Funktionen noch nicht so gut und können oft nicht genau sagen, was ihnen fehlt. Sie projizieren Schmerzen zum Beispiel gerne in den Bauch und

---

Kinder sind nicht einfach kleine Erwachsene

Je jünger das Kind, desto grösser sind die Unterschiede zum Organismus von Erwachsenen. Kinder haben viel mehr Körperwasser (dafür weniger Fett) und sind gleichzeitig empfindlicher für Austrocknung. Sie haben eine dünnere und sensiblere Haut. Bei Babys ist die Hornschicht noch nicht voll ausgebildet, Salben und Cremen gelangen schneller in den Körper, und auch über das Blut gelangen gewisse Stoffe leichter ins Gehirn. Das Immunsystem von Kindern ist noch im Aufbau. Auch die Ausscheidung von Giften funktioniert bei Babys und kleinen Kindern zunächst anders, da Nieren und Leber noch nicht ausgereift sind. Gründe genug für eine möglichst sanfte Behandlung von Babys und Kindern!

sprechen von Bauchweh, wenn ihnen der Hals oder die Ohren wehtun oder es ihnen sonst unwohl ist. «Diagnosen» gestalten sich deshalb bei Kindern gar nicht so einfach.

Bei Babys ist es besonders schwierig herauszufinden, warum sie weinen oder partout nicht trinken mögen. Besonders wenn Ihr Baby zum ersten Mal krank ist, wird Sie als junge Eltern das wahrscheinlich ängstigen, denn noch fehlt Ihnen die Erfahrung, die es braucht, um den Ernst der Lage richtig einzuschätzen. Mit der Zeit klappt das aber immer besser. Denn in einem steten Wechselspiel lernen Mütter und Väter Tag für Tag die Signale ihres Kindes und seine Bedürfnisse besser kennen. Gleichzeitig reifen Babys Fähigkeiten, mit Ihnen zu kommunizieren.

Gut beobachten

Die Fieberhöhe allein ist übrigens kein guter Indikator, um zu beurteilen, wie krank Ihr Kind ist (siehe Seite 210). Viel wichtiger ist, wie stark sein Allgemeinbefinden eingeschränkt ist. Ist das Kind stark reduziert, wirkt es gar apathisch? Hat es Schmerzen? Schläft es sehr schlecht? Will es nicht mehr trinken? Hat es neuartige, unklare Symptome, die Sie verunsichern?

Bei Zweifeln oder wenn Sie sich Sorgen machen: Lieber einmal zu viel zum Kinderarzt als einmal zu wenig! Die meisten Kinderärzte geben auch gerne telefonisch Auskunft. Rufen Sie an und beschreiben Sie die Symp-

Wenn der Therapieerfolg ausbleibt

Wirkt der Kräutertee oder das homöopathische Mittel nicht? Bleiben die Symptome Ihres Kindes trotz Selbstbehandlung bestehen, verändern oder verschlimmern sie sich gar? Dann sollten Sie den Besuch in der Kinderarzt-Praxis nicht aufschieben.

tome Ihres Kindes (mehr dazu Seite 52, «Beim Kinderarzt»).

Der Frage, wann ein Baby oder ein Kind dem Arzt gezeigt werden sollte, widmen sich die Kapitel «Wann mit dem Baby zum Arzt?» (Seite 110) und «Wann mit dem Kind zum Arzt?» (Seite 136).

Wie Sie dieses Buch benutzen

Die Empfehlungen in diesem Buch unterstützen Sie dabei, bei Ihrem Kind

> die körperliche Abwehr zu stärken, also Krankheiten vorzubeugen;
> alltägliche Krankheiten und «Bresteli» zu kurieren;
> Krankheitsrückfälle oder das Chronischwerden von Krankheiten zu verhindern.

Bei schweren Krankheiten, die von vornherein die Hilfe der Kinderärztin nötig machen, verstehen sich die in diesem Ratgeber beschriebenen Tipps und Arzneien als Ergänzung zur schulmedizinischen Behandlung – in Absprache mit der Ärztin.

So gehen Sie vor

Im Kapitel «Gesund bleiben» lesen Sie, wie Sie Ihrem Kind die besten Startbedingungen für ein gesundes Leben geben.

Dem Thema Erste Hilfe ist ein Sonderkapitel gewidmet (Seite 312). Informieren Sie sich gelegentlich – in einer ruhigen, «kinderfreien» Viertelstunde –, was Sie tun müssen, wenn Ihr Kind einen Unfall oder plötzlich lebensbedrohliche Krankheitssymptome hat. Und wie Sie sich optimal auf einen solchen Notfall vorbereiten.

Ist Ihr Kind krank, schlagen Sie im Kapitel 3, 4 oder 5 nach, wenn es einen Unfall hat, im Kapitel 6. Die Beschwerden sind im Kapitel 3, 5 und 6 alphabetisch, im Kapitel 4 nach betroffenem Körperteil respektive nach Beschwerdegruppen gegliedert. Das Inhaltsverzeichnis und das Stichwortverzeichnis erleichtern Ihnen die Suche nach einem bestimmten Krankheitsbild.

Daneben finden Sie übers Buch verteilt Sonderkapitel zu Spezialthemen wie «Heilsames Fieber», «Beim Kinderarzt», «Mitmachmedizin», «Trinken», «Schlafen» etc.

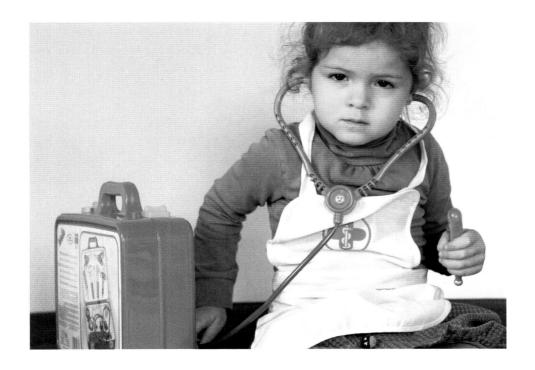

Wenn Ihr Kind jünger als 2 Jahre ist: Suchen Sie das Krankheitsbild des Kindes zunächst im Kapitel 3 («Was fehlt meinem Baby?»). Hier finden Sie Informationen zu besonders häufigen Beschwerden der ganz Kleinen.

Auch die Tipps unter der Rubrik *Für das Baby* in den Kapiteln 4 («Was fehlt meinem Kind?»), 5 («Klassische Kinderkrankheiten») und 6 («Unfälle und Erste Hilfe») betreffen Kinder unter 2 Jahren.

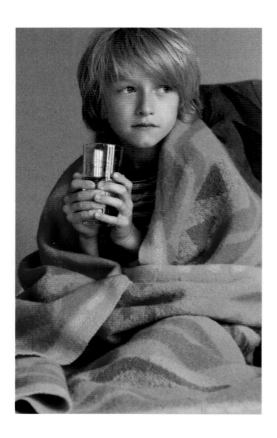

Wenn Ihr Kind 2 Jahre oder älter ist: Suchen Sie das Krankheitsbild des Kindes in Kapitel 4 («Was fehlt meinem Kind?»), in Kapitel 5 («Klassische Kinderkrankheiten») oder in Kapitel 6 («Unfälle und Erste Hilfe»). Neben der Beschreibung der Symptome und des Hintergrunds einer Krankheit finden Sie hier allgemeine Tipps und Hinweise auf innerlich oder äusserlich anwendbare Heilmittel. Lassen Sie sich von den Tipps inspirieren oder wählen Sie ein geeignetes Mittel für Ihr Kind aus. Die einzelnen Hausmittel, naturmedizinischen Mittel und Methoden lassen sich übrigens auch gut miteinander kombinieren. Aber: Mehr hilft nicht unbedingt mehr! Und auch natürliche Arzneien können unerwünschte Wirkungen haben. Beachten Sie deshalb die Hinweise zu Nebenwirkungen (siehe auch Seite 16).

Zum Arzt, wenn …

Im entsprechenden Krankheitsbild lesen Sie bitte jeweils – für Kinder unter 2 Jahren wie auch für ältere Kinder – die Rubriken *Zum Arzt, wenn …* und *Die Ambulanz 144 rufen, wenn …* So wissen Sie, ab wann Sie für Ihr Kind medizinische Hilfe in Anspruch nehmen sollten. Und: Beachten Sie neben den innerlichen und äusserlichen Anwendungen auch die Empfehlungen unter der Rubrik *So helfen Sie Ihrem Baby* respektive *So helfen Sie Ihrem Kind*. Denn unter Umständen erreichen Sie mit gezielten Veränderungen im Verhalten oder beim Lebensstil mehr als mit einem ganzen Arsenal an Hausmittelchen und Globuli. (Siehe auch «Nicht immer gleich ein Kügeli!», Seite 24.)

Gewusst wie

In Kapitel 2, «Naturmedizin kinderleicht», sind praktische Tipps versammelt: Wollten Sie schon lange mal einen Zwiebelwickel, ein Haferstrohbad oder einen Darmeinlauf bei Ihrem Kind ausprobieren, haben aber Angst, etwas falsch zu machen? Hier lesen Sie, wie Sie Wickel und Bäder zubereiten, worauf Sie beim Dampfbaden mit Kindern achten müssen oder wie Ihr Baby Massagen geniessen kann. Sie finden Faustregeln zur Dosierung von Tee, homöopathischen Globuli und Tinkturen – und Hintergründiges zur anthroposophischen Medizin, Homöopathie, Spagyrik und mehr.

1.2 Gesund werden

Manchmal kündigt sich eine Krankheit dadurch an, dass das Kind ungewöhnlich ruhig ist, nicht aus dem Haus gehen mag. Die meisten Eltern kennen es so: Am Vormittag spielt das Kind noch vergnügt und ausgelassen, am Mittag hat es keinen Appetit, dann wird es quengelig – und am Abend kommt das Fieber.

Zuwendung ist die beste Medizin

Kranke Kinder sind noch mehr auf Ihre Aufmerksamkeit und Zuwendung angewiesen als gesunde. Neben der nötigen medizinischen Behandlung nehmen Sie sich jetzt wahrscheinlich besonders viel Zeit für Ihr Kind und umsorgen es liebevoll. So unterstützen Sie es am besten: Ihre Nähe tut dem Kind gut und unterstützt den Heilungsprozess.

Wenn Kinder fiebern oder kränkeln, sind sie mitunter gerne wieder ganz klein – so wie früher. Selbst grössere geniessen es, aus-

Krankes Kind – und die Arbeit ruft?

Vom Gesetz her sind Arbeitgeber verpflichtet, Arbeitnehmerinnen und Arbeitnehmern mit Familienpflichten, die ein krankes Kind pflegen, bis zu drei Tagen pro Krankheitsfall freizugeben (ärztliches Zeugnis nötig). Arbeiten Mutter und Vater, wären also zusammen sechs Tage abgedeckt. Bei gewissen Arbeitgebern sind Sie auch länger von der Arbeit befreit – erkundigen Sie sich bei Ihrer Gewerkschaft.

Für die Tage, die Sie bei Ihrem Kind zu Hause verbringen, erhalten Sie den Lohn, wie wenn Sie selber krank wären. Die Tage werden allerdings von Ihrem eigenen Anspruch auf Lohnfortzahlung abgezogen.

nahmsweise Nuggi oder Nuschi wieder hervorzunehmen oder nachts bei Ihnen im Schlafzimmer zu schlafen. Denn Krankhei-

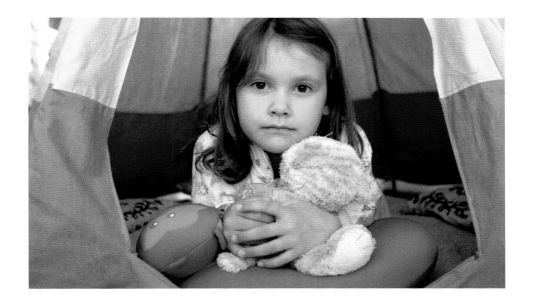

ten können bei Kindern Ängste auslösen. Kein Wunder, sie kennen diesen Zustand ja oft noch gar nicht – zum Beispiel Fieber, Schmerzen, Juckreiz oder Erbrechen. Und sie wissen vielleicht auch nicht, dass er in der Regel bald überstanden ist. Am besten erklären Sie dem kleinen Patienten, der kleinen Patientin – altersangemessen – die Krankheit und deren Verlauf. Bleiben Sie selbst ruhig und zuversichtlich und bereiten Sie Ihr Kind gegebenenfalls auf den Besuch beim Kinderarzt vor (Seite 52).

Ruheinseln für kleine Patienten

Manchmal genügt es schon, wenn Ihr Kind etwas mehr schläft als sonst. Fiebert es, sollte es sich schonen. Es darf sich von Ihnen pflegen und verwöhnen lassen. Das fördert die Genesung. Bettruhe ist nicht zwingend nötig, Zuhausebleiben allerdings zunächst ein Muss: Einerseits, damit sich das Kind nicht zu stark verausgabt und keinen belastenden Wetterreizen ausgesetzt ist – Wind, Kälte und Nässe, aber auch Sonne sind ungünstig. Andererseits soll Ihr Kind, falls es eine ansteckende Krankheit hat, ja keine anderen Kinder anstecken.

Nah am Geschehen

Am besten richten Sie Ihrem kranken Kind, sofern es nicht gerade schlafen will, ein Krankenlager in Ihrer Nähe ein – zum Beispiel im Wohnzimmer auf dem Sofa. Denn der kleine Kranke geniesst jetzt wahrscheinlich Ihre Gesellschaft. Warum nicht gemeinsam ein Nest mit einem Dach aus Leintüchern auf dem Wohnzimmerteppich aufbauen oder das Indianerzelt aus dem Keller holen und ein Schaffell oder eine kleine Matratze hineinlegen?

Legt sich das Kind gerne in sein eigenes Bettchen oder macht es sich in Ihrem Schlafzimmer (im grösseren, komfortableren Bett!) gemütlich, können Sie ihm auch ein Glöcklein geben, damit es Sie rufen kann, wenn es etwas braucht.

Nicht immer gleich ein Kügeli!

Bei Eltern ist es wie bei Ärzten: Sie haben gerne etwas in der Hand, was sie ihrem leidenden Patienten anbieten können. Und genauso wie der Arzt nicht als Erstes den Rezeptblock zücken sollte, verfallen Sie besser nicht auf die Idee, Ihrem Kind bei jeder Schürfung, jedem Angstgefühl, jedem Bauchweh sofort ein homöopathisches Kügeli oder einen Kräutertee anzubieten. Das Motto «Nützt es nichts, so schadet es nichts» ist bei einem Kind fehl am Platz. Denn es lernt unter Umständen daraus: Mir muss immer einer helfen. Oder: Ich brauche nur eine Medizin zu nehmen, dann wird alles gut. So kann das Kind nicht die wertvolle Erfahrung machen, dass es sich bei kleinen Blessuren selbst helfen und beruhigen kann – zum Beispiel, indem es sich kurz hinlegt oder auf seine Wunde pustet. Und es entgeht ihm das schöne Gefühl, aus eigener Kraft genesen zu sein.

Nichts forcieren

Achten Sie auf eine sanfte Therapie: Getränke und Wickel dürfen nicht zu heiss oder zu kalt sein. Respektieren Sie den Widerwillen Ihres Kindes. Beziehen Sie seine Wünsche und seine individuelle Krankheitsvorstellung mit ein. Auch bei der Ernährung ist einiges zu beachten (mehr dazu auf Seite 278). Ideen, wie Sie kranke Mädchen und Buben beschäftigen, finden Sie auf Seite 28.

Auch an sich denken

Ihr kleiner Patient, Ihre kleine Patientin beansprucht Sie jetzt mehr als sonst: Nachts wacht das Kind wahrscheinlich mehrmals auf, tagsüber ist es anhänglich, will getragen, unterhalten, bemuttert werden, wünscht sich Körperkontakt. Kranke Kinder können auch grantig sein und viel quengeln. Bei aller Fürsorge sollten Sie nicht vergessen, an sich selbst zu denken: Stellen Sie Ihre Welt nicht auf den Kopf. Organisieren Sie eine auf mehrere Bezugspersonen verteilte Betreuung – damit Sie nicht an die Grenzen Ihrer Kräfte kommen.

Wenn die Krankheit dauert

Eltern stellen für ihr krankes Kind die eigenen Bedürfnisse meist bereitwillig zurück – zumindest vorübergehend. Aber was, wenn das Kind eine Krankheit hat, die nicht so schnell vorbei ist wie ein Schnupfen? Steht ein chronisch krankes Kind, das zum Beispiel unter Neurodermitis, Asthma oder unter einer Nahrungsmittel-Allergie leidet, dauernd im Mittelpunkt, kann das Eltern – und Geschwister – leicht überfordern. Sie reagieren gereizt, und das Kind kann Schuldgefühle entwickeln.

Versuchen Sie trotz Rücksichtnahme auf das kranke Kind der Familie so viel Normalität wie möglich zu bewahren. Setzen Sie sich auch für das kranke Kind bewusst Erziehungsziele. Gehen Sie so mit ihm um, wie Sie es mit einem gesunden tun würden. Auch ein Kind mit einem chronischen Leiden will von seiner Familie normal behandelt werden. Es wird gerne lernen, mit seiner Krankheit zu leben und ein Stück weit selbst Verantwortung für die eigene Gesundheit zu übernehmen.

Baby, Kleinkind, Schulkind: Das hilft

Im Laufe der Jahre machen Kinder unzählige Krankheiten durch. Jede Entwicklungsphase hat ihre typischen Krankheiten und Unpässlichkeiten. Und in jeder Phase tun dem Kind andere Hilfestellungen gut.

Das Baby – Geburt bis 12 Monate

Anfänglich ist das Baby durch Antikörper, die es von der Mutter erhalten hat, vor Krankheiten geschützt und wenig krank. Die Mutter hat diese Antikörper als Reaktion auf früher durchgemachte Krankheiten gebildet und gibt sie zunächst über die Nabelschnur und dann – in geringerer Konzentration –

auch über die Muttermilch an das Kind weiter. Der Nestschutz hält etwa sechs bis zwölf Monate an, dann «übernimmt» das Abwehrsystem des Babys und baut – mit dem Kontakt zu Viren, Bakterien und anderen Krankheitserregern – eigene Antikörper auf.

Babys leiden relativ oft an Verdauungsproblemen. Besonders bei Durchfall droht ihnen schnell eine Austrocknung. Relativ häufig haben Babys in den ersten Lebensmonaten auch leichte Symptome von Neurodermitis, die sich später aber auswachsen können.

Infektionen der Atemwege wie Schnupfen oder Husten sind bei Säuglingen ebenfalls häufig. Wichtig zu wissen: Je kleiner das Kind, desto enger sind seine Atemwege. Wenn durch eine Infektion oder eine Allergie oder durch das Aspirieren eines Fremdkörpers eine Schwellung entsteht, kann dies leichter als bei Erwachsenen zu Atemnot und Sauerstoffmangel führen.

Übrigens: Babys bis zu vier Monaten atmen gar nicht durch den Mund, sie sind Nasenatmer. Deshalb schlafen und trinken sie mit verstopfter Nase so schlecht – und sind darauf angewiesen, dass ihr Näschen gespült wird.

→ Siehe auch: «Wann mit dem Baby zum Arzt?» (Seite 110)

Das tut dem kranken Baby gut: In Sachen Beruhigungsstrategien gibt es nur eins: Experimentieren Sie! Frisch gebackene Eltern müssen erst lernen, was Ihrem Baby bei kleinen «Bresteli» wie Blähungen, Zahnen oder

Schnupfen am besten tut. Die meisten Babys lieben es, getragen zu werden, mögen rhythmisches Schaukeln (im rollenden Stubenwagen, in der Babyhängematte oder im Tragetuch). Viele schätzen auch Hautkontakt oder das sanfte rhythmische Kneten und Streicheln bei Massagen (Seite 104).

Babys sind auch gerne eingehüllt oder baden gerne warm – ausser sie fiebern und sind bereits heiss. Ruhe und Schlaf wirken oft Wunder, und manchmal ist eher Ablenkung angesagt. Vielleicht hilft dem Baby bei einem kleinen Unwohlsein auch ein Kleidungsstück, das nach Ihnen riecht, um besser einzuschlafen? Und: Mama respektive Papa sollten sich frühzeitig ablösen lassen. Das hilft dem Kleinen mehr, als wenn sich ein Elternteil bis zur Erschöpfung verausgabt.

Das Kleinkind – 1 bis 5 Jahre

Jetzt mag es Ihnen vorkommen, als ob ein Schnupfen den andern jagt. Das Kind macht in dieser Lebensphase immer wieder Erkältungskrankheiten durch. Meist kommen nun auch diverse klassische Kinderkrankheiten wie Windpocken oder Dreitagefieber auf das Kind zu. Doch damit nicht genug: Je nach Konstitution und Empfindlichkeit neigt Ihr Kind eventuell zu besonders langwierigem Husten (obstruktive Bronchitis oder Asthma), oder es hat öfters den typischen bellenden Pseudokrupp-Husten. Bei anderen Kindern wiederum wächst sich ein mehrwöchiger Schnupfen gerne zur Mittel-

ohrentzündung aus. Eventuell tritt im Alter von 4 oder 5 Jahren auch schon Heuschnupfen auf. Und: Im Kleinkindalter passieren häufig Unfälle.

→ Siehe auch: «Wann mit dem Kind zum Arzt?» (Seite 136)

Das tut dem kranken Kleinkind gut: In kranken Tagen braucht Ihr Kind vor allem Pflege, Trost und Gesellschaft. Nutzen Sie die Krankheitszeit als ganz spezielle Auszeit, in der Sie sich von anderen Verpflichtungen möglichst ausklinken. Lassen Sie das Lieblingshausmittel des Kindes zur Familientradition werden. Erklären Sie ihm Krankheit und Heilmittel. Wenn das Kind seine eigenen, für das Kleinkindalter typischen «magischen» Vorstellungen von Krankheit und Gesundheit hat, beziehen Sie sich ruhig auf diese – Sie brauchen sie dem Kind nicht auszureden. Und falls sich Langeweile breitmacht: Spielideen für kranke Tage finden Sie auf Seite 28.

Das Schulkind – 6 bis 12 Jahre

Die Zeit der Kinderkrankheiten ist meist noch nicht ganz vorbei. Scharlach, Ringelröteln und andere ansteckende Krankheiten machen besonders unter Kindergarten- und Schulkindern noch die Runde. In diesem Alter treten typischerweise Heuschnupfen oder Asthma zutage. Mit Schulproblemen können auch psychosomatische Beschwer-

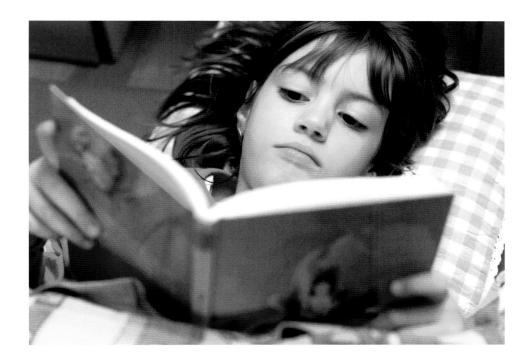

den wie Bauch- und Kopfschmerzen in Erscheinung treten. Diese sollten Sie ernst nehmen und nicht als hypochondrische Vorstellungen abtun, selbst wenn nichts Organisches dahintersteckt. Professionelle Hilfe sollten Sie auch bei anderen «leisen» Störungen wie Depressionen oder Ängsten für Ihr Kind in Anspruch nehmen.

→ Siehe auch: «Wann mit dem Kind
zum Arzt?» (Seite 136)

Das tut dem kranken Schulkind gut: Auch Kinder zwischen 6 und 12 Jahren geniessen die volle Aufmerksamkeit der Eltern, die ihnen in kranken Tagen zuteil wird. Viele stressbedingte oder chronische Beschwer-

den lassen sich mit Entspannungsmethoden abfedern (siehe Seite 96). Liegt das Problem in der Schule? Gehen Sie der Sache auf den Grund: Eventuell ist Ihr Kind überfordert, unterfordert oder es hat eine besonders hohe Erwartung an seine Leistung.

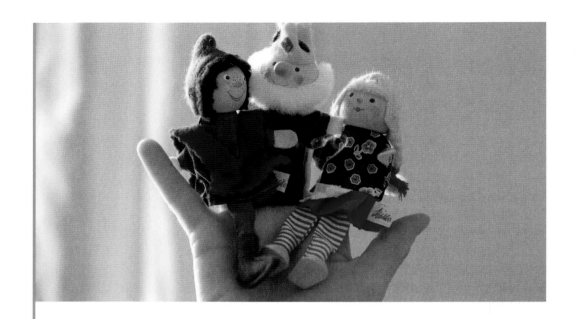

GESUNDZWERGE

Kranksein kann ganz schön langweilig sein – gerade für kleinere Kinder, die sonst viel herumtoben und in Bewegung sind. Mit guten Ratespielen, Fingerabzähl- und Tröstversen sowie selbstgebastelten Helferfiguren verbannen Sie die Eintönigkeit aus dem Krankenlager. Gut möglich, dass damit auch der lästige Husten oder der juckende Ausschlag in Vergessenheit gerät. Hier finden Sie die besten Ideen, um Ihrem Kind den Krankheitsalltag zu versüssen.

DAS BETT ALS SPIELWIESE

Beschäftigungen, die sich fürs Bett oder Sofa eignen, gibt es viele: zeichnen, malen, basteln, kneten, puzzeln, Collagen kleben oder mit Klötzen spielen. Am besten klappt das auf einem kleinen Tischchen (siehe Seite 31) oder auf einem Tablett. Ihr Kind kann aber auch CDs hören, Geduldspiele machen, lesen oder Bilderbücher anschauen, auf dem iPad Rätsel oder Sudokus lösen, Perlen aufziehen, weben oder sticken. Vielleicht auch Flöte spielen, über der Bettkante Jo-Jo üben, Rollenspiele mit den Dinos oder den Puppen machen, mit der Grossmama telefonieren etc.

MITSPIELER ERWÜNSCHT

Neben dem Klassiker «Ich sehe was, was du nicht siehst!» können kleine Patienten mit ihren Eltern oder Geschwistern zum Beispiel Begriffe malen und erraten oder Wörter von den Lippen lesen spielen. Variante: einen Satz laut sagen und ein Wort darin auslassen, das erraten werden soll. Oder Unsinn zusammenreimen: Sag emol ohni! – ohni? – Bisch e Peperoni! Sag emol was! – was? – E Fuchs isch kei Haas! Sie können dem Kind Rätselfragen stellen: Welches Tier ruft seinen eigenen Namen? – Der Kuckuck. Welche Maus kann fliegen? – Die Fledermaus. Wer hat Beine und kann doch nicht laufen? – Tisch oder Stuhl. Vielleicht machen Ihrem Kind Rollenspiele Spass (jetzt zum Beispiel: beim Arzt, im Spital), Sie können sich gegenseitig Witze erzählen, Zungenbrecher aufsagen oder mit wechselndem Erzähler eine Geschichte entstehen lassen.

FINGERABZÄHLVERS*

Das isch d'Frau Doktor
si isch lieb und nätt

Das isch d'Babett
si liggt mit Fieber im Bett

Das isch dr'Chrischte
är hett dr Hueschte

Das isch dr'Fritz
är het am Bei e Gips

… und **dr Chlynscht** brüelet ohni Grund
d'Frau Doktor macht sie alli gsund!

* nach Susanne Stöcklin-Meier:
«Kranksein und Spielen» (vergriffen)

MASSAGE-VERS

Ideal für Unterarm oder Unterschenkel,
zum Beispiel bei Wachstumsschmerzen
oder eingeschlafenen Gliedmassen:

Butter stampfe, Butter stampfe!
(Die Hände fassen rund um den Unterarm des Kindes – oben und unten – und stossen gleichzeitig zueinander hin)

Bälleli rolle, Bälleli rolle!
(Mit den flachen Händen den Unterarm hin- und herrollen)

Brötli striche, Brötli striche!
(Abwechselnd mit Handrücken und Handfläche rauf- und runterstreichen)

Salz druf streue!
(Mit den Fingerspitzen sanft auf die Haut «pöpperlen»)

… und ufässe!

Heile, heile, Gänsli,
es wird scho bald wieder gut.
Heile, heile Mäusespeck
in hundert Johr isch alles weg!

Wo tuts weh?
Hol ein bisschen Schnee,
hol ein bisschen kühlen Wind,
dann vergeht es ganz geschwind!
Wo tuts weh?
Trink ein Schlückchen Tee,
iss 'nen Löffel Haferbrei,
morgen ist es längst vorbei!

Auf dem Berge Sinai
sass der Schneider Kikeriki.

Seine Frau die Margarete
sass auf dem Balkon und nähte.
Fiel herab, fiel herab,
und das linke Bein brach ab.
Kam der Doktor angerannt,
mit der Nadel in der Hand,
näht es an, näht es an
bis sie wieder laufen kann.

Jede, jede Kinderzahn
fangt emol z'wackle a.
Wackelt, wackelt, wackelt
hin und här in sim Hus.
Bis dä Wackelbruder
ändlich, ändlich, ändlich
keit vo sälber us!

BASTELIDEEN FÜR KLEINERE KINDER

Gesundzwerge und Schutzengel: Basteln Sie gemeinsam mit Ihrem kranken Kind Helfer-figuren: Figuren aus Stoff, Wolle oder Watte, aus alten Zündholzschachteln oder Korken (Heissleim von Vorteil) oder Pfeifenputzern. Aus alten Fingerhandschuhen und Wollresten können Sie Fingerpuppen fabrizieren. Das Kind darf seiner Kraftfigur einen Namen geben. Vielleicht bringt der Gesundzwerg dem Kind dann – mit Papas Hilfe – den Tee? Oder Mama macht, dass der Schutzengel während des Fiebermessens auf der Bettdecke hüpft und singt, damit es dem kleinen Patienten nicht langweilig ist?

Kleine-Welt-Spiele: Fürs Bett ideal sind kleine mobile Welten im Schuhkarton: Zum Bei-spiel bunt beklebte und ausstaffierte Puppenhäuser, Tierställe, Schulhäuser, Zirkuszelte, Krankenhäuser oder Burgen. Darin kann das Kind dann mit seinen üblichen Puppenhaus-, Lego- oder Playmobilfiguren spielen.

Der eigene Laptop: Haben Mama oder Papa manchmal einen Laptop auf den Knien? Kin-der im Kindergartenalter dürfen sich auch einen basteln! Falzen Sie ein hartes Kartonstück (Format A3) quer in der Mitte. Dann befestigen Sie die Hälften nahe dem Falz und der

Aussenseite mithilfe von etwas Schnur so, dass der Laptop im rechten Winkel offen gehalten wird. Nun darf das Kind Knöpfe als Tastatur auf den Laptop kleben und den Bildschirmschoner malen. Für die Maus nehmen Sie ein längeres, etwa 4 cm breites Stück Wellkarton, rollen es auf und umwickeln es mit Klebstreifen. Befestigen Sie die Maus dann mit einer Schnur am Laptop. Und falls eine Maus mit Rollknopf erwünscht ist: Schneiden Sie einen Schlitz längs in die Maus und stecken Sie einen grossen Knopf vertikal hinein.

Bett-Tischchen: Sie brauchen dafür den unteren Teil einer Bananenkiste. Aus den zwei langen Seiten mit einem scharfen Küchenmesser oder einem Japanmesser jeweils einen grossen Halbkreis aussägen – für die Beine. So kann das Kind im Bett sitzen und hat eine Schreib- und Malunterlage – und ein Tischchen zum Essen. Ist das Tischchen zu hoch: an allen vier Kanten etwas Karton wegschneiden.

1.3 Gesund bleiben

Die meisten Eltern tun intuitiv genau das Richtige, um die Gesundheit ihres Kindes zu stärken und Krankheiten vorzubeugen: Vom ersten Lebenstag an schenken sie dem kleinen Wesen Zuneigung, achten es, fördern und fordern es angemessen und schützen es vor Einflüssen, die ihm schaden könnten. Das Kind soll sich entwickeln und entfalten können – so ist es den kleinen und grossen Herausforderungen des Lebens bestens gewachsen!

Vorbeugen ist besser als Heilen

Gesundheitliche Vorbeugung beginnt bereits in der Wiege. Indem Sie Ihr Baby stillen, geben Sie ihm die besten Startbedingungen fürs Leben. Auch regelmässige Vorsorgeuntersuchungen beim Kinderarzt sind von Beginn an wichtig, denn manche Krankheiten und Entwicklungsstörungen kann nur der Arzt frühzeitig entdecken – und erfolgreich behandeln.

Später zählen die richtige Ernährung und genügend Bewegung, möglichst draussen in der Natur. Viele Krankheiten, speziell Zivilisationskrankheiten wie Herz-Kreislauf-Erkrankungen, Diabetes oder teilweise auch Krebs, lassen sich mit einem gesunden, natürlichen Lebensstil – von Kindheit an – weitgehend vermeiden oder zumindest hinauszögern. Das gilt auch für das Übergewicht, von dem mittlerweile jedes fünfte Kind betroffen ist. Schon im Kindergarten schleppen etliche Kinder zu viele Pfunde mit sich herum. Mit einer ausgewogenen Ernährung und ausreichend Bewegung schützen Sie Ihr Kind davor, dick zu werden.

Gesundes Umfeld

Eine kinderfreundliche, möglichst grüne Wohnumgebung kann zur gesunden Entwicklung Ihres Kindes beitragen. Kinder sollen ihren Lebensraum selbständig erobern und Stück für Stück erweitern: Sie wollen sicher und frei toben, rennen, klettern, balancieren, spielen, die Natur erkunden, kleine Mutproben wagen, anderen Kindern begeg-

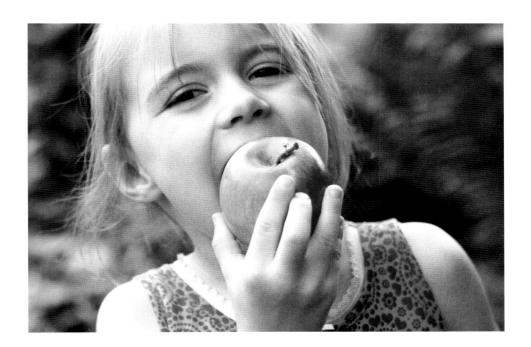

nen und Freundschaften schliessen. Genauso wichtig ist ein eigenes Refugium – um ungestört und konzentriert die Schulaufgaben zu machen, zu malen, um nachzudenken und sich zu entspannen.

Gesunde Luft

In der Kindheit sind das Spielen an der frischen Luft (siehe Seite 40) und ein gesundes Raumklima ohne Schadstoffe besonders wichtig. Lüften Sie regelmässig, besonders im Winter, wenn die Luft trocken ist. Überheizen Sie die Wohnung nicht. Und schützen Sie Ihr Kind vor Passivrauchen. Passivrauchen erhöht die Gefahr des plötzlichen Kindstodes, zudem von Atemwegserkrankungen (insbesondere Asthma), von Infektionen der Ohren, Allergien sowie Krebs.

Für Raucherinnen und Raucher hart, aber wahr: Leider genügt es nicht, wenn Sie nur in der Küche oder am Fenster rauchen – die Schadstoffe gelangen trotzdem ins Kinderzimmer, sie machen vor keiner Zimmertür halt. Rauchen Sie deshalb, wenn Sie nicht vom Glimmstängel lassen können, draussen. Allerdings müssen Sie wissen: Selbst wenn in der Wohnung nicht geraucht wird, nimmt das Kind noch Nikotin und andere Schadstoffe wie Kadmium, Blei oder Asbest auf (über Berührungen, Kleider etc.).

Rundum glücklich

Auch Schutzfaktoren für die psychische Gesundheit können Sie fördern, um psychischen Störungen, Sucht, Essstörungen und sexueller Ausbeutung vorzubeugen. Zu solchen schützenden Faktoren zählen: ein respektvolles, verständnisvolles und herzliches Klima in der Familie, verlässliche Beziehungen – auch bei Trennung der Eltern – und ein soziales Netz, das in struben Zeiten hält. Ein gutes Selbstwertgefühl und eine optimistische Lebenseinstellung erhalten das Kind ebenfalls psychisch gesund.

So stärken Sie Ihr Kind:

Das Kind
> erlebt, dass es seinen eigenen Gefühlen vertrauen kann und dass es auch unangenehme Gefühle ausdrücken darf;
> hört von seinen Eltern und spürt, dass es geliebt und als Persönlichkeit wahrgenommen wird;
> hat jemanden, dem es Persönliches anvertrauen kann;
> darf über manche Dinge, insbesondere was seinen Körper angeht, eigenständig und frei bestimmen;
> lernt, dass es ein Recht hat, Nein zu sagen (zum Beispiel wenn es nicht mehr essen mag oder sich nicht anfassen lassen mag);
> erlebt in der Familie einen Zusammenhalt – z. B. bei gemeinsamen Unternehmungen;
> darf bei Angelegenheiten, die alle in der Familie angehen, mitreden.;
> erfährt, dass in der Familie wenige, klare und sinnvolle Regeln für den Alltag

gelten und dass diese auch eingefordert respektive eingehalten werden;
> lernt, wie man Probleme konstruktiv lösen kann;
> wird seinen Neigungen und Fähigkeiten gemäss gefördert.

Gesunde Ernährung – von Anfang an

«Du bist, was du isst!» gilt für Kinder mehr noch als für Erwachsene. Damit sie sich körperlich und geistig optimal entwickeln, ist für Kinder eine gute Ernährung unerlässlich. Mit abwechslungsreichem und frisch zubereitetem Essen werden Sie dem Bedarf Ihres Kindes an Nährstoffen und Energie am besten gerecht.

Beherzigen Sie (ausser im ersten Lebensjahr) die Nahrungsmittelpyramide (siehe zum Beispiel unter www.sge-ssn.ch): Bieten Sie Ihrem Kind reichlich ungezuckerte Getränke über den Tag verteilt, fünf Portionen Früchte und Gemüse pro Tag, zu jeder Hauptmahlzeit vollwertige Getreide, Hülsenfrüchte oder Kartoffeln, täglich Milchprodukte und Milch, zudem genügend Fleisch oder Fisch und nur mässig Fette (dafür wertvolle wie etwa Oliven- oder Rapsöl) und wenig Süssigkeiten. So gehen Sie sicher, dass Ihr Kind alles bekommt, um gross und stark, clever und glücklich zu werden.

Ernährung fürs Baby

Stillen Sie Ihr Baby vier bis sechs Monate lang ausschliesslich. Stillen Sie Ihr Kind auch während der Beifütterung weiter, wenn möglich bis ins zweite Lebensjahr. Wenn Sie nicht stillen können: Geben Sie dem Baby sechs Monate lang eine Anfangsmilch, dann eine Folgemilch. Frühestens ab dem fünften, spätestens ab dem siebten Monat sollten Babys zusätzlich zu Muttermilch oder Schoppen Beikost erhalten.

Die Beikost besteht aus Obst, Gemüse, stärkehaltigen Nahrungsmitteln (Reis, Kartoffeln usw.) sowie Fleisch, Fisch oder Eiern und Fett oder Öl (Rapsöl). Verzichten Sie auf Gepökeltes und Geräuchertes, auf Zucker und Honig (siehe Seite 308). Geben Sie dem Kind möglichst nur natürliche Grundnahrungsmittel. Milchprodukte sollten Sie frühestens ab dem siebten Monat geben und anfänglich nur in kleinen Mengen respektive verdünnt. Das Essen im ersten Lebensjahr braucht zudem nicht gesalzen zu werden – Babys Nieren wären sonst überfordert, und ausserdem enthält auch die Milch schon genug Salz. Ab dem ersten Geburtstag kann das Kind immer mehr vom Familientisch schnabulieren, zumindest, was wenig gesalzen und weich gekocht oder klein geschnitten ist.

Wenn Sie als Eltern Allergien haben, lesen Sie die Ernährungstipps für Babys unter «Allergien vorbeugen» (Seite 159).

Beachten Sie, dass besonders Babys und kleine Kinder einen proportional höheren Kalorienbedarf haben als Erwachsene – so empfehlen Fachleute bei Kleinkindern Vollmilch statt fettreduzierter Milch, und die Kleinen dürfen auch mehr (vollwertige) Kohlenhydrate essen als die Grossen, zum Beispiel in Form von Brot oder Reis.

Marktfrisch und fein

Kaufen Sie saisongerecht ein. Das bringt Abwechslung auf den Speiseplan – ausserdem sind saisonale Früchte und Gemüse meist frischer und vitaminreicher. Auf spezielle Kinderlebensmittel, Nahrungsergänzungen oder Light-Produkte können Sie getrost verzichten.

Freude am Esstisch

Gemeinsame Mahlzeiten in einer angenehmen Atmosphäre fördern ein gesundes Essverhalten. Sie sind das Vorbild! Mehr Freude am Essen bekommen Kinder meist, wenn sie beim Einkaufen mitreden, mitkochen und am Tisch selber schöpfen dürfen.

Leider sind die meisten Kinder nicht auf kulinarische Abwechslung erpicht. Mancher heikle Kindergaumen würde sich am liebsten gänzlich auf seine drei, vier Lieblingsspeisen beschränken. Wählen Sie einen Zwischenweg: Sorgen Sie dafür, dass bei jeder Mahlzeit etwas Gesundes auf dem Tisch steht, das Ihr Kind mag, damit es satt wird. Und halten Sie es im Übrigen so: Sie bestimmen, was auf den Tisch kommt, das Kind sagt, wie viel es davon essen mag. Zwingen Sie Ihr Kind nicht zum Aufessen: Es kann und soll selbst beurteilen, wann es satt ist. Jedes Familienmitglied sollte zudem einige Lebensmittel «abwählen» dürfen. Schliesslich haben auch Kinder ihren eigenen Geschmack, und den gilt es zu respektieren. Statt des fremdartigen «Krüsimüsis» aus Reis, Hackfleisch und Peperoni im Teller können Sie ruhig auch mal eine (ebenso gesunde) Alternative bieten, indem Sie zum Beispiel die Lebensmittel einzeln oder gegebenenfalls auch roh auftischen. Oder der «Schnädderfrass» darf stattdessen einen Apfel essen. Sie können in der Familie auch vereinbaren, dass jeder von allem kostet, und sei es auch nur ein Teelöffel – dass aber «Bah! Wäk!», ohne zu probieren, nicht zählt. Übrigens: Kinder müssen Lebensmittel, die ihnen fremd sind, meist x-mal probieren, bis sie sich an den Geschmack gewöhnt haben.

Gesundheit auf dem Teller

> **Kinder brauchen Wasser:** Sorgen Sie dafür, dass Ihr Kind in kranken wie in gesunden Tagen genügend Flüssigkeit zu sich nimmt (siehe auch Seite 306)! Genügend Flüssigkeit erhält die körperliche Leistungsfähigkeit, und das Kind kann sich besser konzentrieren. Ausreichend zu trinken ist auch wichtig für eine gute Speichelproduktion – hat das Kind zu wenig davon, ist es anfälliger für Karies. Trinkt Ihr Kind genügend, ist zudem das

Risiko späterer Nierensteine und anderer Nieren- und Blasenerkrankungen kleiner, und der Darm gerät nicht ins Stocken. Womöglich bietet Trinken auch den Vorteil, dass Haut und Schleimhäute nicht austrocknen und das Kind somit vor Infektionen besser geschützt ist.

> **Fünf Portionen Obst und Gemüse** pro Tag sollten Kinder essen, am besten in verschiedenen Farben. Fragen Sie sich, wie Sie die berühmten *Five a day* in den Menüplan des Kindes einbauen sollen? Ganz einfach: Zu jeder Mahlzeit eine Früchte- oder Gemüseportion, also zum Frühstück, zum Znüni, zum Mittagessen, zum Zvieri und zum Znacht. Und beachten Sie: Kinderportionen brauchen nicht so gross zu sein wie Erwachsenenportionen. Als Anhaltspunkt gilt: Eine Kinderportion entspricht etwa der Grösse einer Faust des Kindes.

> **Volles Korn** heisst die Devise bei den Kohlenhydraten: Vollkornbrot statt Weissbrot, Vollreis statt polierter Reis. Übrigens: Auch Vollkornteigwaren haben die meisten Kinder lieber, als Sie vielleicht denken. Probieren Sies aus!

> **Kochen Sie möglichst einfach und frisch.** So ersparen Sie Ihrem Kind Konservierungs-, Antioxidations-, Säuerungs-, Antiklump-, Gelier-, Süssungs- und Festigungsmittel, Schmelzsalze, Stabilisatoren, Emulgatoren, Geschmacksverstärker, Farbstoffe und

diverse andere Zusatzstoffe (E-Nummern). Und: Je weniger Fast Food, Gebäck, Süssigkeiten und Wurstwaren Ihr Kind isst, desto weniger belasten Sie es mit versteckten, minderwertigen Fetten, speziell gesundheitsschädlichen Transfettsäuren.

> **Süsses nur zu speziellen Gelegenheiten:** Dieser Vorsatz wird bei Ihrem Kind vermutlich auf wenig Gegenliebe stossen. Aber er zahlt sich aus: Zu viel Süsses ist nicht nur schuld an Karies, sondern geht als Appetitkiller immer auf Kosten von gesundem Essen und macht ausserdem dick. Legen Sie eine Wochenration an Süssem fest, servieren Sie Süsses am besten nur als Dessert. Übrigens: Eine Süssigkeit mit Gesundheitsmehrwert ist schwarze Schokolade (mit viel Kakao): Sie enthält viele sogenannte Antioxidantien und andere wertvolle Stoffe.

Der Darm dankts

Nimmt Ihr Kind genügend Getreide, Gemüse, Früchte und Nüsse zu sich, erhält es nicht nur Vitamine und andere Pflanzeninhaltsstoffe, sondern auch unverdauliche Faserstoffe. Die halten den Darm in Schwung. Um die Darmflora und somit das Immunsystem des Darms zu stärken, sind insbesondere sogenannte Fructooliogosaccharide (FOS) sowie Inulin gut. Diese spezielle Art von verdaubaren Faserstoffen – Präbiotika – ist ein ideales Futter für die «guten» Milchsäurebakterien, die in unserer Dickdarmflora zu Hause sind. Präbiotika kommen reichlich

Info

Links

> **www.fke-do.de** Forschungsinstitut für Kinderernährung Dortmund
> **www.sge-ssn.ch** Schweizerische Gesellschaft für Ernährung

Bücher

Botta-Diener, Marianne:

> Kinderernährung gesund und praktisch. So macht Essen mit Kindern Freude. Beobachter-Edition, Zürich 2008
> Mit Kindern kochen, essen und geniessen. Rezepte, Tipps und Inspirationen für jeden Tag. Beobachter-Edition, Zürich 2010

vor in Bananen, Zwiebeln, Knoblauch, Lauch, Artischocken, Chicorée, Spargeln sowie in Weizen und Roggen.

Das Kind kann die Darmbakterien auch direkt fördern, indem es probiotische Keime zu sich nimmt: Diese Probiotika kommen in Joghurts und anderen Milchprodukten vor. Zu den probiotischen Keimen gehören gewisse Untergruppen von Bifidusbakterien und Laktobazillen. Aber auch Hefepilze (Saccharomyces) sowie gewisse spezielle (ungefährliche) Streptokokken können probiotisch aktiv sein. Auf der Joghurtverpackung ist meist das Wort «probiotisch» vermerkt.

→ Wie Sie Ihr krankes Kind am besten ernähren, lesen Sie auf Seite 278.

Gesunde Zähne

Früher hiess es, Milchzähne seien unwichtig, da sie sowieso schnell ausfallen. Zu Unrecht: Die ersten Zähnchen müssen regelmässig gepflegt werden – um Karies vorzubeugen. Denn von den Milchzähnen hängt es ab, ob ein Kind richtig kauen und sprechen lernt. Zudem müssen die kleinen Beisser immerhin über zehn Jahre «halten» und haben eine wichtige Funktion als Platzhalter für die zweiten Zähne.

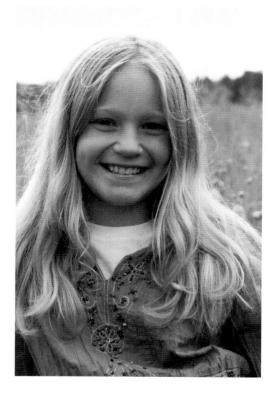

Karies ist die häufigste Zahnerkrankung. Aus den Kohlenhydraten der Nahrung produzieren Kariesbakterien Säuren, die den Zahnschmelz auflösen. Der harte Schmelz wird zerstört, Bakterien «fressen» sich in tiefere Schichten des Zahnes, und es entstehen Löcher.

Ab wann Zähne putzen?

Der Startschuss zum Zähneputzen ist gekommen, sobald das erste Weiss sichtbar ist. Zunächst sollten Sie die Zähne des Kindes gemeinsam reinigen, sobald das Kind möchte, darf es selber putzen – Sie zeigen vor, wies geht, und putzen anschliessend nach. Nach und nach kann das Kind seine Putztechnik perfektionieren; am besten übernehmen Sie die entsprechenden Instruktionen des Zahnarztes oder des Kindergartens, der Krippe etc. Das tägliche Zähneputzen sollte mindestens zweimal zwei bis drei Minuten dauern, zum Beispiel nach dem Frühstück und nach der letzten Mahlzeit am Abend.

Welche Zahnpasta?

Fluorid in der Zahnpasta und im Speisesalz (grüne Jura-Salz-Verpackung) halbiert das Kariesrisiko, indem es die Zahnaushärtung fördert. Ein Zuviel an Fluor kann allerdings zu Fluorose führen, bei der sich weisse Flecken auf dem Zahnschmelz bilden. Deshalb: Eine erbsengrosse Menge Zahnpasta genügt. Achten Sie auch darauf, dass Ihr Sprössling nicht unbeaufsichtigt an der Tube «nascht».

Kinderärzte empfehlen heute:

> Ab dem ersten Milchzahn bis zum Ausfallen des ersten Zahns: fluorierte Kinderzahnpasta mit reduziertem Fluoridgehalt (0,025 % Fluor).
> Ab der Zeit des Zahnwechsels (etwa von 6 bis 12 Jahren): gewöhnliche fluorierte Zahnpasta (0,1–0,15 % Fluor).
> Eventuell zusätzlich ab dem Kindergarten einmal wöchentlich Fluoridgelée (1,25 %) oder täglich Fluoridmundwasser (0,025 %).

Die besten Abwehrtricks gegen «Zahntüüfeli»

> Kein Dauernuckeln an der Schoppenflasche.
> Wenig Süssigkeiten und Süssgetränke.
> Zuckerfreie Zwischenmahlzeiten.
> Der beste Durstlöscher: Wasser.
> Nach dem Verzehr saurer Speisen wie Orangen, Äpfeln oder Tomaten mit dem Zähneputzen 20 Minuten warten. Die Säure muss zuerst durch den Speichel neutralisiert werden – der Zahnschmelz ist nach der Säureeinwirkung besonders empfindlich. Dennoch gilt: lieber gleich nach dem Essen die Zähne putzen, als es dann zu versäumen!
> Ersetzen Sie die Zahnbürste des Kindes, sobald sich die Borsten verbogen haben, spätestens nach zwei Monaten.
> Säubern Sie ab dem Schulalter die Zahnzwischenräume bei Ihrem Kind vorsichtig mit Zahnseide.

> Rüebli, Vollkornbrot und andere knackig-knusprige Lebensmittel scheuern die schädlichen Beläge von den Zähnen, helfen bei der Durchblutung des Zahnfleisches und stimulieren die Bildung von schützendem Speichel.

info
www.kinderzahn.ch Schweizerische Vereinigung für Kinderzahnmedizin

Purzelbaum ins Leben

Auf einen Baum klettern, auf einer Mauer balancieren, ein Rad schlagen, seilspringen, einen Ball fangen: Vielfältige Bewegung ist in den ersten Lebensjahren besonders wichtig. Denn die Entwicklung grobmotorischer Fähigkeiten ist im Alter von 6 Jahren grösstenteils abgeschlossen.

Während des Wachstums sollte der Bewegungsapparat belastet werden, unter anderem damit sich die Knochen gesund entwickeln. Überhaupt hat eine «bewegte» Kindheit grosses präventives Potenzial: Regelmässige Bewegung beugt Übergewicht, Herz-Kreislauf-Erkrankungen, Osteoporose, Rückenproblemen, Haltungsschwächen und Diabetes vor – Krankheiten, die sich teilweise schon bei Kindern zeigen.

Körperliche Aktivität macht Kinder aber nicht nur fit, sondern stärkt auch das Selbstbewusstsein und fördert soziale Kontakte sowie die Konzentration. Kinder, die sich viel bewegen, sind überdies sicherer als Untrainierte: Sie schätzen ihr körperliches Können realistischer ein und sind motorisch geschickter. Deshalb sind sie auf der Strasse und auf dem Sportfeld auch weniger unfallgefährdet.

Kleine Kinder haben einen angeborenen Bewegungsdrang. Diesen Drang nach draussen in die Welt gilt es zu bewahren, indem Sie Ihrem Kind Freiräume bieten, in denen es gefahrlos spielen und toben kann. Im nahen Wohnumfeld sollte es erste eigene Erkundungen machen können und den Kontakt zu Nachbarskindern pflegen.

Kindergarten und Schule bringen längere Phasen des Stillsitzens mit sich. In diesem Alter erweitern die Kinder ihr Bewegungsrepertoire zum Beispiel durch Velofahren, Schlittschuh- oder Skilaufen oder auf den Inlineskates. Ausserdem wird jetzt der Sportverein wichtig.

So helfen Sie Stubentigern auf die Sprünge

> Kinder jeden Alters sollten so oft wie möglich draussen spielen: Jugendliche mindestens eine Stunde pro Tag, jüngere Kinder deutlich mehr. Schränken Sie Unfallgefahren ein, aber lassen Sie ansonsten der kindlichen Bewegungsfreude freien Lauf.
> Gestalten Sie das Kinderzimmer bewegungsfreundlich: Stellen Sie nicht zu viele Möbel hinein, bieten Sie Ihrem Kind lieber Bälle und Tücher zum Jonglieren, Kartonschachteln zum Hineinkriechen, Matratzen für Purzelbäume und andere Akrobatik, montieren Sie ein hängendes Tau, eine Strickleiter, Klettergriffe, ein Trampolin, Balanciergeräte etc.
> Falls Ihr Kind einen Platz zum «Fangismachen» oder Fussballspielen nicht selbständig aufsuchen kann – weil etwa stark oder schnell befahrene Strassen zwischen Haus und Spielplatz liegen –, begleiten Sie es so oft wie möglich an solche Orte.
> Ihr Vorbild zählt: Leben Sie vor, dass es Spass macht, sich zu bewegen. Gehen Sie zusammen schwimmen, klettern, ins Eltern-Kind-Turnen, machen Sie Velotouren und Wanderungen mit der Familie. Selbst ein sonntägliches Picknick am Waldrand, bei dem die Erwachsenen plaudern und die Kinder im Wald toben, ist spannender, als zu Hause rumzusitzen!
> Den Weg in den Kindergarten sollte das Kind zu Fuss gehen. Begleiten Sie es, wenn Sie den Weg als zu gefährlich erachten, oder fahren Sie gemeinsam mit dem Velo (mit Windschattenvelo, Veloanhänger oder jeder mit dem eigenen Velo), statt das Kind mit dem Auto zu chauffieren. Tun Sie sich gegebenenfalls mit anderen Familien

zusammen, sodass Sie sich beim Holen und Bringen ablösen können.

> Sport und organisierte Bewegung gibt es für fast jeden Kindergeschmack. Manche Kinder sind eher Einzelsportler, andere sind mehr der Typ für Mannschaftsspiele. Es muss aber nicht immer nur der Leichtathletikkurs oder der Handballverein sein. Auch ein Yogakurs, ein Mitmach-Kinderzirkus, die Mithilfe auf dem Ponyhof oder Naturschutzeinsätze, bei denen zum Beispiel Bäche renaturiert werden, wecken Freude an der Bewegung, schulen das Körperbewusstsein und bieten Spass und Abwechslung zusammen mit Gleichaltrigen. Organisieren Sie für Ihre Tochter, Ihren Sohn Schnupperlektionen in verschiedenen örtlichen Sportvereinen – und falls die Hürde hoch ist: wieso nicht gemeinsam mit der besten Freundin, dem besten Freund des Kindes?
Wichtig bei organisierten Sportangeboten: Lassen Sie das Kind verschiedene Sportarten ausprobieren! Vielleicht findet es «seinen» Sport nicht auf Anhieb.

> Schenken Sie Ihrem Kind oder Göttikind Spielsachen, die es zur Bewegung animieren (Bälle, Seile, Turnmatte, Strickleiter, Velo, Like-a-Bike, Skateboard, Einrad, Stelzen, Turnschuhe, Schnorchel, Gutscheine für Sportstunden etc.).

Zum Rücken Sorge tragen

Haltungsschwächen bei Kindern sind auf dem Vormarsch. Vielen Schulkindern macht es zum Beispiel Mühe, ihre Wirbelsäule aufrecht zu halten und gerade auf einem Stuhl zu sitzen. Jedes fünfte Kind in der Schweiz klagt über sporadische oder chronische Rückenschmerzen. Um einem «Buckeli» vorzubeugen, ist tägliche Bewegung unerlässlich (siehe Seite 39). Gleichzeitig sollten Sie darauf achten, dass Ihr Kind den Rücken nicht einseitig belastet, etwa durch einen zu schweren Schulranzen oder eine ungünstige Sitzhaltung. Denn im Primarschulalter sind die Bänder meist noch relativ schwach, die Knochen wachsen noch, und auch die Muskulatur muss sich noch entwickeln.

Rückenfreundlicher Schulranzen

Egal, ob Ihr Kind einen klassischen «Thek» oder einen modischen Rucksack wählt – folgende Punkte sind wichtig:

> Wählen Sie einen Ranzen, der breite, gefütterte Tragriemen und möglichst auch einen regulierbaren Bauchriemen

hat. Der Rückenteil sollte atmungsaktiv sein. Achten Sie darauf, dass der Ranzen nicht breiter ist als die Schultern des Kindes; die obere Kante soll sich etwa auf Schulterhöhe befinden. Das Modell sollte zudem mit Reflektoren ausgestattet sein.

> In den Schulranzen gehören nur Bücher und Hefte, die das Kind an dem entsprechenden Tag auch braucht: Hier lohnt sich ab und zu eine Kontrolle. Als Faustregel gilt: Das Gewicht des Ranzens sollte nicht mehr betragen als zehn Prozent des Körpergewichtes des Kindes. Falls sich das Kind, wenn es den Schulthek an hat, nach vorne beugt, ist er zu schwer.

> Richtig packen: schwere Bücher rückennah auf den Boden des Ranzens, Leichteres oben drauf.

> Zeigen Sie Ihrem Kind, dass es leichter geht, wenn es während des Anhebens des Theks die Knie beugt. Das ist auch besser für den Rücken.

> Das Kind soll den Ranzen immer mit beiden Schulterriemen tragen (und evtl. auch mit Bauchriemen) – nicht bloss lässig über eine Schulter geworfen!

> Schulterriemen möglichst straff anziehen.

Rückenfreundlicher Arbeitsplatz

> Wählen Sie einen Stuhl und einen Schreibtisch, die in der Höhe stufenlos verstellbar sind. Der Stuhl sollte auch eine verstellbare Rückenlehne haben. Alternativen zum Stuhl: ein Gymnastikball in geeigneter Grösse oder ein luftgefülltes Sitzkissen, das auf der Sitzfläche des Stuhls platziert wird.

> Wenn das Kind ganz hinten an der Rückenlehne sitzt, sollten die Füsse mit der ganzen Sohle den Boden berühren, die Oberschenkel sollten leicht nach unten weisen, die Kniekehle soll die Vorderkante der Sitzfläche dabei nicht berühren. Der Winkel zwischen Oberschenkel und Rumpf darf ruhig etwas mehr als 90 Grad betragen. Die Unterarme sollen bequem auf dem Tisch aufliegen. Stellen Sie Tisch und Stuhl in entsprechender Höhe ein.

> «Aktives Sitzen» ist am gesündesten. Denn die Wirbelsäule will bewegt, die Bandscheiben wollen mit genügend Sauerstoff versorgt werden, Beine und Füsse wollen durchblutet, Muskeln trainiert werden. So funktionierts: Das Kind wechselt seine Haltung auf dem Bürostuhl so oft wie möglich. Zum Beispiel darf es sich immer wieder mal zwischendurch an den Armlehnen des Stuhls hochstemmen, sich auf die vordere Sitzhälfte setzen und sich ohne Lehne aufrecht halten. Auch lässiges Sitzen in Liegehaltung ist erlaubt.

> Installieren Sie dem Kind eine helle Tischlampe, die nicht blendet, und

achten Sie darauf, dass das restliche Zimmer ebenfalls gut ausgeleuchtet ist. Stellen Sie den Schreibtisch so, dass das Tageslicht bei einem Rechtshänder von links auf den Schreibtisch einfällt und bei einem Linkshänder von rechts.

> Wenn Ihr Kind einen Computer hat: Bildschirm und Tastatur frontal platzieren, damit es den Kopf nicht zur Seite drehen muss. Bildschirmoberkante auf Augenhöhe. Auf keinen Fall sollte das Kind nach oben schauen müssen – das ist ungünstig für die Halswirbelsäule. Abstand Auge – Bildschirm etwa 60 cm. Bildschirm nicht vor das Fenster stellen: Zu grosse Hell-Dunkel-Kontraste stören. Stellen Sie den Bildschirm so, dass das Licht seitwärts einfällt. Tipp: Prüfen Sie die Spiegelung bei ausgeschaltetem Bildschirm.

Bewegungsspiele für zwischendurch

Wenn die Hausaufgaben nicht enden wollen: sich immer wieder mal recken und strecken, im Zimmer umherlaufen oder eine Turnübung machen.

> **Storch:** Das Kind stellt sich auf ein Bein wie ein Storch und umfasst das Knie des andern Beins, wechselt dann die Seite – für Fortgeschrittene mit geschlossenen Augen.
> **Schildkröte:** Das Kind legt sich ein Schulheft auf den Rücken und bewegt sich wie eine Schildkröte – auf allen Vieren.

> **Hampelmann:** Zehnmal hintereinander einen Hampelmann springen und dabei die Hände über dem Kopf zusammenschlagen. Für Fortgeschrittene: Dreimal einen Hampelmann springen, dann dreimal einen Hampelmann, bei dem die Arme über dem Kopf bleiben. Und dann dreimal einen Hampelmann, bei dem die Beine still stehen bleiben.
> **Seilspringen:** Das Kind schwingt das Seil über den Kopf und springt drüber, probiert es eventuell auch mit Zwischenhupf, mit gekreuzten Armen. Wie viele Sprünge hintereinander schafft es, was ist sein persönlicher Rekord?

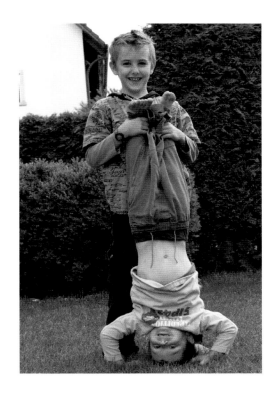

Die Abwehr stärken

Besonders Kleinkinder, aber auch Babys und Schulkinder haben immer wieder kleinere Infekte, scheinen dauernd erkältet. Das ist lästig, aber auch gut so! Denn das körpereigene Abwehrsystem muss gefordert werden: Bei jedem Zusammentreffen mit einem der zahlreichen Bakterien, Viren, Pilze und Parasiten, die das Kind umgeben, lernt das Immunsystem. Und beim nächsten Kontakt mit einer bestimmten Mikrobe «erinnert» sich das Immunsystem und setzt sich schneller und besser zur Wehr.

Deshalb wird Ihr Kind mit den Jahren immer seltener krank: Im ersten Lebensjahr sind Kinder durchschnittlich siebenmal erkältet, Kinder zwischen einem und vier Jahren neunmal. Danach nimmt die Häufigkeit von Infekten wieder ab: Bei Fünfjährigen sind es noch acht, mit acht Jahren noch sechs Krankheiten jährlich – was in etwa der Infektanfälligkeit bei Erwachsenen entspricht. Dies sind Durchschnittswerte – bis zu zwölf Infekte pro Jahr sind keine Seltenheit.

Übung macht den Meister

Mit einer Abschottung vor Krankheitserregern tun Sie Ihrem Kind keinen Gefallen. Sie können es vielmehr beim Schulen seines Immunsystems unterstützen: Am besten stärken Sie seine Abwehr, indem Sie es gesund und abwechslungsreich ernähren (siehe Seite 34). Auch wenn Sie ihm ausreichend Bewegungsfreiheit lassen (siehe Seite 39), ist es besser vor Infekten und anderen Krankheiten geschützt. Denn beim Tollen und Sportmachen wird die Atmung intensiviert, der

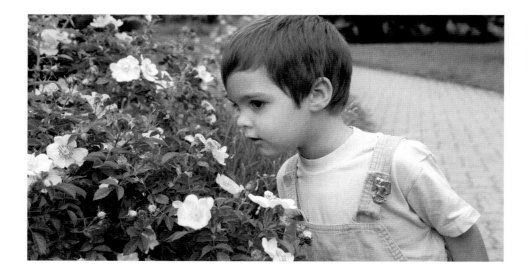

Körper der kleinen Rotznasen nimmt mehr Sauerstoff auf, und die Muskeln produzieren unter anderem Botenstoffe, die das Immunsystem ankurbeln.

Sorgen Sie zudem dafür, dass Ihr Kind ausreichend und ungestört schläft (Schlafprobleme siehe Seite 102 und Seite 259). Und verschaffen Sie ihm immer wieder Ruheinseln der Entspannung, damit es sich psychisch und körperlich regenerieren kann. Denn auch die Psyche entscheidet mit, wie stark die Abwehrkräfte des Kindes sind: Stimmt sein seelisches Gleichgewicht, arbeitet das Immunsystem besser. Zum Beispiel erhöht sich bei gewissen Entspannungstechniken die Anzahl wichtiger Immunzellen im Körper (Tipps zur Entspannung finden Sie ab Seite 96).

Abhärtung, die Spass macht

Sie können Ihr Kind auch gezielt Wind und Schmutz sowie Wasser und Wetter aussetzen – aber nicht ungeschützt und nur, wenn Ihr Kind gesund ist. Abhärtung sollte nie zur Qual werden, sondern sich als spannendes Aktivprogramm für das Kind gestalten. Das Wichtigste: Kinder sollen jeden Tag, bei jedem Wetter, auch wenns hudelt und hagelt, draussen sein. Denn das Tageslicht ist eine äusserst wirkungsvolle Immunstärkung. Einzig bei garstigen Minustemperaturen sollten Sie die Spielzeit im Freien auf eine halbe Stunde oder kürzer begrenzen, denn eine zu starke Auskühlung ist kontraproduktiv.

Sorgen Sie für ein wettertaugliches Outfit des Piraten oder der Eisprinzessin. Im Winter: warme Oberbekleidung, in der das Kind

Und Vitamin C?

Seit den 70er-Jahren trinken Kinder in der Winterzeit landauf, landab fleissig Orangensaft und löffeln Sanddornmark. Doch taugt Vitamin C tatsächlich als Erkältungsprophylaxe?

Neue Studien haben das Wundermittel etwas entzaubert: Mit Vitamin C lassen sich Erkältungskrankheiten nicht verhindern. Nur gerade Menschen, die sich körperlich extrem fordern (etwa Extremsportler oder Polarforscherinnen), scheinen sich mit regelmässiger Vitamin-C-Zufuhr die eine oder andere Erkältung zu ersparen.

Trotzdem: Wenn Ihr Kind eine Erkältung erwischt hat, tun Sie gut daran, Zitronen auszupressen und ihm Peperonischnitze zu servieren. Denn Vitamin C kann die Erkältung zwar nicht verhindern, aber wenigstens deren Dauer verkürzen.

Besonders viel Vitamin C findet sich in schwarzen Johannisbeeren, rohen roten und grünen Peperoni, Kiwi, rohen Kohlrabi, Erdbeeren, rohem Rotkohl, Orangen und Zitronen (Reihenfolge gemäss absteigendem Gehalt).

nicht schwitzt, und Stiefel, die für warme und trockene Füsse sorgen. Bei nassem Wetter: Regenschutz, Gummistiefel und Matschhosen.

Und natürlich gehört auch die Kneipp'sche Wassertherapie (ab Seite 58) zum Abhärtungsplan für Rotznasen: Kinder können mit

Ihnen in der Sauna schwitzen, im wechsel-warmen Fussbad planschen oder bei einem kalten Armbad ihren Wagemut beweisen.

Immunsystem auf Abwegen

Auch ein bisschen «Dreck» ist gesund für das Abwehrsystem. So scheint etwa der frühe Kontakt zu anderen Kindern (Krippe, Spielgruppe, ältere Geschwister) und die damit verbundene Wahrscheinlichkeit, sich mit Erkältungen und anderen Infekten anzustecken, Kinder vor Allergien und anderen Krankheiten zu schützen. Das Immunsystem wird so möglicherweise in gesunde Bahnen gelenkt und gerät weniger auf den Abweg der Allergie.

Das Leben auf dem Bauernhof wirkt in die gleiche Richtung wie der Kontakt zu Gleichaltrigen – hier sind es wahrscheinlich Bakteriengifte (Endotoxine) im Kuhstall, die vor Heuschnupfen, allergischem Asthma usw. schützen. Auch wenn Kinder ab Geburt mit Tieren Wohnung oder Haus teilen, macht sie das weniger anfällig für Allergien (siehe auch «Allergien vorbeugen», Seite 159).

Pflanzliche Immunstärkung: Nichts für die ganz Kleinen

Mit gewissen pflanzlichen Arzneimitteln lässt sich die Abwehr ankurbeln, wenn Ihr Kind dauernd neue Infekte einfängt. Unter anderem stärken Auszüge aus diesen Heilpflanzen das Immunsystem: Roter Sonnenhut (Echinacea), Kapuzinerkresse und Zistrose.

Zum Arzt, wenn …
> Ihr Kind wiederholt schwere Infektionskrankheiten hat.
> ein Infekt bei Ihrem Kind besonders lange andauert.

Verwenden Sie solche Immunstimulanzien bei Kindern erst ab vier Jahren, und höchstens während einiger Tage. Das Immunsystem im Baby- und Kleinkindalter ist nicht ausgereift und entwickelt sich noch massgeblich. Da könnten ins Immunsystem eingreifende – auch pflanzliche – Medikamente möglicherweise eher schaden als nützen.

Zudem sind die entsprechenden Heilpflanzen oft nur in Form alkoholhaltiger Tinkturen erhältlich. Ausnahmen sind Zistrose, die es auch als Tee zu kaufen gibt, sowie Echinacea (Tabletten oder Sirup). Eine Alternative – auch für kleinere Kinder – sind Globuli, in denen die immunstärkenden Pflanzen homöopathisch verdünnt vorkommen.

Impfen: ja oder nein?

Diese Frage stellt sich für Eltern schon wenige Wochen nach der Geburt. Sollen sie ihr Kind gegen Kinderlähmung, Starrkrampf und andere Krankheiten impfen lassen? Beim Abwägen des Für und Wider stehen Eltern häufig vor einem Dilemma: Auf der einen Seite bergen Impfungen – wie alle medizinischen Massnahmen – ein gewisses Risiko für das Kind. Manche Eltern haben etwa Bedenken, in das unreife Immunsystem des Kindes «künstlich» einzugreifen. Oder es fällt ihnen schlicht schwer, ihr Baby piksen zu lassen. Auf der anderen Seite schützen Impfungen das Kind vor gefährlichen Erkrankungen mit möglicherweise schwerwiegenden Folgen.

Zudem schützt man auch die Mitmenschen: So hat etwa eine Röteln-Impfung bei einem Knaben oder einem Mädchen nicht primär den Sinn, das Kind zu schützen (die Krankheit ist bei ihm gänzlich ungefährlich), sondern Schwangere und ihr Ungeborenes in der Umgebung. Denn bei einer Ansteckung mit Röteln drohen Behinderung des Ungeborenen und Fehlgeburt.

Für viele kritisch eingestellte Eltern stellt der Akt des Impfens eine Art bewusst eingegangenes Wagnis dar. Die Ansteckung mit einer Krankheit dagegen sehen sie als naturgegebenes Schicksal, das leichter zu ertragen scheint als die Vorstellung, dem Kind möglicherweise «aktiv» einen Impfschaden zuzufügen. Sachlichen Kriterien hält diese Sicht allerdings nicht stand: Die gesundheitlichen Risiken des Kindes bei einer Impfung sind deutlich kleiner, als wenn es die entsprechende Krankheit bekommt.

So funktionieren Impfungen

Impfungen ahmen eine Infektion mit dem Krankheitserreger nach. Die Impfstoffe enthalten abgetötete oder abgeschwächte lebende Erreger oder abgeschwächte Erreger-

Empfohlene Basisimpfungen, Stand 2013

Das Bundesamt für Gesundheit (BAG) empfiehlt – im Einklang mit nationalen und internationalen Gremien (u.a. der WeltgesundheitsorganisationWHO) –, Kinder mittels Impfungen gegen Diphtherie, Starrkrampf, Keuchhusten, Kinderlähmung, Hirnhautentzündung und Kehlkopfdeckel-Entzündung durch das Bakterium Haemophilus influenzae (Hib), gegen Masern, Mumps und Röteln sowie auf Wunsch gegen Hepatitis B zu schützen. Ausserdem rät das BAG je nach Wohnregion – und frühestens ab sechs Jahren – zur Impfung gegen Frühsommer-Meningo-Enzephalitis (FSME).
Ab 11 – 15 Jahren sind neben Auffrischimpfungen weitere Impfungen angeraten: gegen Hepatitis B, gegen HP-Viren zum Schutz gegen Gebärmutterhalskrebs bei Mädchen und, falls sie nicht durchgemacht wurden, gegen Windpocken. Ergänzend oder bei besonders gefährdeten Kindern (z.B. bei speziellen Vorerkrankungen oder bei Frühgeborenen) rät das BAG zu Impfungen gegen Pneumokokken, Meningokokken und gegen Grippe.

gifte. Das Immunsystem des Kindes reagiert auf diese Stoffe, indem es sich ihre molekulare Beschaffenheit «merkt». Beim Kontakt mit einem echten Krankheitserreger «erinnert» sich das Immunsystem an den Reiz –

und kann den Eindringling sofort unschädlich machen (ohne dass die Krankheit ausbricht).

Was spricht für Impfungen?

Mit Impfungen können Sie den wichtigsten gefährlichen Infektionskrankheiten, gegen die es keine oder keine sichere Behandlung gibt, bei Ihrem Kind vorbeugen. So verhindern Sie schwere Erkrankungen, die bleibende Schäden verursachen oder sogar zu Todesfällen führen können.

Je mehr Kinder geimpft sind, desto seltener tritt eine Krankheit auf. Viele Krankheiten konnten dank Impfprogrammen in der Schweiz und anderen Ländern fast gänzlich zurückgedrängt werden (z. B. Pocken, Kinderlähmung, Diphtherie).

Abgesehen von Krankheiten, die nicht von Mensch zu Mensch weitergegeben werden (FSME und Starrkrampf): Mit einer Impfung schützen Sie Dritte. Insbesondere:

> Menschen mit Krankheiten des Immunsystems, mit fortschreitenden Nervenkrankheiten, mit Leukämie oder Allergien gegen Bestandteile der Impfstoffe oder Menschen, die sich aus anderen Gründen nicht impfen lassen können;

> Babys, die keinen Nestschutz der Mutter (mehr) und (noch) keinen ausreichenden Impfschutz haben;

> nicht geimpfte Kinder;

> nicht geimpfte Erwachsene, die die Krankheit als Kind nicht durchgemacht haben, oder Menschen, die aus einem Herkunftsland ohne entsprechendes Impfprogramm in die Schweiz gekommen sind;

> Schwangere und ihr Ungeborenes – vor allem bei Röteln: Das Rötelnvirus ist für Kinder nicht gefährlich, wohl aber für ungeimpfte Schwangere (z. B. Migrantinnen): Fehlgeburten und Missbildungen des Ungeborenen sind möglich.

In allen Ländern der Welt werden Millionen von Kindern geimpft. Die jeweiligen Empfehlungen sind international abgestützt, Impfungen sind also bewährt.

Impfreaktionen sind zumeist mild und vorübergehend. Schwere Nebenwirkungen der Impfungen sind viel seltener als schwere Auswirkungen der Krankheiten. Bei der Masern-Mumps-Röteln-Impfung zum Beispiel ist das Risiko,

> sogenannte Impfmasern mit einer Gehirnentzündung zu bekommen, 1000-mal kleiner als bei einer Masernerkrankung, nämlich etwa 1:1 Million statt wie bei der Erkrankung 1:1000;

> einen vorübergehenden Mangel an Blutplättchen (Thrombozytopenie) zu bekommen, 10-mal kleiner, nämlich etwa 1:30 000 statt wie bei der Erkrankung 1:3000;

> Fieberkrämpfe zu bekommen (was weniger gravierend ist), rund 50-mal kleiner, nämlich etwa 1:10 000 statt wie bei der Erkrankung 1:200.

Nebenwirkungen von Impfungen werden in speziellen Meldesystemen erfasst. Diese könnten allerdings noch verbessert werden. Sie können dazu beitragen: Melden und beschreiben Sie dem Kinderarzt jede ungewöhnliche Reaktion auf eine Impfung!

Was spricht gegen Impfungen?

Impfungen bieten keinen absoluten Schutz: Je nach Impfung bleibt ein Erkrankungsrisiko von 1 bis 10 Prozent. Allerdings: Erkrankungen bei Geimpften verlaufen in der Regel weniger schwer.

Impfungen können leichte, vorübergehende und sehr selten auch schwere Nebenwirkungen haben. Beispiele:

> anaphylaktischer Schock (durch Allergie; Risiko 1:1 Million bei der Diphtherie-Tetanus-Keuchhusten-Impfung DTP)
> sogenannte Hypoton-Hyporesponsive-Episoden (HHE; äussern sich u.a. in vorübergehender Apathie, Risiko: 30:1 Million bei DTP)
> Reizbarkeit wie zum Beispiel untröstbares Weinen während Stunden (4:10 000 bei DTP)

Manche Impfstoffe enthalten kleine Dosen potenziell giftiger Zusatzstoffe. Heute kein Quecksilber mehr, dafür aber etwa produktionsbedingte Spuren von Antibiotika oder Aluminiumsalze. Aluminium verstärkt die Wirksamkeit von verschiedenen Impfungen, indem es die Immunantwort des Körpers verstärkt. Es kann aber unter Umständen einen schädigenden Effekt auf Nervenzellen haben und steht im Verdacht, Autoimmunerkrankungen zu fördern. Aluminium gibt es allerdings in vergleichbarer Menge auch in der Nahrung und in der Muttermilch.

Jede Impfung stellt einen Eingriff ins Immunsystem dar, bei dem neben den erwünschten positiven Effekten vielleicht auch negative auftreten. Hier scheiden sich die Geister. Impfungen standen und stehen immer wieder im Verdacht, Mitschuld an Autismus, Allergien, Diabetes, Multipler Sklerose, Polyarthritis und anderen chronischen Krankheiten zu tragen. Wissenschaftlich erhärten liessen sich diese Verdächtigungen bislang allerdings nicht.

Impfempfehlungen des BAG (Basisimpfungen) und Alternativen

Impfung MMR gegen Masern, Mumps und Röteln

BAG-Empfehlung:
Impfung mit 12 Monaten sowie mit 15 – 24 Monaten

Alternativen:
Impfkritiker empfehlen zuweilen, erst vor der Pubertät oder bei lokaler Masern- oder Mumps-Epidemie zu impfen.

Das müssen Sie hierbei bedenken:

> Erkrankt das Kind an Masern: Masern-komplikationen (Gehirn- und Lungen-entzündungen) können bleibende Schäden und Todesfälle verursachen.
> Bekommt das Kind Masern, Mumps oder Röteln, kann es Dritte anstecken.
> Wenn Sie erst bei einer Epidemie impfen lassen: Ihr Kind hat sich bei Bekanntwer-den der Mumps- oder Masern-Epidemie vielleicht bereits angesteckt. Insbesonde-re Masern sind hoch ansteckend und werden bereits vor dem Beginn des Hautausschlags an andere weitergegeben. Zudem können Fälle von Masern in der Schweiz immer noch jederzeit auftreten. Eine «Notfall-Masern-Impfung» kann ausserdem Geschwister, Gspänli und Schulkameraden eines an Masern erkrankten Kindes meist nicht mehr schützen. Wohl aber die Geschwister der Gspänli und Schulkameraden (ab 6 Monaten möglich) wie auch deren Eltern.

Impfung DTP gegen Diphtherie, Starr-krampf (Tetanus) und Keuchhusten (Pertussis), Kinderlähmung (Poliomyeli-tis, IPV), Haemophilus influenzae b (Hib) und evtl. Hepatitis B (HBV)

BAG-Empfehlung:
Impfung mit 2, 4 und 6 Monaten (bzw. mit 2, 3 und 4 Monaten bei Besuch einer Betreuungseinrichtung vor 5 Monaten), ausserdem mit 15 – 24 Monaten. DTP/Polio mit 4 – 7 Jahren, DTP mit 11 – 15 Jahren.

Alternative 1:
Gegen Diphtherie und Starrkrampf erst mit 12 Monaten impfen.

Das müssen Sie bei Alternative 1 bedenken:

> Dank der Diphtherie-Impfung gibt es in der Schweiz seit 20 Jahren keine Erkrankungen mehr. Das Bakterium zirkuliert aber noch in einigen Ländern wie Russland oder Nordafrika und kann eingeschleppt werden (auch bei Reisen zu bedenken!). Trotz Behandlung mit Antibiotika verläuft die Diphtherie bei einem von zehn Kindern tödlich. Zudem: mögliche Weitergabe der Krankheit an andere Menschen (siehe oben).
> Zwar ist bei Babys, die noch nicht krabbeln oder laufen können, die Verletzungsgefahr und damit die Gefahr, sich mit dem Starrkrampfbakterium zu infizieren, geringer als bei älteren Kindern. Starrkrampfbakterien sind aber auch in gewöhnlicher Erde oder im Strassenstaub vorhanden. Und der Starrkrampf kann mit einer Antibiotika- und Antitoxintherapie nicht immer in Schach gehalten werden: Bei einem von vier Erkrankten verläuft er tödlich.

Diese Informationsquellen befürworten Impfungen:

> www.sichimpfen.ch Bundesamt für Gesundheit
> Kinder impfen? Ja! Wieso? 24-seitiges Merkblatt, 2012 (PDF oder auf Papier erhältlich bei:
>   BAG, Abteilung Infektionskrankheiten, Postfach, 3003 Bern)
> BAG-Infoline: 0844 448 448 (Beratung gratis, Telefongebühren Fernbereich Schweiz)
> Schweizerischer Impfplan 2013 (PDF, einsehbar unter www.sichimpfen.ch)
> Kinderheilkunde: Krankheitsverhütung durch Impfungen (PDF, einsehbar unter
>   www.sichimpfen.ch)
> www.kinderaerzteschweiz.ch Kinderärzte Schweiz (Thema Impfungen, Pro und Contra;
>   u.a. auch Liste der Zusatzstoffe)
> www.infovac.ch Universität Genf, Schweizerische Gesellschaft für Pädiatrie, BAG
> www.meineimpfungen.ch Der schweizerische elektronische Impfausweis
> konsum.ch Konsumentenforum kf: kf-Impfbroschüre, 2010
> www.konsum.ch → Ratgeber, Broschüren → Impfen. Infos von A – Z

Diese Informationsquellen bewerten Impfungen kritisch:

> www.impfo.ch Arbeitsgruppe für differenzierte Impfungen (u. a. mit generellen Über-
>   legungen zum Impfentscheid)
> Stiftung für Konsumentenschutz: Impfen – Grundlagen für einen persönlichen Impf-
>   entscheid, 2006. Bestellen unter: www.konsumentenschutz.ch
> Hirte, Martin: Impfen Pro und Contra. Das Handbuch für die individuelle Impfentscheidung.
>   Knaur-Taschenbuch, München 2012

Alternative 2:

Das Kind nur bei erhöhtem Risiko gegen Keuchhusten und Haemophilus influenzae b impfen, etwa bei früher Geburt, wenn das Baby in einer Krippe oder Spielgruppe ist, bei mehreren älteren Geschwistern etc.

Das müssen Sie bei Alternative 2 bedenken:

> Bei einer Infektion mit dem Hib-Bakte-rium kann es zu einer Hirnhautentzün-dung oder einer Kehlkopfdeckel-Ent-zündung (Epiglottitis, siehe Seite 174) mit Erstickungsgefahr kommen. Trotz Antibiotikatherapie haben 10 Prozent der infizierten Kinder Dauerschäden. Keuchhusten kann bei Babys zu lebens-bedrohlichen Atempausen führen, und Antibiotika schützen nicht vor Kompli-kationen wie Lungen- oder Hirnentzün-dung. Bei einem von 1000 Säuglingen endet Keuchhusten tödlich.
> Mögliche Weitergabe der Krankheit an andere Menschen (siehe oben).

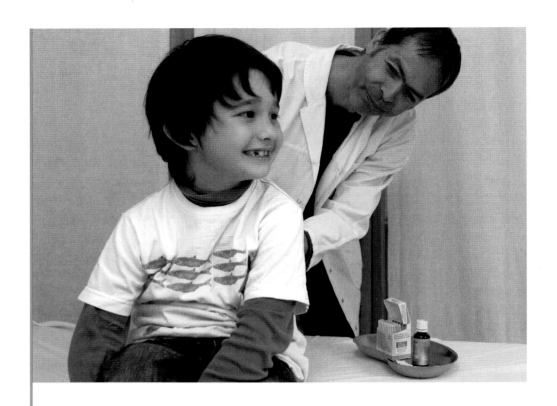

BEIM KINDERARZT

In den ersten Lebensmonaten Ihres Kindes ist der Kontakt zum Kinderarzt wahrscheinlich am intensivsten. Denn bei Babys sind regelmässige Vorsorgeuntersuchungen vorgesehen: mit 1, 2, 4 und 6 Monaten, mit 9 bis 12 Monaten, mit 15 bis 18 Monaten, danach mit 2, 3, 4, 6, 10 und 14 Jahren. Diese Untersuchungen dienen dazu, die körperliche und geistige Entwicklung Ihres Kindes zu überwachen und Abweichungen möglichst früh zu erfassen.

Für Sie als Eltern ist es nicht immer möglich, Entwicklungsstörungen zu erkennen. Ein wichtiger Gradmesser, der der Ärztin hilft, zu beurteilen, ob Ihr Kind gut gedeiht, sind die regelmässigen Längenmessungen. Zudem berät Sie die Ärztin bei Fragen zur Ernährung und zum Schlafverhalten des Kindes, zur Erziehung, zur ausserfamiliären Betreuung, zu Impfungen, Schulproblemen, Verhaltensauffälligkeiten und mehr. Auf manche dieser Fragen geben Ihnen übrigens auch die Mütterberaterinnen Ihrer Gemeinde gerne Antwort.

VERTRAUEN ALS BASIS

Nutzen Sie die ersten Besuche beim Kinderarzt dazu, sich gegenseitig kennenzulernen und eine Vertrauensbeziehung aufzubauen. Denn Ihr Vertrauen in den Arzt überträgt sich auf Ihr Kind. Äussern Sie gegenüber dem Arzt Ihre Meinung, Ihre Zweifel oder Einwände, fragen Sie nach (siehe unten) und diskutieren Sie mit ihm.
Der Kinderarzt wird Sie und Ihr Kind während mancher Jahre begleiten. Falls Ihnen sein Umgang mit Ihnen oder Ihrem Kind missfällt: Suchen Sie das Gespräch. Falls das nichts bringt: Wechseln Sie den Arzt.

GUT VORBEREITET ZUR ÄRZTIN

Kinder haben manchmal Angst vor dem Mann oder der Frau im weissen Kittel, weil sie nicht wissen, was sie erwartet. Dem können Sie vorbeugen:

> Machen Sie Ihr Kind im Vorfeld spielerisch mit dem Thema vertraut. Schauen Sie sich gemeinsam Stethoskop, Fiebermesser und Otoskop (Ohrgucker) aus dem Kinderarzt-koffer an, verarzten Sie einander in einem Rollenspiel. Erklären Sie, warum der Besuch beim Arzt sinnvoll ist und was er dem Kind für Vorteile bringt. Oder: Warum das Kind nicht mitnehmen, wenn Mama das nächste Mal bei ihrer Hausärztin den Eisen-gehalt ihres Blutes kontrollieren lässt?
> Erläutern Sie Ihrem Kind, welche Untersuchungen der Arzt wahrscheinlich durch-führen wird. Seien Sie dabei sachlich und verharmlosen Sie nicht, sondern geben Sie ehrlich Auskunft: «Bei der Impfung spürst du einen kurzen Pikser.»
> Nicht vergessen: Impfpass und Gesundheitsheft mitnehmen, eventuell Notizen dazu, wie die Krankheit Ihres Kindes bisher verlief (Fieber, Symptome, Trinkverhalten, Appetitlosigkeit) – Ihre Beobachtungen sind wichtig! Zudem eine Liste mit Ihren Fragen sowie Lieblingsteddy des Kindes, Nuschi oder Nuggi.

DIE UNTERSUCHUNG

So tragen Sie dazu bei, dass der Besuch beim Kinderarzt möglichst angenehm verläuft:

> Hat Ihr Kind einen Hautausschlag oder eine andere eventuell ansteckende Krankheit, erkundigen Sie sich bei der Praxisassistentin, ob Sie mit ihm in einen separaten Wartebereich gehen sollen statt ins Wartezimmer.
> Lassen Sie das Kind der Ärztin selbständig berichten, wie es ihm geht. Bei Ihrer Unterhaltung mit der Ärztin können Sie zwischendurch «übersetzen» und erläutern, worum es geht, falls es für Ihr Kind zu schwierig ist, dem Gespräch zu folgen.

> Der Arzt wird Ihr Kind dann wahrscheinlich körperlich untersuchen: zum Beispiel die Lymphknoten oder den Bauch abtasten, mit einem Stethoskop Brust und Rücken des Kindes abhören, um Herz und Lunge zu beurteilen, in die Ohren schauen usw. Falls der Arzt sein Vorgehen dem Kind nicht erklärt, sagen Sie zum Beispiel: «Jetzt schaut der Arzt wie beim letzten Mal in die Ohren», und: «Beide Ohren sind also wieder ganz gesund!»

> Bei unangenehmen Prozeduren wie Blutentnahme oder Spritzen: Bleiben Sie ruhig, nehmen Sie das Kind auf den Schoss oder halten Sie seine Hand. Nehmen Sie sich ruhig etwas Zeit, bis das Kind bereit ist, zu kooperieren. Belohnen Sie es nach dem Arztbesuch (Lob, kleines Geschenk): Es darf jetzt ruhig stolz sein auf sich!

DIE WICHTIGSTEN FRAGEN

> **Wie lange wird die Krankheit meines Kindes voraussichtlich dauern?** Lassen Sie sich, falls es Sie interessiert, Ursachen und Mechanismen der Krankheit erläutern. Wenn Sie medizinische Fachausdrücke nicht verstehen: Fragen Sie nach.

> **Ist die Krankheit ansteckend?** Eventuell darf Ihr Kind eine Zeit lang nicht in die Krippe, den Kindergarten oder die Schule gehen.

> **Was kann ich dazu beitragen, meinem Kind die Krankheit zu erleichtern?** Bringen Sie in Erfahrung, ob sich Ihr Kind schonen sollte (Bettruhe, spezielle Krankenkost?) und wie Sie die Heilung fördern können.

> **Welche Alternativen gibt es zur empfohlenen Therapie?** Drücken Sie allfällige Bedenken aus. Stellen Sie Fragen und erörtern Sie mit der Ärztin, dem Arzt alle Möglichkeiten.

> **Was bewirkt die Therapie?** Und wann ist mit dem Eintritt der Wirkung zu rechnen? Erfragen Sie auch, ob eine Therapie, ein Medikament Ursachen bekämpft oder nur die Symptome.

> **Welche Nebenwirkungen der Therapie sind häufig?** Gibt es Gegenanzeigen? Gegenanzeigen können vorhandene Allergien oder andere Krankheiten sein, Nebenwirkungen wie Durchfall, Übelkeit, Schwindel etc.

> **Passt die Arznei zu den anderen Mitteln, die mein Kind einnimmt?** Manche Medikamente schmälern oder verstärken die Wirkung von anderen; auch komplementärmedizinische Arzneien können zu unerwünschten Interaktionen führen.

> **Wie soll mein Kind die Arznei einnehmen?** Bitten Sie den Arzt, den Therapieplan genau zu erläutern (Tageszeit der Einnahme, Abstand zu den Mahlzeiten, Anzahl Pillen pro Tag etc.). Lassen Sie sich genau anleiten bei Arzneimitteln, die inhaliert oder gespritzt werden – machen Sie beim Arzt Notizen und lesen Sie zu Hause den Beipackzettel.

> **Und wie lange?** Für Sie ist es wichtig zu wissen, ob Sie die Therapie abbrechen dürfen, sobald es dem Kind besser geht. Bei Antibiotika etwa ist dies nicht der Fall.

> **Falls sich die Krankheit verschlechtert, woran wird sich dies zeigen?** Bei manchen Krankheiten ist Abwarten und Zusehen gefragt, bevor das Kind ein Medikament einnehmen soll. So verschreiben heute viele Kinderärzte bei einer beginnenden Mittelohrentzündung nicht mehr von vornherein Antibiotika. Für Sie ist es deshalb wichtig zu wissen, bei welchen Symptomen Sie dem Kind ein Medikament verabreichen respektive wann Sie mit ihm wieder zum Arzt gehen sollten.

> **Soll ich mit meinem Kind später in eine Kontrolle kommen?**

INFO

> www.muetterberatung.ch
  Schweizerischer Verband der
  Mütterberaterinnen SVM

> www.kinderaerzteschweiz.ch
  Kinderärzte Schweiz

2. Naturmedizin kinderleicht

Die Naturheilkunde bietet sanfte Methoden für Kinder
in Hülle und Fülle: von Quarkwickel und Kräutertee
über Zitronensocken bis zu Babymassage und Kinderyoga. Hier erfahren Sie, wies geht und worauf Sie
achten müssen, um Ihr Kind in kranken und gesunden
Tagen optimal zu unterstützen.

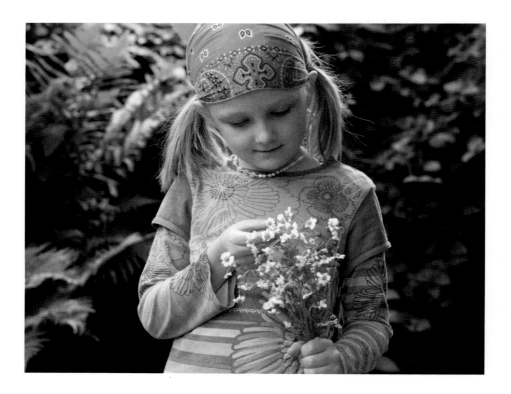

2.1 Kneipp für Kinder

Sebastian Kneipp (1821–1897), der «Priester mit der Giesskanne», machte die heilende Kraft des Wassers populär. Kalte oder warme Güsse, Waschungen, wohlig warme Bäder, Dampfbäder: Um «Schnuddernasen» und Husten vorzubeugen, ist das Kneippen unübertroffen.

Das Wirkprinzip der Kneipptherapie: Kaltes Wasser lässt die Blutgefässe sich zusammenziehen, warmes dehnt sie aus. Das macht die Gefässe elastischer und verbessert deren Funktion als Blutdruckregulierer. Das Wasser wirkt dabei nicht nur oberflächlich, sondern beeinflusst auch Vorgänge im Körperinnern. Wenn Sie Ihrem Kind etwa ein Fussbad mit ansteigender Temperatur bereiten, steigert das nicht nur die Durchblutung der Füsse, sondern indirekt auch die der Nasenschleimhaut: Der Stoffwechsel dort wird angekurbelt, mehr Zellen des Immunsystems gelangen in die Nase des Kindes. Vorbeugend oder beim ersten Krankheitsanzeichen angewendet, können Sie Ihr Kind also mit einem ansteigenden Fussbad vor Erkältungskrankheiten schützen.

Auch der Blutfluss in den Atemwegen kann durch Wasserreize angekurbelt werden, was einen gewissen Schutz vor Asthma und Bronchitis darstellt.

Auch wenn die Idee der Heilung oder Abhärtung hinter den einzelnen Anwendungen steckt – Kneippen soll zuallererst Spass machen. Am nachhaltigsten wirken die Anwendungen wohl, wenn Ihr Kind dabei auch einen sinnlichen Genuss erlebt, wenn es zum Spielen und Fantasieren angeregt wird und auch ein bisschen planschen darf, wenn ihm danach ist.

Inhalieren

Beim Kopfdampfbad inhaliert Ihr Kind über einer Schüssel mit heissem Wasser, bedeckt mit einem Frotteetuch. Der Wasserdampf erreicht nicht nur Nasen- und Rachenraum, sondern auch die oberen Atemwege. Geschwollene Schleimhäute schwellen ab, und die Atemwege werden frei. Das kommt unter anderem auch den Ohren zugute: Sie sind über die sogenannte eustachische Röhre mit Rachenraum und Nase verbunden und werden beim Inhalieren besser belüftet. Zudem kann das Dampfbad auch der Gesichtshaut guttun, insbesondere bei Akne.

So funktioniert s

In eine grosse, standfeste Schüssel oder einen Kochtopf füllen Sie kochend heisse Flüssigkeit (Zusätze siehe Seite 60) und lassen sie auf etwa 70 Grad abkühlen.

Das Kind hält den Kopf in den Dampf – selbstverständlich in einem gebührenden Sicherheitsabstand, damits nicht zu heiss wird. Über Kopf und Nacken wird ein Tuch gelegt, sodass möglichst wenig Dampf entweicht. Das Kind atmet durch die Nase ein und durch den Mund wieder aus. Die Augen während des Dampfbadens möglichst geschlossen halten. Anschliessend legt sich Ihr Kind am besten ins warme Bett und entspannt sich oder hält sich zumindest in der warmen Stube auf. Zugige oder kalte Luft sollten Sie im Anschluss an ein Dampfbad vermeiden.

Dauer des Dampfbads: maximal 10 Minuten. Bis zu 3-mal täglich. Ab 3–4 Jahren, je nach Temperament des Kindes: Ist Ihr Kind besonders kribbelig und unruhig, vielleicht auch erst später.

Achtung: Kinder sollten nie alleine dampfbaden, sondern mit Ihnen gemeinsam. Achten Sie wegen der Verbrühungsgefahr darauf, dass das Gefäss nicht kippt. Am besten halten Sie es während des Dampfbadens fest.

Kochsalzlösungen

In der naturmedizinischen Selbstbehandlung spielen Kochsalzlösungen eine grosse Rolle:

> **0,9%ige** Kochsalzlösung (isotonische Salzlösung): Diese schmeckt etwa gleich salzig wie Tränen. Ihr Gehalt an Salzen und anderen sogenannt osmotisch aktiven Substanzen entspricht dem der Flüssigkeiten im menschlichen Körper.
Fertige Lösungen können Sie in der Apotheke kaufen. Um sie selbst herzustellen, mischen Sie 1 l abgekochtes Wasser mit 9 g gewöhnlichem Kochsalz oder Meersalz. Das entspricht ungefähr 2 gestrichenen TL Salz auf 1 l. Mit isotonischer Kochsalzlösung können Sie die Nase benetzen, dampfbaden oder die Augen spülen. Für Augenspülungen: Salzmenge exakt abwägen!

> **0,45%ige** Kochsalzlösung: Diese schwächer konzentrierte Lösung eignet sich für innerliche Anwendungen (Getränke, Darmeinlauf). Um sie herzustellen, gibt man auf 1 l abgekochtes Wasser 4,5 g gewöhnliches Kochsalz (oder Meersalz), das entspricht etwa 1 TL auf 1 l Wasser.

Salzlösungen können Sie während etwa zweier Tage im Kühlschrank aufbewahren.

Die besten Heildämpfe:

> Tee: Kamille, Isländisch Moos, Ringel-
blume, Salbei, Thymian, Majoran u. a.
(jeweils 1 TL Pflanzenteile mit 2,5 dl
kochendem Wasser übergiessen).
> isotonische Kochsalzlösung (1 TL Koch-
salz auf 5 dl Wasser, aufkochen; siehe
Kasten Kochsalzlösungen, Seite 59).
> wenig gehackte Zwiebel kurz in Wasser
aufkochen.

So machts Kindern Spass

Gesellen Sie sich zu Ihrem Kind unter das
Tuch, stecken Sie die Köpfe zusammen! Sie
können sich dicht neben das Kind setzen
oder es auf den Schoss nehmen. Erzählen Sie
eine Geschichte, machen Sie Rätsel- oder
Reimspiele. Oder fantasieren Sie gemeinsam:
Denken Sie sich unter eine Zirkuskuppel, in
ein Indianerzelt, oder versetzen Sie sich in

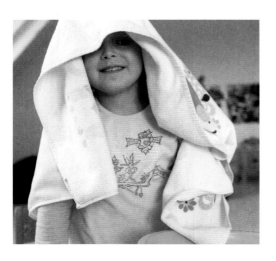

ein unterirdisches Höhlensystem (Taschen-
lampe nicht vergessen!). Anstatt unter einem Tuch zu inhalieren, können Sie auch
einen Regenschirm aufspannen und mit einem grossen Tuch belegen.

Gurgeln

Beim Gurgeln werden Mund und Rachenraum mit lauwarmer Flüssigkeit gespült.
Das Gurgelwasser befeuchtet den Rachen,
spült Schleim und Sekrete fort und wirkt je
nach Zusätzen entzündungshemmend oder
abschwellend und symptomlindernd.

So funktionierts

Das Kind nimmt einen Schluck der Gurgel-
flüssigkeit in den Mund, legt den Kopf in den
Nacken und gurgelt, solange es mag. Anschliessend ausspucken.
Bis zu 5-mal täglich. Ab 3–4 Jahren.

Die besten Gurgelwasser:

> Konzentrierte Salzwasserlösung: 1 TL
Kochsalz auf 2,5 dl Wasser
> Tee (Aufguss): Isländisch Moos, Kamille,
Malve, Melisse, Pfefferminze, Ringelblume, Salbei, Thymian, Zistrose etc.
(jeweils 1 TL Pflanzenteile mit 2,5 dl
kochendem Wasser übergiessen).
> Verdünnte Ringelblumentinktur
(10 Tropfen auf 1 dl Wasser; Tinkturen
siehe Seite 78).

So machts Kindern Spass

Grrrgrrrhgraaahuuuah!! Besonders der Geräusche wegen ist das Gurgeln bei Kindern beliebt. Aber nicht bei allen klappts: Verschluckt sich Ihr Kind immer wieder, lassen Sie es lieber einen Kräutertee trinken. Wunde Stellen in der Mundschleimhaut alternativ mit einem im Gurgelwasser getränkten Wattestäbchen betupfen.

Dusche für die Nase

Eine Nasenspülung mit isotonischer Kochsalzlösung (siehe Seite 59) eliminiert Erreger, Schleim, Schmutz und Pollen. Ausserdem macht die salzige Dusche die verstopfte Nase frei, indem sie das Eindicken des Nasensekrets verhindert und die Schleimhaut befeuchtet. Das beugt klassischen Komplikationen wie Nasennebenhöhlen- oder Mittelohrentzündungen vor.

So funktionierts

Sie können fixfertige Einwegsprays oder Ampullen mit isotonischer Kochsalzlösung kaufen. Oder füllen Sie selber zubereitete isotonische Kochsalzlösung (siehe Seite 59) in einen auffüllbaren, leeren Nasenspray (in der Apotheke erhältlich). Geben Sie einen Sprühstoss aus dem Spray respektive einen grossen Spritzer aus der Ampulle in jedes Nasenloch des Kindes. Übrigens: Die Nasenhöhle verläuft nicht schräg nach oben, sondern im rechten Winkel zum Gesicht: Spray deshalb waagrecht einführen. Am besten neigt das Kind nach dem Einspritzen des Salzwassers den Kopf leicht nach hinten. Bei Babys eignen sich Ampullen, bei älteren Kindern eher Sprays.
Bis zu 5-mal täglich.

Wichtig: Für jedes Familienmitglied braucht es einen eigenen Nasenspray bzw. eigene Ampullen. Waschen Sie den auffüllbaren Spray Ihres Kindes täglich mit heissem Wasser aus, und bewahren Sie die Kochsalzlösung nicht länger als zwei Tage im Kühlschrank auf.

So machts Kindern Spass

Selbst ist der Knirps! Bereits ab 3 Jahren können kleine Patienten – bei entsprechender Übung – sich selbst einen Sprutz Salzwasser in die Nase spritzen. Die Vorteile: Das Kind übernimmt ein Stück Verantwortung für seine Gesundheit. Und es erschrickt auch weniger, als wenn ein Erwachsener «am Drücker» ist!

Warme Bäder

Wohlig warme Vollbäder oder auch Teilbäder (Fussbad, Sitzbad) wirken entspannend auf das Kind. Ein warmes Bad vor dem Zubettgehen verhilft oft zu einem tieferen Schlaf. Einem fiebernden Kind, das friert, hilft es, den Körper aufzuwärmen. Manchmal kann ein warmes Fuss- oder Vollbad gar einen beginnenden Infekt abwenden. Und bei Hautkrankheiten, Schmerzen oder Krämpfen machen pflanzliche Zusätze aus einem gewöhnlichen Bad eine Medizinalbehandlung.

Nicht anwenden bei Fieber mit heissem Kopf, warmen Händen oder Füssen oder wenn das Kind schwitzt (mehr dazu unter «Heilsames Fieber», Seite 210).

So funktionierts

Messen Sie die Temperatur mit einem Badethermometer: Sie sollte bei warmen Voll- oder Teilbädern um 36, 37 Grad betragen (bei Neurodermitis oder Ekzemen nicht zu warm!). Geben Sie eine rückfettende, unparfümierte Bademilch ins Wasser (Apotheke, Drogerie) und/oder einen der unten aufgeführten Badezusätze. Beim warmen Vollbad setzt sich das Kind bis zum Hals ins Wasser, Haare nicht nass machen. Für das warme Fussbad eignet sich ein breiter Zuber, in

Bevor Sie beginnen

Führen Sie nasse Kneipptherapien wie Bäder, Güsse und Waschungen nur im angenehm warmen Badezimmer durch – und wenn Ihr Kind sich fit genug fühlt dafür. Legen Sie alle benötigten Utensilien bereit und lassen Sie das Kind vorher auf die Toilette gehen. Es sollte weder hungrig noch durstig sein. Setzen Sie Ihr Kind auch nicht in die Wanne, wenn es gerade schwer gegessen hat.

dem beide Füsse bequem nebeneinander Platz haben, oder auch ein eckiger Fensterputzeimer. Achten Sie darauf, dass der Oberkörper des Kindes während des Fussbades nicht auskühlt. Nach dem Baden mindestens eine halbe Stunde im Bett ausruhen. Im Winter wärmen Sie das Bett am besten mit einer Bettflasche vor.

Badedauer: 10–20 Minuten. Maximale Häufigkeit: In der Regel 2-mal pro Woche.

Die besten Badezusätze:

> Heilkräutertee: Zinnkraut (Ackerschachtelhalm), Hamamelis, Kamille, Melisse, Ringelblume (Calendula), Malve (Käslikraut), Salbei, Stiefmütterchen, Thymian, Schwarztee u. a. Für ein Kindervollbad bereiten Sie mit 2 EL Pflanzenteilen einen Aufguss oder Absud (siehe Seite 76), den Sie dann dem Badewasser beigeben. Beim Teilbad genügt 1 EL Pflanzenteile.
> Ätherisches Öl: 1 Tropfen reines Lavendelöl in 1–2 EL Rahm geben. (Ätherische Öle siehe Seite 78.)

Klassiker für Badenixen und Wassermänner

Molkebad: Geben Sie dem Badewasser 2 dl flüssige Molke aus Drogerie oder Apotheke bei (Teilbad: 1 dl).
→ Beruhigt trockene Haut, lindert den Juckreiz.

Weizenkleiebad: Für ein Kleie-Vollbad brauchen Sie 2 Handvoll Weizenkleie. Geben Sie die Kleie in 2 l kaltes Wasser, lassen Sie sie 30 Minuten kochen und geben Sie den Absud dann – abgesiebt oder nicht – dem Badewasser bei (Teilbad: 1 Handvoll).

→ Beruhigt trockene Haut, lindert den Juckreiz und wirkt entzündungshemmend.

Eichenrindebad: Setzen Sie für ein Vollbad 2 EL Rinde in reichlich Wasser kalt an (Teilbad 1 EL), lassen Sie die Mischung kurz aufkochen und etwa 10 Minuten zugedeckt ziehen, dann den Absud gesiebt dem Badewasser beigeben.

Achtung: Eichenrinde macht Flecken auf Textilien. Reinigen Sie auch die Badewanne und verwendete Töpfe sofort nach dem Baden!

→ Lindert den Juckreiz, wirkt entzündungshemmend. Wirkt zusammenziehend und gerbend auf die Haut und verbessert so deren Widerstandsfähigkeit.

Haferstrohbad: Geben Sie 2 Handvoll Haferstroh (Teilbad: 1 Handvoll) in 2 l kaltes Wasser, lassen Sie die Mischung aufkochen und dann für 10 Minuten zugedeckt ziehen. Absieben und dem Badewasser beigeben.

→ Lindert den Juckreiz, wirkt entzündungshemmend. Wirkt zusammenziehend und gerbend auf die Haut und verbessert so deren Widerstandsfähigkeit. Zudem beruhigt das Haferstrohbad die Psyche.

So machts Kindern Spass

Baden soll keine Qual, sondern ein schönes Erlebnis sein, bei dem Ihr Kind zur Ruhe kommt. Vielleicht haben Sie Lust, Ihre Füsse auch in den Zuber zu tauchen und mit dem Kind «Zehn kleine Frösche» zu singen? Oder Sie bieten Hand zu einer Unterwassermassage. Und wenn der kleine bettlägerige König, die kleine Königin mit der Triefnase danach in Papas oder Mamas Bademantel schlüpfen darf, gehts sicher schon gleich viel besser!

Wichtig: Während des Badens das Kind immer beaufsichtigen.

Ansteigende Bäder

Wenn sich bei Ihrem Kind eine Erkältung ankündigt, ist ein Vollbad mit langsam ansteigender Temperatur genau das Richtige. Es regt die Schweissbildung und den Stoffwechsel an und hilft dem Körper, Fieber zu entwickeln (mehr dazu unter «Heilsames Fieber», Seite 210). Ansteigende Fussbäder regen die Ausscheidung an, wirken entkrampfend und schmerzlindernd. Ansteigende Armbäder entspannen Körper und Psyche.

Nicht anwenden bei Fieber mit heissem Kopf, warmen Händen oder Füssen oder wenn Ihr Kind schwitzt.

So funktionierts

Beginnen Sie beim **ansteigenden Vollbad** mit einer Badetemperatur von 36 Grad (mit einem Badethermometer messen!). Das Kind setzt sich bis zum Oberkörper oder Hals ins Wasser, Haare nicht nass machen. Ins Badewasser geben Sie eine rückfettende, unparfümierte Bademilch (Apotheke/Drogerie). Giessen Sie dann innert 15 Minuten vorsichtig vom Fussende der Wanne her nach und nach heisses Wasser zu, bis die Temperatur 37 oder 38 Grad beträgt. Nach 15–20 Minuten das Bad beenden: Lassen Sie Ihr Kind langsam aufstehen und aussteigen, danach wird es zügig abgetrocknet und ins vorgewärmte Bett gelegt.

Das **ansteigende Fussbad** und das **ansteigende Armbad** können bei 35 oder 36 Grad beginnen und dürfen nach und nach 38–39 Grad warm werden. Beim ansteigenden Armbad taucht das Kind beide Arme bis zur Mitte des Oberarms ins Waschbecken, beim Fussbad stecken beide Füsse in einem Zuber, bei dem der Wasserpegel bis unters Knie reicht. Achten Sie darauf, dass das Kind obenrum gut eingepackt ist, damit der restliche Körper nicht auskühlt! Badedauer: rund 15 Minuten. Trocknen Sie das Kind nachher gut ab und machen Sie es ihm für mindestens eine halbe Stunde im Bett bequem. Decken Sie es warm zu.

Maximal 3-mal wöchentlich durchführen. Ab etwa 4 Jahren.

So machts Kindern Spass

Ist Ihrem Kind die hier empfohlene Badetemperatur zu heiss oder zu kalt: Passen Sie Anfangs- und Endtemperatur ruhig seinen Wünschen an. Halten Sie sich aber an die Grundregel: Temperaturerhöhung beim ansteigenden Vollbad 1–2 Grad, beim ansteigenden Teilbad 2–4 Grad Celsius. Damit der Badeplausch nicht getrübt wird: Achten Sie darauf, dass sich das Kind am nachgeschütteten heisseren Wasser nicht verbrennt. Geben Sie lieber viel warmes als nur wenig sehr heisses Wasser zu. Und rühren Sie das nachgeschüttete Wasser jeweils gut ein, damit das Badewasser überall die gleiche Temperatur hat.

Wechselwarmes Fussbad

Das wechselwarme Fussbad wird – am besten regelmässig – zur Vorbeugung gegen verschiedene Krankheiten angewendet. Der Wechsel von kalt und warm trainiert die Blutgefässe, wirkt kreislauf- und stoffwechselanregend und stärkt bei fleissiger Anwendung die Abwehrkräfte. Das Wechselfussbad kann Ihrem Kind auch zu einem besseren Schlaf verhelfen – oder seine Neigung zu Kopfschmerzen verringern.

Nicht anwenden bei akuten Krankheiten.

So funktionierts

Sie benötigen ein Badethermometer und zwei Eimer oder Zuber, in denen jeweils beide Füsse des Kindes bequem Platz finden. Der erste Zuber enthält kaltes Wasser (in der Regel um 20 Grad). Das Wasser im zweiten Behälter ist ungefähr 38 Grad warm – bei

Bedarf heisses Wasser nachfüllen. Der Wasserpegel sollte möglichst bis unters Knie reichen. Das Kind taucht beide Beine zuerst für etwa 3 Minuten ins warme Wasser, dann einige Sekunden ins kalte. Falls es möchte, kann es die Prozedur 2-mal wiederholen. Halten Sie den Körper des Kindes während des Fussbads warm! Trocknen Sie anschliessend Füsse und Beine des Kindes gut ab und legen Sie ihm warme Strümpfe und Finken an.

Maximal 3-mal wöchentlich durchführen. Ab etwa 6 Jahren.

So machts Kindern Spass

Die oben empfohlene Badetemperatur dürfen – und sollen! – Sie den Wünschen des Kindes anpassen. Wärmen Sie das Wasser aber nicht über 39 Grad. Auch soll Ihr Kind immer nur so lange im kalten oder warmen Wasser ausharren, wie es ihm behagt.

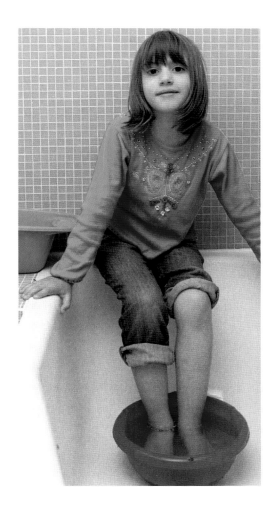

Kaltes Armbad

Die Mutprobe für Waschbecken-Wasserratten: Das kalte Armbad weckt müde Lebensgeister und hilft, vorbeugend angewendet, Kopfschmerzen und Migräne zu bändigen. **Nicht anwenden** bei Asthma oder akuter Erkrankung und wenn Ihr Kind kalte Hände hat.

So funktionierts

Füllen Sie zimmerwarmes bis kaltes Wasser ins Waschbecken. Das Kind taucht beide Arme für einige Sekunden bis zur Mitte des Oberarms ins Wasser. Danach schwenkt es die Arme, bis sie trocken sind. Anschliessend warm anziehen.

Maximal 3-mal wöchentlich durchführen. Ab etwa 6 Jahren.

So machts Kindern Spass

Der Sprung ins kalte Wasser macht am meisten Spass, wenn Sies Ihrem Sprössling gleichtun. Und erst recht, wenn Gspänli mitmachen! Wassertemperatur und Verweildauer im Wasser bestimmt auch hier das Kind.

Mit Kindern in die Sauna

Die vielleicht schönste Form der Abhärtung, die auch viele Kinder mögen. Die Wechselreize von heiss und kalt bewirken eine bessere Durchblutung, stärken das Herz-Kreislauf-System und die Abwehrkräfte. Kinder, die saunen, erkranken gemäss Studien seltener an Asthma, an Bronchitis oder anderen Infektionskrankheiten. Zugleich entspannt das Schwitzbad wunderbar und beugt Konzentrationsstörungen, Nervosität und Schlafstörungen vor. Angenehmer Extranutzen: Das Kind lernt, dass Körperhygiene wohltut und Spass machen kann. Ab 4 Jahren.

So machts Kindern Spass
> Nehmen Sie Ihr Kind nur mit in die Sauna, wenn es gesund und neugierig auf das Schwitzbad ist. Bereiten Sie es vor: Wenn Kinder nicht wissen, was auf sie zukommt (heisse Saunakabine, anschliessende Abkühlung), kann das Prozedere leicht abschreckend wirken.
> Nehmen Sie etwas zu trinken mit.
> Beachten Sie mit Ihrem Kind die gängigen Saunaregeln. Insbesondere:

Beginnen Sie den Saunagang mit warmen Füssen.
> Vor dem Betreten der Saunakabine können Sie das Gesicht des Kindes mit Wasser benetzen, damit es die Hitze nicht als zu stark empfindet.
> Kids dürfen maximal 5 Minuten saunen – am besten auf der untersten Bank. Beobachten Sie die Reaktionen des kleinen Saunagängers und brechen Sie ab, wenn es ihm nicht mehr behagt.
> Kühlen Sie das Kind nach dem Saunagang sanft, nicht schockartig, dafür aber nachhaltig, und mummeln Sie es zum Ruhen in einen übergrossen Bademantel oder mehrere Frotteetücher ein. Lieblingsbuch nicht vergessen!
> Fortgeschrittene können einen zweiten Saunagang wagen.

Darmeinlauf

Diese naturheilkundliche Methode, bei der mit einem Klistier via After Flüssigkeit in den Mastdarm gespritzt wird, wirkt rasch und zuverlässig bei Fieber, bei drohender Austrocknung des Körpers (medizinisch: Dehydratation), bei Verstopfung und Kopfschmerzen. Die Methode ist für Sie wie eventuell auch für das Kind gewöhnungsbedürftig – und schlicht nicht jedermanns Sache. Doch bedenken Sie, dass Zäpfchen, die ja ebenfalls in den After eingeführt werden,

eine ganz normale Verabreichungsform dar-
stellen, die bei Kindern oft angewendet wird
– unter anderem, weil das Medikament so
besonders schnell wirkt und das kranke
Kind nichts schlucken muss. Viele naturme-
dizinisch orientierte Kinderärzte sind im
Übrigen überzeugt, dass sich durch Einläufe
viele Spitalaufenthalte von ausgetrockneten
Babys verhindern liessen.

So funktionierts

Sie benötigen:

> ein Gummiklistier (Birnspritze, in ver-
  schiedenen Grössen erhältlich)
> wenig Oliven-, Sonnenblumenöl oder
  Vaseline
> entweder abgekochte 0,45%ige Kochsalz-
  lösung (½ gestrichenen TL Salz auf 5 dl
  Wasser) oder Kamillentee mit einer Prise
  Salz (wirkt zusätzlich beruhigend auf das
  Kind). Flüssigkeitsvolumen: 50–100 ml
  beim Baby, 150–250 ml beim Kleinkind,
  bis zu 500 ml bei grösseren Kindern.
> eventuell ein Badethermometer, um die
  Temperatur der Flüssigkeit zu messen.

Füllen Sie die Flüssigkeit in das Gummiklis-
tier und geben Sie auf die Spitze etwas Öl
oder Vaseline. Bei Fieber sollte die Temperatur der Flüssigkeit etwa 30 Grad betragen,
ansonsten etwa 36, 37 Grad. Führen Sie die
Spitze vorsichtig etwa 1 cm tief in den After
des Kindes ein und entleeren Sie die Birne
mit leichtem Druck. Wenn das Kind unruhig
ist, versuchen Sie es zu beruhigen oder abzu-
lenken.

Babys können Sie beim Einlauf auf den Rücken legen und beide Beine anheben. Drücken Sie nachher seine Pobacken ein paar
Sekunden lang zusammen, damit die Flüssigkeit nicht wieder herausläuft. Windeln
anziehen.
Ältere Kinder liegen während des Einlaufs
mit angewinkelten Beinen auf der Seite. Sie
sollten die Flüssigkeit wenn möglich für
mindestens 5 Minuten bei sich behalten, damit genügend davon vom Körper aufgenom-
men werden kann.
Einlauf bis zu 3-mal täglich durchführen.
Nicht anwenden bei akuten Bauchschmerzen. Bei Kindern, die auf Kamille allergisch
reagieren, anstelle des Kamillentees Salzwasser verwenden.

2.2 Kleines Wickel-Einmaleins

Wickel – wohlig warm oder angenehm kühl – sind **das** Hausmittel für kleine Patientinnen und Patienten. Mit einem liebevoll angelegten Wickel erlebt das Kind Ihre Fürsorglichkeit hautnah. Die Beschwerden lassen meist spürbar nach, und Ihr Kind kann sich während der Einwirkungszeit wunderbar entspannen.

Wickel und Kompressen wirken wie die Kneipp'schen Wasseranwendungen auf die Haut, sie beeinflussen dort Gefässe, Nerven und Schweissdrüsen. Aber nicht nur das: Auch das Herz-Kreislauf-System und der Stoffwechsel reagieren mit. Gelenke, Muskeln, Lymphsystem und innere Organe werden indirekt ebenfalls miteinbezogen. Und pflanzliche Zusätze oder Hilfsmittel aus der Küche wie Quark oder Zitronenwasser in den Wickeln tragen zusätzlich zur Heilung bei.

Wickel können Sie in den unterschiedlichsten Grössen und an den verschiedensten Körperstellen anbringen. Umwickelt werden können Bauch oder Hals, Gelenke, Oberkörper, Unter- und Oberarme, Waden.

Als Kompressen bezeichnet man wickelähnliche Auflagen, die nicht gewickelt, sondern einfach aufgelegt werden. Kompressen können Sie auf Augen, Backen, Leber, Nieren, Ohren, auf die Stirn oder auf eine lokale Wunde auflegen.

So funktionierts

Wickel* bestehen aus:

> einem Innentuch aus Baumwolle. Es wird feucht oder nass aufgelegt und trägt die Wirksubstanz. Das Innentuch hat bei flüssigen Wirksubstanzen die Grösse der Auflagefläche auf der Haut. Bei breiigen oder festen Zutaten wird daraus ein Päckchen geformt.

> einem grösseren Aussentuch aus Baumwolle oder Wolle. Es dient der Befestigung des Innentuchs. Bei kalten Wickeln ist es unter Umständen verzichtbar. Den warmen Wickel hält es länger warm.

> Wickelzusätze können flüssig, breiig oder fest sein (Details siehe kalte respektive

* im Folgenden sind Kompressen mitgemeint

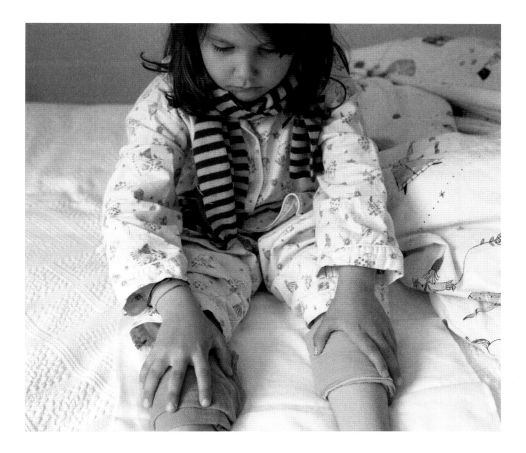

warme Wickel). Bei offenen Wunden und Augenanwendungen: immer frisch abgekochtes Wasser verwenden!

Wickel sollen dem Kind angenehm sein. So klappts:
> Der Wickel sollte gut sitzen, das Kind aber nicht einengen.
> Prüfen Sie vor dem Anlegen des Wickels die Temperatur. Sie richtet sich nach den Bedürfnissen und dem Empfinden der kleinen Patientin, des kleinen Patienten!

> Fixieren Sie den Wickel mithilfe eines Stücks Pflasterrolle, mit selbsthaftender Gazebinde, mittels Verbandsklammern oder Sicherheitsnadeln.
> Der Wickel sollte nur so lange auf der Haut liegen, wie es dem Kind angenehm ist. Auch bei Hautreizungen: Wickel sofort abnehmen.

Bei akuten Erkrankungen Ihres Kindes können Sie Wickel in der Regel 2- bis 3-mal täglich anlegen. Bei chronischen Beschwerden maximal 3-mal wöchentlich.

So machts Kindern Spass

> Beziehen Sie das Kind in die Vorbereitungen mit ein: Lassen Sie es beispielsweise entscheiden, ob es lieber einen Quark- oder einen Heilerde-Wickel möchte. Kinder, die nicht allzu krank sind, können auch beim Zubereiten helfen.

> Das Kind entscheidet, ob ein wärmender oder ein kühlender Wickel angenehmer ist. Machen Sie vorgängig einen Test: Halten Sie Ihre eine Hand in kaltes, die andere in warmes Wasser, trocknen Sie sie dann ab und umfassen Sie mit beiden Händen die Körperstelle, die umwickelt werden soll: Was ist Ihrem Kind angenehmer, Ihre warme oder Ihre kalte Hand?

> Während der Einwirkzeit des Wickels kann das Kind – zugedeckt oder nicht – im Bett ruhen (an Matratzenschutz oder Ähnliches denken!). Genauso gut kann es aber auch in Ihrer Nähe sitzen. Oder nehmen Sie das Kind auf den Schoss, wickeln Sie sich gemeinsam in eine warme Decke, lesen Sie Geschichten vor oder schauen Sie zusammen Bilderbücher an.

> Hat Ihr Kind partout keine Lust auf einen Ohren-, Backen- oder Halswickel? Als Alternative können Sie ihm das Päckli mit Zwiebeln, Leinsamen oder anderen Wirkstoffen auch aufs (mit einem Handtuch geschützte) Kopfkissen legen.

So machts Babys Spass

> Wickel ohne Zusätze sind grundsätzlich ab dem Babyalter möglich. Allerdings weder warme noch kalte Wickel, sondern lediglich temperierte (mit lauwarmem Wasser), damit Haut und Sinne des Babys nicht zu stark beansprucht werden. Auch auf Halswickel sollten Sie bei Babys verzichten.

> Beachten Sie beim Anlegen des Wickels und während der Einwirkungszeit die Signale Ihres Babys: Gibt es seinem Behagen oder seinem Missbehagen Ausdruck? Entfernen Sie den Wickel, wenn dem Baby nicht (mehr) wohl ist dabei.

Kalte Wickel

Kühlende Auflagen sind besonders bei entzündlichen Vorgängen und bei Schmerzen geeignet. Sie entziehen dem Körper Wärme und bewirken zunächst eine lokale Gefässverengung, wirken schmerzlindernd und abschwellend. Nach Ablegen des Wickels wärmt sich die Haut wieder auf, die Gefässe weiten sich, die Muskulatur entspannt sich.

So funktionierts

> **Kühle Wickel** können Sie etwa 15 Minuten auf der Haut lassen, sofern es dem Kind angenehm ist. Höchstens 2- bis 3-mal täglich durchführen.

> **Eiskalte Auflagen und Cold-Packs**
aus dem Gefrierfach sollten Sie in der
Regel nur jeweils für zwei, drei Minuten
am Stück auflegen, an Fingern oder
Zehen noch kürzer. Dafür bei akuten
Verbrennungen oder Prellungen alle
paar Minuten – solange es dem Kind
einigermassen angenehm ist. Wichtig:
Eiswürfel und Eiswasser dürfen nie
direkt die Haut des Kindes berühren! Ist
schnelle Kühlung gefragt, können Sie
auch mehrere nasse Waschlappen für
einige Minuten ins Tiefkühlfach des
Kühlschranks legen und dann auflegen.
Oder Sie nehmen ein paar Eiswürfel und
umwickeln sie mit einem Küchentuch.

Wichtig: Kalte Wickel und Kompressen nur
auf warmer Haut anbringen. Nicht durchführen, wenn die kleine Patientin friert, Hände oder Füsse kalt sind oder wenn das Kind
die Kälte als unangenehm empfindet (siehe
auch «Heilsames Fieber», Seite 210).

Kalter Heilkräuterwickel

Tränken Sie das Innentuch in kaltem Tee
oder in verdünnter Tinktur. Wringen Sie es
aus, legen Sie es auf die Haut, wickeln respektive legen Sie dann das Aussentuch darüber. Fixieren. Geeignet sind:

> Tinktur: Arnika, Ringelblume u. a.:
jeweils 1 TL Tinktur auf 2,5 dl Wasser.
(Tinkturen siehe Seite 78.)
> Tee (Aufguss): Augentrost, Bittersüss,
Hamamelis, Kamille, Pfefferminz, Ringelblume, Schwarztee, Stiefmütterchen u. a.
(1 TL Pflanzenteile mit 2,5 dl kochendem
Wasser übergiessen, 10 Minuten ziehen
lassen, vollständig abkühlen lassen.)

Tipp: Wenn ein kalter Wickel mit flüssigem
Wirkstoff vom Kind nicht akzeptiert wird,
betupfen Sie stattdessen einfach die Haut
mit dem Heilkräutertee oder der verdünnten Tinktur – die so entstehende Verduns-
tungskälte ist zum Beispiel bei Juckreiz
oder Fieber (sofern die Hände und Füsse
warm sind) genau das Richtige (siehe auch
Seite 78).

Wickel mit essigsaurer Tonerde

Ein einfacher, aber wirkungsvoller kühlen-
der Wickel: Bestreichen Sie die Haut mit essigsaurer Tonerde und binden Sie dann ein
Tuch darum.

Kalter Quark- oder Heilerde-Wickel

Für einen kalten Quarkwickel verwenden
Sie Magerquark, allerdings nicht direkt aus
dem Kühlschrank. Heilerde ist in Pulverform in der Apotheke erhältlich. Vermischen
Sie das Pulver mit kaltem Wasser zu einem
streichfähigen Brei. Streichen Sie Brei oder
Quark auf das Innentuch, legen Sie die bestrichene Seite direkt auf die Haut und legen
oder wickeln Sie das Aussentuch darüber.
Fixieren.

Kalter Zitronenscheibenwickel

Schneiden Sie eine nicht mehr ganz kühlschrankkalte, unbehandelte Zitrone in dün-

ne Scheiben. Reihen Sie dann die Zitronenscheiben dicht nebeneinander in das Innentuch, schlagen Sie das Tuch viermal ein und formen Sie daraus ein flaches Päckchen. Falls nötig mit Pflasterklebeband zukleben oder mit einer Sicherheitsnadel befestigen. Platzieren Sie das Päckchen auf der Haut und legen Sie das Aussentuch darauf respektive wickeln Sie es darum.

Cold-Pack aus Linsen

Wie Sie es selbst machen, lesen Sie in der Anleitung auf Seite 81 nach.

Wadenwickel und Zitronensocken

Wadenwickel und Zitronensocken sind zwei Methoden zur sanften Fiebersenkung. Beachten Sie: Nicht anwenden bei kalten Füssen oder wenn das Kind friert!

Wadenwickel

Dieser Wickel bedeckt den Unterschenkel vom Knöchel bis zum Knie. Tränken Sie zwei Tücher, zum Beispiel Windeltücher aus Baumwolle, in zimmerwarmem Wasser (nach Belieben auch kälter). Wringen Sie die Tücher aus, falten Sie sie mehrmals und umwickeln Sie beide Waden möglichst faltenfrei damit. Dann können Sie entweder zwei Aussentücher darumwickeln, oder Sie bringen auf dem Bett einen Matratzenschutz an.

Lassen Sie dann das Kind – eventuell obenrum leicht zugedeckt – etwa eine Viertelstunde im Bett ruhen. Vorher und nachher Temperatur messen. Wenn das Fieber nicht gesunken ist, 2-mal wiederholen.

Zitronensocken

Zitronensocken sind die besser riechende Variante der altehrwürdigen Essigsocken: Tränken Sie zwei Baumwollsocken in zimmerwarmem Zitronenwasser (2–3 Spritzer Zitronensaft auf 2 dl Wasser). Die Flüssigkeit darf nach Belieben auch kälter sein. Socken gut auswringen, anziehen. Als zweite Schicht ziehen Sie dem Kind ein paar Nummern zu grosse Wollsocken darüber. Plastiksäcke sind ungeeignet, sie könnten einen Wärmestau verursachen. Etwa eine Viertelstunde lang einwirken lassen, gegebenenfalls wiederholen.

Warme Wickel

Warme Auflagen auf der Haut führen dem Körper des Kindes Wärme zu und bewirken eine Gefässerweiterung sowie eine verstärkte Durchblutung der Haut. Indirekt werden auch tiefere Regionen gewärmt, Muskeln entspannen sich, der Stoffwechsel wird angekurbelt, Krämpfe und Schmerzen lassen nach. Ausserdem trösten und beruhigen warme Wickel den kleinen Patienten, die kleine Patientin.

So funktionierts

> Warme Wickel können Sie etwa 15–30 Minuten auf der Haut liegen lassen. Höchstens 2- bis 3-mal täglich.

> Beim Vorbereiten und Anlegen warmer Wickel, die mit heissem Wasser zubereitet werden, besteht Verbrennungsgefahr – für das Kind wie für Sie. Arbeiten Sie vorsichtig und prüfen Sie immer die Temperatur vor dem Anlegen des Wickels: zunächst an Ihrer Haut, dann vorsichtig beim Kind.

> Bei wärmenden Wickeln ist eine zweite Lage aus Baumwolle oder Wolle (Aussentuch) besonders wichtig, damit sich die Wärme nicht zu schnell verflüchtigt.

> Nach dem Abnehmen des warmen Wickels sollte das Kind etwa eine halbe Stunde nachruhen und nicht an die kalte Luft gehen.

Wichtig: Bei fiebrigen Erkrankungen eignen sich warme Wickel nur in der Phase des Fröstelns bei Beginn des Fieberanstiegs, nicht aber, wenn dem Kind heiss ist oder wenn es schwitzt (mehr Informationen dazu unter «Heilsames Fieber», Seite 210).

Tipp: Wenn schnelle Wärme gefragt ist, können Sie alternativ zum Wickel auch einfach einen feuchten Waschlappen auf den Deckel einer Pfanne mit heissem Wasser legen, ihn so erhitzen und dann – nach Prüfung der Temperatur – auflegen. Oder greifen Sie auf «Chriesisteisäckli» oder die gute alte Bettflasche zurück.

Warmer Heilkräuterwickel

Die Zutaten:

> Heisser Tee (Aufguss): Augentrost, Hamamelis, Kamille, Lavendel, Ringelblume, Schwarztee, Schafgarbe, Thymian u. a. (1 TL Pflanzenteile mit 2,5 dl kochendem Wasser übergiessen, 10 Minuten ziehen lassen.)

> Tinktur: Arnika, Ringelblume (jeweils 1 TL Tinktur auf 2,5 dl heisses Wasser). (Tinkturen siehe Seite 78.)

Tränken Sie das Innentuch in der heissen Flüssigkeit und wringen Sie es aus. Nach entsprechendem Abkühlen direkt auf die Haut auflegen. Bringen Sie anschliessend das Aussentuch darüber an (siehe auch Seite 78).

Warmer Heilerdewickel

Rühren Sie etwas Heilerde in Pulverform (Apotheke/Drogerie) mit heissem Wasser zu einem streichfähigen Brei, lassen Sie die Mischung abkühlen, bis sie eine angenehme Temperatur erreicht hat. Streichen Sie den Brei auf das Innentuch, das genau die Auflagegrösse hat; die bestrichene Seite kommt direkt auf die Haut. Dann wickeln oder legen Sie das Aussentuch darüber. Eventuell befestigen.

Warmer Salbenwickel

Sie brauchen: Spitzwegerich-Salbe, Archangelika-Salbe, Calendula-Salbe oder Eukalyptus-Paste (Letztgenannte erst ab 4 Jahren). Stellen Sie die ganze Tube für 10 Minuten verschlossen in ein Gefäss mit heissem Wasser. Tragen Sie dann etwa 1mm dünn Salbe auf ein Lümplein aus Baumwolle auf und legen Sie es auf die Haut des Kindes. Darüber das Aussentuch anbringen.

Warmer Zitronenscheibenwickel

Eine unbehandelte Zitrone in dünne Scheiben schneiden, in einen Teller legen und mit wenig kochend heissem Wasser übergiessen, etwas abkühlen lassen. Dann die Scheiben abtropfen lassen und dicht nebeneinander auf das Innentuch reihen. Ein Päckchen formen, gegebenenfalls mit Pflasterklebeband zukleben oder mit einer Sicherheitsnadel befestigen, auflegen und das Aussentuch anbringen.

Kartoffelwickel

Kochen Sie einige Kartoffeln in der Schale sehr weich, lassen Sie die Kartoffeln unbedingt genügend abkühlen und zerdrücken Sie sie dann. Geben Sie den Brei auf das Innentuch, an den Seiten das Tuch viermal einschlagen und mit Pflasterband gut zukleben. Dann das Päckchen von aussen leicht quetschen und auflegen. Darüber das Aussentuch anlegen, fixieren.

Leinsamenwickel

Man nehme: 1 Teil Leinsamen, 2 Teile Wasser. Kochen Sie die Mischung auf und zerstampfen Sie sie. Auf die gewünschte Temperatur abkühlen lassen. Geben Sie die Leinsamen dann auf das Innentuch, schlagen Sie das Tuch an den Seiten viermal ein und kleben Sie es mit Pflasterband gut zu. Dann das Päckchen auflegen. Darüber das Aussentuch anlegen, fixieren.

Zwiebelwickel

Eine oder zwei Zwiebeln fein hacken und entweder mit sehr wenig Öl anbraten (riecht dann angenehmer!) oder mit wenig Wasser in einer Pfanne erwärmen, etwas abkühlen lassen. Mithilfe des Innentuchs ein Zwiebelpäckchen formen, auflegen und das Aussentuch darüber anbringen, eventuell fixieren.

Kohlwickel

Das alte Hausmittel hat entzündungshemmende, schmerzlindernde und abschwellende Eigenschaften. Blanchieren Sie – kurz – ein paar Kohlblätter und legen bzw. wickeln Sie diese handwarm auf die betroffene Körperstelle. Mit einem Baumwolltuch fixieren, einwirken lassen. Es eignen sich: Weisskohl (die Pflanze hat glatte Blätter und wird auch Kabis genannt) oder Wirz (mit dunkleren, schrumpeligen Blättern).

Bienenwachskompresse

Eine ganz spezielle Brustkompresse ist der Bienenwachslappen nach Ita Wegman: Dieses mit mehreren Lagen Bienenwachs beschichtete Stoffstück erhalten Sie in Drogerie oder Apotheke. Erwärmen Sie einen in der entsprechenden Grösse zugeschnittenen

Bienenwachslappen in Plastik eingepackt zwischen zwei Wärmflaschen. Legen Sie dann den Lappen körperwarm auf die Brust des Kindes und wickeln Sie anschliessend ein Tuch (Baumwolle, Leinen) um den Oberkörper.

1-mal täglich anwenden, Liegedauer (im warmen Bett) etwa 30 Minuten. Buben tragen die steife Kompresse gern als Ritterbrustschild.

2.3 Heilkräuter für Kinder

Preisfrage: Welche Medizin findet man in Apotheke und Drogerie, aber auch an Berghängen, an Waldrändern und auf Trockenwiesen? Heilkräuter! Hier erfahren Sie, wie aus einem gewöhnlichen Heilkräutertee ein Kindertee wird, was Sie bei der äusserlichen Anwendung von Tees beachten müssen und wie Sie mit Tinkturen und ätherischen Ölen richtig umgehen.

Gesundheit aus der Teetasse

Bereiten Sie den Heilkräutertee für Ihr Kind aus getrockneten (oder falls vorhanden auch mal aus frisch gepflückten) Pflanzenteilen immer frisch zu und bedecken Sie ihn während des Ziehenlassens. Die Zubereitungsart eines Tees ist von der Heilpflanze, aber auch von den verwendeten Pflanzenteilen abhängig (siehe Kasten auf Seite 78). Hier die Grundrezepte – sofern auf der Verpackung oder in diesem Ratgeber nichts anderes erwähnt ist:

Aufguss

Heilpflanzen, bei denen getrocknete **Blüten, Blätter, das ganze Kraut oder Stängel** verwendet werden, übergiessen Sie mit kochend heissem Wasser; lassen Sie den Tee 3–10 Minuten (oder gemäss Teeverpackung) ziehen und sieben Sie ihn ab.

Dosierung: 1 TL Pflanzenteile auf 2,5 dl Wasser

Absud

Derbe Pflanzenteile von Heilpflanzen wie getrocknete **Früchte, Samen, Rinden, Wurzeln und Hölzer** kalt ansetzen, kurz aufkochen, für 10 Minuten ziehen lassen und absieben.

Dosierung: 1 TL Pflanzenteile auf 2,5 dl Wasser

Wenn in diesem Ratgeber im Beschwerde-Teil (ab Seite 132) nichts anderes vermerkt ist, kann das Kind bei akuten Krankheiten täglich zwei bis drei Tassen eines Heilkräutertees trinken. Bei chronischen Krankheiten oder wenn Sie eine eigentliche Teekur

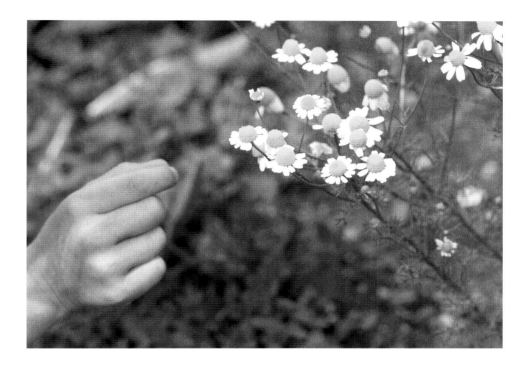

planen: Sprechen Sie sich mit dem Kinderarzt ab. Denn selbst harmlose Allerweltskräuter wie Pfefferminz oder Salbei können nach längerem Gebrauch Nebenwirkungen verursachen.

Am besten kaufen Sie Heiltee in entsprechend spezialisierten Drogerien, Reformhäusern oder Apotheken. Bewahren Sie ihn in lichtgeschützten Gläsern, Kartondosen oder Papiertüten auf. Schützen Sie diese vor Feuchtigkeit, Hitze und Sonnenlicht. Beschriften Sie die Gebinde mit Heilpflanzenname und Datum.

So schmeckts Ihrem Kind:

> Bei Teesorten, die bitter sind oder Ihrem Kind nicht sonderlich behagen: Mit Hagebutten- oder Pomeranzenschalen, Orangen- oder Hibiskusblüten, Pfefferminzblättern oder Anissamen werten Sie den Geschmack des Tees auf.

> Abwechslung macht das Leben süss: Experimentieren Sie mit Teemischungen oder wechseln Sie bei Heiltees auch mal ab. Es stehen ja meist mehrere Heilkräuter zur Auswahl.

> Heilkräutertees sollten Kinder in der Regel ungesüsst trinken. Ausnahmen: Hustentee oder wenn das Kind nicht genügend trinkt. Geben Sie Honig oder andere Süssstoffe wie Traubenzucker erst nach einigen Minuten der Abkühlung hinzu. Honig nur für Kinder über 12 Monaten!

Wurzel oder Blüten? Tee oder Salbe?

Je nachdem, welcher Teil einer Pflanze (Wurzel, Blüte, Blätter, Rinde etc.) für einen Tee oder ein anderes pflanzliches Präparat verwendet wird, kommen andere Wirkstoffe zum Tragen. Auch eignet sich nicht jede Pflanze als Tee: Efeu zum Beispiel darf nicht als selbstgebrauter Tee oder gar roh genossen werden, denn in dieser Form würde die Schlingpflanze Schleimhautreizungen, Übelkeit oder Erbrechen verursachen. Als Hustensirup verarbeitet, darf Efeu dagegen sogar von Kleinkindern gelöffelt werden.

Damit Sie genau wissen, welcher Teil einer Heilpflanze jeweils verwendet wird und in welcher Form die Heilpflanze innerlich und/oder äusserlich angewendet wird (Aufguss, Tinktur, Sirup oder Salbe): Beachten Sie die Heilpflanzenliste im Anhang. Dort finden Sie auch die lateinischen Namen der Heilpflanzen.

Tee für Wickel, Waschungen und Bäder

Heilkräutertees, mit denen Sie einen feuchten Wickel zubereiten, die Haut abwaschen oder die Sie dem Badewasser zugeben, werden in der Regel folgendermassen dosiert:

> Waschungen, Kompressen, Wickel, Gurgelwasser, Kopfdampfbad:
  1 TL Pflanzenteile auf 2,5 dl Wasser
> Für ein Teilbad (Arm-, Fuss- oder Sitzbad) oder ein Vollbad in der Babybadewanne: 1 EL Pflanzenteile
> Für ein Vollbad in der Badewanne:
  2 EL Pflanzenteile
> Tipps zur Zubereitung siehe Seite 76. Tees für die äusserliche Anwendung dürfen jeweils etwas länger ziehen.

Tinkturen und ätherische Öle

Tinkturen bestehen etwa zur Hälfte aus Pflanzenteilen, zur anderen Hälfte aus Alkohol. Sie werden äusserlich und, je nach verwendeter Pflanze und Bestimmung, auch innerlich angewendet.

Ätherische Öle sind ölige Pflanzenbestandteile. Sie werden aus den Pflanzen herausgepresst, mit Lösungsmitteln extrahiert oder herausdestilliert. Die Konzentrationen von Produkten, die als «ätherische Öle» bezeichnet werden, reichen von 10%ig bis 100%ig. Viele käufliche Öle enthalten – zum Teil auch, um das Produkt verträglicher zu machen – bis zu 90 Prozent weitere (fette, nicht ätherische) Öle wie etwa Oliven- oder Mandelöl.

Wenden Sie ätherische Öle als Hausmittel bei Kindern ausschliesslich äusserlich an – und zwar tropfenweise oder verdünnt mit fetten Ölen.

Tinkturen:
Das müssen Sie beachten

> Wegen ihres Alkoholgehalts eignen sich Pflanzentinkturen für den innerlichen Gebrauch frühestens für 2-jährige Kinder.
> Wenn Sie bei Ihrem Kind eine Pflanzentinktur regelmässig anwenden möchten (innerlich oder äusserlich), besprechen Sie dies vorab mit dem Kinderarzt, der Apothekerin.
> Um unerwünschte Wirkungen zu vermeiden: Halten Sie sich insbesondere bei der Anwendung von Tinkturen im Mundraum streng an die von der Apothekerin, dem Drogisten oder in diesem Ratgeber empfohlenen Dosierungen.
> Tinkturen nie in den Augen anwenden!
> Lagern Sie Tinkturen so, dass sie für Kleinkinderhände unerreichbar sind.

So dosieren Sie Tinkturen:
> **Tinkturen zum Einnehmen:** 2- bis 3-mal täglich 3–5 Tropfen Tinktur auf 1 dl Wasser
> **Gurgelwasser:** 10 Tropfen Tinktur auf 1 dl Wasser
> **Waschungen, Kompressen und Wickel:** 1 TL Tinktur auf 2,5 dl Wasser

Ätherische Öle:
Das müssen Sie beachten

> In diesem Ratgeber werden ätherische Öle nur für wenige, ganz spezifische äusserliche Anwendungen empfohlen. Denn ätherische Öle sind nicht immer harmlos: Sie können die Haut reizen, zu Kontaktallergien führen. Und: Pfefferminzöl zum Beispiel kann bei Babys – wenn es auf Nase oder Lippen gelangt – unter Umständen einen tödlichen Stimmritzenkrampf verursachen. Bereits ein Tropfen genügt!
> Wenn Sie ein ätherisches Öl bei Ihrem (älteren) Kind regelmässig anwenden möchten, besprechen Sie dies vorab mit Ihrem Arzt, Ihrer Apothekerin. Um unerwünschte Wirkungen zu vermeiden, beachten Sie stets die von der Apothekerin, dem Drogisten oder diesem Ratgeber empfohlenen Dosierungen.
> Ätherische Öle dürfen keinesfalls in die Augen des Kindes gelangen.
> Kaufen Sie nur natürliche ätherische Öle. Verzichten Sie auf synthetische oder halbsynthetische Produkte.
> Lagern Sie ätherische Öle dunkel, gut beschriftet und für Kinderhände unerreichbar.

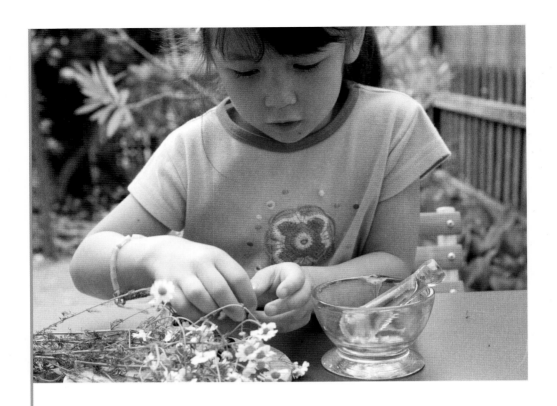

MITMACHMEDIZIN

Sanfte Medizin wird am besten nicht nur am Kind angewendet, sondern *mit* ihm. Sie können schon Ihr Kleinkind miteinbeziehen: Lassen Sie es wählen, ob es lieber einen Quark-, einen Heilerde- oder einen Zitronenscheibenwickel möchte. Oder lassen Sie es verschiedene Hustentees «degustieren». Ihr Sprössling soll gemäss seiner Vorliebe – und seiner Neugierde! – mit entscheiden dürfen. Denn Kinder wissen oft ganz intuitiv, was ihnen guttut. Und wenn der kleine Patient beim Fussbad «götschen» darf und das Plüschtier von der kleinen Patientin auch einen Halswickel verpasst bekommt, ist sicher bald alle Skepsis verflogen.

Grösseren Kindern müssen Sie manche Hausmittel vielleicht erst schmackhaft machen. Zum Beispiel, indem Sie gemeinsam einen kleinen Klostergarten mit Heilkräutern wie etwa Kamille, Ringelblume, Lavendel, Goldmelisse oder Thymian auf dem Balkon anlegen. Sie können auch zusammen Heilkräuter im Bestimmungsbuch nachschlagen oder sich bei Gelegenheit

Hafer, Schöllkraut oder Ackerschachtelhalm in natura anschauen. Und warum nicht mit dem Kind über das Besondere an der Homöopathie sprechen? Lassen Sie es beim Zubereiten von Bädern und Wickeln mithelfen und übertragen Sie ihm entsprechend seinem Alter Verantwortung für seine Gesundheit. Lassen Sie Ihr Kind etwa selbst mit dem Nasenspray hantieren oder ein Pflaster aufkleben. Oder probieren Sie gemeinsam eines der folgenden Rezepte aus. Je nach Alter kann Ihr Kind helfen oder gar das ganze Rezept selber ausführen.

SALBEN, ÖLE, TINKTUREN & CO. SELBSTGEMACHT

Cold-Pack
> 500 g Linsen (rote, grüne oder braune)
> Stoffrest aus Baumwolle, 20 × 20 cm
> Kordel

Stoff einmal falten, mit der Nähmaschine oder von Hand jeweils die beiden Lagen bei der einen Querkante und bei der offenen Längskante zusammennähen. Faden versäubern. Stoff umdrehen, die Ecken mit einer Bleistiftspitze herausstossen und Linsen einfüllen. Mit einer Kordel zubinden, und ab ins Gefrierfach damit!
Geeignet als schnelle Hilfe bei Prellungen, Kopfweh, Sehnenscheiden-Entzündung, Sonnenbrand, Verstauchungen, Verbrennungen etc.

Ringelblumentinktur
> 1 Handvoll frische Ringelblumenblüten (aus eigenem Anbau im Garten)
> 1 dl Trinkfeinsprit mit 50 Volumenprozent Alkohol (in der Apotheke entsprechend mischen lassen). Alternative: 1 dl Obstschnaps mit 43 Volumenprozent
> Schraubdeckelglas
> dunkle, verschliessbare Glasflasche

Die Blüten in das Glas geben, darüber gerade so viel Schnaps giessen, bis alle Blüten bedeckt sind, Deckel zuschrauben. Die Mischung 2–6 Wochen an einem warmen Ort ziehen lassen: Während dieser Zeit lässt sich beobachten, wie die Tinktur immer mehr Farbe annimmt. Die Blüten mithilfe eines Trichters und eines Kaffeefilterpapiers abfiltern, dabei die Tinktur in eine dunkle Glasflasche laufen lassen. Beschriften (Inhalt, Datum). An einem dunklen, kühlen Ort aufbewahren. Die Tinktur hält sich etwa ein Jahr.
Äusserlich (in der Regel verdünnt, siehe Seite 79) bei Angina, Akne, Aphthen, Hand-Fuss-Mund-Krankheit, Mundsoor, Nabelproblemen, Ringelröteln, Warzen, Windpocken.

Johanniskraut- oder Ringelblumenöl

> 3–5 Handvoll frischer Blüten, Blätter und klein geschnittener Stängel von **blühendem Johanniskraut** (aus Eigenanbau im Garten oder – nur mit Bestimmungsbuch – selbstgesammelt an Waldrändern oder auf Trockenwiesen)
> respektive frische **Ringelblumenblüten** (aus dem eigenen Garten)
> 5 dl Oliven- oder Sonnenblumenöl (Bio-Qualität)
> Schraubdeckelglas
> dunkle, verschliessbare Glasflasche oder dunkles Schraubdeckelglas

Die Pflanzenteile in das Glas geben, so viel Öl darüber giessen, bis alle Pflanzenteile knapp bedeckt sind, das Glas verschliessen. Die Mischung 3–4 Wochen an einem warmen, sonnigen Ort stehen lassen, zwischendurch aufschütteln. Die Pflanzenteile mithilfe eines Trichters und eines Kaffeefilterpapiers abfiltern – dabei das Öl in eine dunkle Glasflasche oder ein zweites verschliessbares Glas mit Schraubdeckel tröpfeln lassen. Beschriften (Inhalt, Datum). An einem dunklen, kühlen Ort aufbewahren. Das Öl hält sich etwa ein halbes Jahr.
Johanniskrautöl ist ein vorzügliches Massageöl bei Blasenentzündung, Gelenk- und Muskelschmerzen, Mittelohrentzündung, Neugeborenengelbsucht, Prellungen, Schnupfen, Verstauchungen.
Ringelblumenöl kann äusserlich angewendet werden bei Milchschorf, Zahnungsproblemen oder auch bei heilenden Wunden.

Majoransalbe

> 2 EL getrockneter Majoran
> 2 EL Trinkfeinsprit mit 50 Volumenprozent Alkohol (in der Apotheke entsprechend mischen lassen). Alternative: 2 EL Obstschnaps mit 43 Volumenprozent
> 2 EL Butter
> Filterpapier (Tee- oder Kaffeefilter)
> Schnapsglas, mit Alufolie bedeckt oder – ganz perfekt – ein Salbendöschen (Apotheke/Drogerie)

Majoran ist der süsse Bruder des Pizzagewürzes Oregano. Die Majoransalbe stellen Sie so her: Den trockenen Majoran zwischen den Fingerspitzen möglichst fein zerreiben. Die Majorankrümel mit dem Schnaps in einer Tasse mischen, die Butter dazugeben. Die Tasse 5 Minuten in ein heisses Wasserbad stellen, dann die Mischung gut umrühren. Die flüssige Majoranbutter durch das Filterpapier in eine zweite Tasse tropfen und etwas ruhen lassen. Schöpfen Sie jetzt mit einem Teelöffel die grüne Butterschicht (schwimmt oben) in das

Schnapsglas (oder in das Salbendöschen) ab. Mit Alufolie bedecken. Im Kühlschrank etwa zwei Wochen lang haltbar.

Majoransalbe bei Schnupfen unter die Nase reiben. Oder dünn auf eine (bereits heilende) Wunde auftragen.

Rettichsirup

> 1 kleiner schwarzer (oder auch weisser) Rettich
> Zucker oder Honig
> Schraubdeckelglas

Den Rettich von oben vorsichtig aushöhlen, am besten mit einem scharfen Teelöffel, einem Melonenstecher oder einem Messer. Zucker oder Honig einfüllen, über Nacht stehen lassen. Dann durchbohren Sie den Rettich von unten mit einer Stricknadel und stellen ihn in ein Glas, das den austropfenden Sirup auffängt. Im Kühlschrank einige Tage haltbar.

Bei Husten 2- bis 3-mal täglich 1 TL Sirup einnehmen.

Zitronen-Zwiebel-Sirup

> 1 schmales Schraubdeckelglas
> 1 grosse Zwiebel
> 1 Zitrone (Bio)
> Honig nach Belieben

Abwechselnd in das Glas schichten: eine dünne Zitronenscheibe, eine dünne Scheibe Zwiebel (geschält), dann grosszügig Honig usw. Das Ganze ein paar Stunden stehen lassen, zwischendurch ganz leicht von oben quetschen. Der Sirup hält sich einige Tage im Kühlschrank.

Auch dies ergibt einen feinen Hustensirup (2- bis 3-mal täglich 1 TL).

2.4 Homöopathie

Der Arzt und Apotheker Samuel Hahnemann (1755–1843) entwickelte die Homöopathie als neuartige Heilmethode. Diese beruht erstens auf dem Prinzip, dass Ähnliches mit Ähnlichem geheilt wird. Wenn also eine Substanz (eine Pflanze, ein Mineral, ein Tier) beim Menschen ein bestimmtes Symptom hervorruft – zum Beispiel Kopfschmerzen –, so kann dasselbe Mittel in verschwindend kleiner Konzentration dieses Symptom heilen.

Das zweite eigenwillige Prinzip der Homöopathie ist die sogenannte Potenzierung: Die tierischen, pflanzlichen und mineralischen Substanzen, die in den homöopathischen Mitteln enthalten sind, werden in zahlreichen Schritten verdünnt, geschüttelt und dann abermals verdünnt. Gemäss Homöopathie-Lehre verstärkt diese Verdünnung (zusammen mit der Verschüttelung von Hand) die Wirkung der Arznei.

Für die Selbstmedikation von Kindern eignen sich D-Potenzen. D-Potenzen werden bei jedem Verdünnungsschritt im Verhältnis 1:10 verdünnt. Die Zahl hinter dem Grossbuchstaben D besagt, wie viele Einzelschritte hintereinander vorgenommen wurden: Bei Arzneien mit der Potenz D6 wird sechsmal hintereinander zehnfach verdünnt, das Ergebnis ist eine Verdünnung von 1:1 Million. Je höher die Potenz, desto geringer ist demnach die Konzentration des Wirkstoffs, desto stärker aber nach der homöopathischen Lehre seine Wirkung.

Individuell und beliebt

Die klassische Homöopathie will nicht einfach Mittel nach Krankheiten verordnen, sondern strebt eine individuelle Erfassung des kranken Menschen an. Auf das einzelne Kind und seine Eigenarten soll möglichst ganzheitlich eingegangen werden – Ursachen, nicht Symptome will die Hahnemann'sche Methode bekämpfen.

Die Homöopathie für den Hausgebrauch muss hierbei Kompromisse machen: Sie berücksichtigt nicht das ganze Wesen eines Kindes, sondern lediglich die Feinausprä-

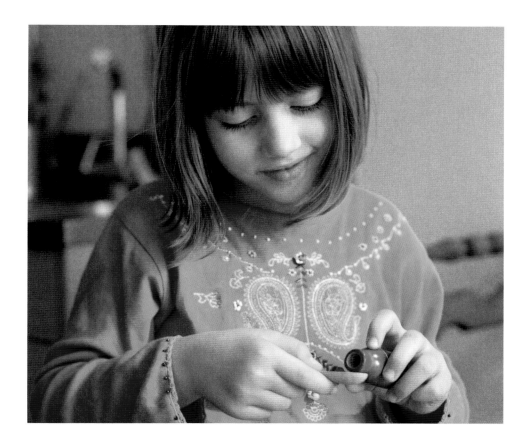

gung seiner Krankheitssymptome: Hat das Kind einen trockenen Husten, oder ist es ein Schleimrasseln? Lassen die Beschwerden bei Bewegung nach oder verschlimmern sie sich? Zudem kann und soll nur eine begrenzte Anzahl Mittel eingesetzt werden.

Aus diesen Gründen bleibt die Selbstmedikation mit Homöopathie vor allem auf akute Krankheiten beschränkt. Bei Kindern ist dies aber meist kein Hinderungsgrund, sind doch die typischen Beschwerden von Babys und Kindern meist akut und von vorübergehender Natur: von Zahnungsbeschwerden oder Dreimonatskoliken über die typischen Infekte der Kleinkindzeit bis hin zu den klassischen Kinderkrankheiten und den kleinen und grossen Blessuren im Schulalter.

Wichtig zu wissen: Ein eindeutiger Wirkungsnachweis der Homöopathie in Studien ist bisher nicht gelungen. Schon ihr Begründer meinte, er wisse zwar nicht, wie sie wirke, nur dass sie es tue, sei gewiss. Die besten Argumente zieht die Hahnemann'sche Methode denn auch aus der Praxis: Die Homöopathie ist in der Schweiz die beliebteste Naturheilmethode für Kinder.

Eine kleine, feine Auswahl

In diesem Ratgeber wird eine Auswahl der wichtigsten Einzelmittel für Kinder empfohlen: In Kooperation mit der St. Peter-Apotheke in Zürich wurde für Sie eine homöopathische Hausmittelapotheke für Kinder zusammengestellt (siehe Anhang). Die acht darin enthaltenen Mittel decken nicht nur eine breite Beschwerdepalette bei Babys und Kindern ab, sondern sind gleichzeitig auch die Mittel, die den Kleinen besonders guttun und deren Beschwerden am raschesten lindern.

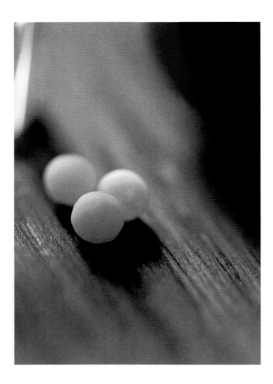

Homöopathie richtig anwenden

Für Kinder sind homöopathische Einzelarzneien in Form von Kügelchen (Globuli) empfehlenswert, die Zucker oder künstlichen Zucker (Xylit) enthalten. Diese wirken über die Mundschleimhaut. Beachten Sie Folgendes, damit die Behandlung wirksam ist:

> Für die Selbstmedikation bei Kindern sind in erster Linie die relativ tiefen Potenzen D6 und D12 geeignet. Es sind aber je nach Arzneimittel auch andere Potenzen möglich.
> Um unerwünschte Wirkungen zu vermeiden, beachten Sie stets die von einer Fachperson empfohlenen Dosierungen und Potenzen. Oder halten Sie sich an die in diesem Ratgeber empfohlenen Dosierungen.
> Achten Sie darauf, dass das Kind beim Einnehmen der Globuli zu den Mahlzeiten einen zeitlichen Abstand von mindestens 20 Minuten einhält.
> Bei akuten Beschwerden wirken homöopathische Mittel häufig sehr schnell, da sie den Heilungsverlauf impulsmässig in die richtige Richtung lenken. Wenn innerhalb von zwölf Stunden keine Besserung bei Ihrem Kind eintritt, ist das gewählte Mittel nicht geeignet. Ziehen Sie dann gegebenenfalls einen Arzt oder eine Fachperson bei.

> Die homöopathische Behandlung einer
  akuten Krankheit sollte spätestens nach
  einer Woche abgeschlossen sein. Bei
  chronischen Krankheiten (z. B. Neurodermitis, depressive Verstimmung)
  sollte die Behandlung von einer erfahre-
  nen Homöopathin oder einem erfahre-
  nen Homöopathen durchgeführt werden
  (sogenannte Konstitutionsbehandlung).
> Lagern Sie homöopathische Mittel
  dunkel, trocken und gut beschriftet
  sowie für Kinderhände unerreichbar.

So dosieren Sie Globuli:
> **In der Akutsituation** lässt das Kind alle
  2 Stunden 3 Globuli im Mund zergehen.
> **Bei Besserung** lässt das Kind 1- bis
  2-mal täglich 3 Globuli im Mund
  zergehen.

→ Die homöopathische Kinderapotheke
  finden Sie im Anhang.

2.5 Anthroposophische Medizin

Die anthroposophische Medizin basiert auf Erkenntnissen und Vorstellungen, die der Philosoph Rudolf Steiner (1861–1925) zusammen mit der Ärztin Ita Wegman (1876–1943) Anfang des letzten Jahrhunderts entwickelt hat. Sie ist somit eine der jüngsten komplementärmedizinischen Heilmethoden.

Der Begriff Anthroposophie kommt aus dem Griechischen und bedeutet Menschenweisheit. Die anthroposophische Medizin hat ein ganz eigenes Menschen- und Naturbild und versucht, dieses auf die Vorgänge im menschlichen Organismus zu übertragen.

Die Gesundheitslehre versteht sich explizit als Ergänzung zur Schulmedizin – sie will nicht mit ihr konkurrieren, und sie wird auch ausschliesslich von ausgebildeten Ärzten praktiziert.

Wirksam auf vier Ebenen

Die Anthroposophie unterscheidet vier Ebenen im Menschen: den Stoffleib (das Körperliche), den Ätherleib (das Lebendige), den Astralleib (das Seelische) und die sogenannte Ich-Organisation (das Individuelle). Nach Ansicht der Anthroposophen stecken in jedem medizinischen Phänomen, in jeder Krankheit, in jedem Körperteil diese vier sogenannten Wesensglieder – mit jeweils unterschiedlicher Gewichtung. Bei der Geburt eines Kindes ist nur der Stoffleib voll ausgebildet, die anderen Wesensglieder bilden sich erst im Laufe der Entwicklung. Krankheiten entstehen gemäss anthroposophischen Ärzten aus einem Ungleichgewicht der vier Ebenen. Die anthroposophische Medizin sieht Krankheiten – wie auch den Prozess der Genesung – als «Eigenleistung» des Einzelnen an, bei dem ein neues Gleichgewicht der Wesensglieder gefunden wird. Und Krankheiten werden weniger als zufällig auftretende Widrigkeiten betrachtet, sondern eher als «Wegbereiter».

Kinderkrankheiten mit hohem Fieber, bei denen viel Flüssigkeit (Schleim) produziert wird und es starke Schwellungen im Körper gibt (z. B. Lymphknoten), haben dabei eine besondere Bedeutung: Körper, Geist und

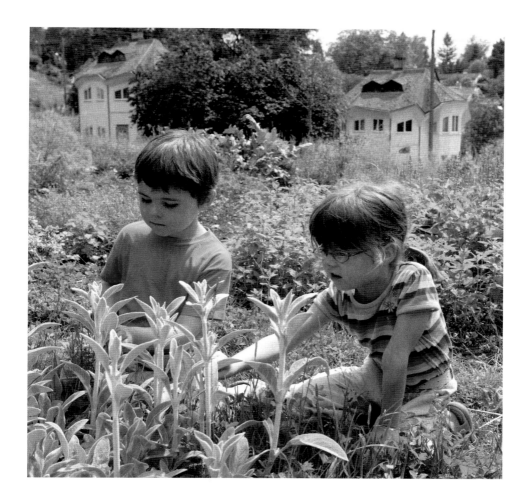

Seele des Kindes können nur an diesen Herausforderungen wachsen, so die Vorstellung. Dass Kinder heute öfter an chronischen Krankheiten wie Allergien oder Autoimmunkrankheiten (wie etwa Diabetes) leiden, hängt für anthroposophische Ärzte unter anderem damit zusammen, dass akute Kinderkrankheiten seltener geworden sind. Anthroposophische Mediziner sind daher Impfungen gegenüber kritisch eingestellt.

Gar nicht so versteinert

Zur anthroposophischen Therapie gehören neben Mal- und Musiktherapie auch Heileurythmie (eine Art Gebärdentherapie), rhythmische Einreibungen und anthroposophische Arzneien.

Anthroposophische Arzneien werden speziell im Hinblick darauf entwickelt, die menschlichen Wesensglieder zu beeinflussen. Sie sind pflanzlicher, mineralischer oder tierischer Herkunft und werden teilweise sehr aufwendig «transformiert». Metalle wie Blei oder Gold etwa werden sogenannt vegetabilisiert: Pflanzen erhalten bestimmte Metalle als Dünger, werden daraufhin kompostiert, der Kompost wird im nächsten Jahr wieder anderen Pflanzen zur Verfügung gestellt und so weiter. Oft sind die Arzneien auch homöopathisch verdünnt.

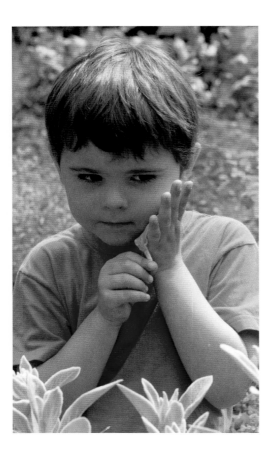

Naturprozesse werden dabei auf den Menschen übertragen: So soll etwa Weidenrinde antientzündlich wirken, weil die Weide an einem feuchten Standort wächst. Nach anthroposophischer Vorstellung löscht das Wasser die Entzündung im Körper aus. Die Mistel hingegen wird als Krebsmittel angewendet, da sie wie der Krebs als Parasit vom Lebenssaft ihres Wirtes zehrt, dem Baum. Und weil sich die Mistel – wie der Krebs – dem natürlichen Rhythmus ihres Wirtes entzieht: Sie blüht im Winter, wenn der Baum kahl ist.

Die Heilwirkung der anthroposophischen Medizin ist wissenschaftlich nicht eingehend untersucht. Studien haben unterschiedliche Ergebnisse gezeigt.

Anthroposophische Medizin richtig anwenden

> **Salben, Sprays, Gels und Zäpfchen:** Diese Arzneien enthalten oft pflanzliche Wirkstoffe oder sogenannt vegetabilisierte Metalle, zum Teil zusätzlich auch homöopathische Wirkstoffe. Die Produkte sind in Apotheken mit naturmedizinischem Sortiment erhältlich. Beachten Sie die Angaben zu Dosierung und Anwendung auf der Verpackung.

> **Homöopathische Komplexmittel:** Die anthroposophische Medizin verwendet

auch homöopathische Globuli. Meist
sind es Komplexmittel, also Mittel,
die aus einer Mischung aus verschiedenen homöopathischen Wirkstoffen
bestehen. Der Vorteil von Komplex-
mitteln: Sie sind nicht so individuell
zugeschnitten wie homöopathische
Einzelmittel und eignen sich deshalb
gut für die Selbstmedikation.
Homöopathische Komplexmittel aus der
anthroposophischen Medizin sind
ebenfalls in spezialisierten Apotheken
zu finden. Zur Anwendung siehe
«Homöopathie richtig anwenden»
(Seite 86).

2.6 Spagyrik

Die Spagyrik kann als eine Form der Pflanzenheilkunde (Phytotherapie) angesehen werden – oder als «kleine Schwester» der Homöopathie. Denn die Therapiemethode hat von beidem etwas: Wie in der Phytotherapie sind die Grundlagen der spagyrischen Arzneien Pflanzen (Bienenkittharz oder Metalle sind Ausnahmen). Und wie in der Homöopathie regen die spagyrischen Heilmittel den Körper mit einer Art nichtstofflichem Impuls zur Selbstregulierung und Selbstheilung an.

Alchemie im Spray

Den Begriff Spagyrik hat Paracelsus (1493–1541), der Schweizer Arzt mit den schwäbischen Wurzeln, geprägt; das Wort ist aus den griechischen Silben für «trennen» und «vereinen» zusammengesetzt. Dies in Anlehnung an die Herstellung der spagyrischen Heilmittel, die wie ein alchemistisches Zauberritual anmutet: Frische Pflanzen werden mit Wasser, Hefe und Zucker vergoren und destilliert. Flüchtige Stoffe, Alkohol und Wasser gehen ins Destillat über, das zurückbleibende Material wird davon *getrennt* getrocknet und verbrannt. Nachher wird ein Teil der Asche wieder mit dem Destillat *vereinigt.* Am Schluss wird diese Essenz durch Rotation und rhythmisches Erwärmen und Abkühlen «dynamisiert». Gemäss der Spagyrik-Philosophie werden so alle Heilkräfte einer Pflanze freigesetzt und dem Menschen optimal verfügbar gemacht.

In die Spagyrik sind verschiedenste Gesundheitslehren eingeflossen, etwa die Säftelehre, die Lehre der vier Elemente oder auch Alchemie, Astronomie und Astrologie. Das spezielle Herstellungsprozedere macht möglich, dass auch potenziell giftige Heilpflanzen wie Schöllkraut oder Kava Kava bei Kindern ohne schädliche Nebenwirkungen angewendet werden können.

Die Heilwirkung von spagyrischen Essenzen ist wissenschaftlich nicht weiter untersucht, klinische Studien fehlen. Tritt keine Besserung der Beschwerden ein, ziehen Sie eine Fachperson bei.

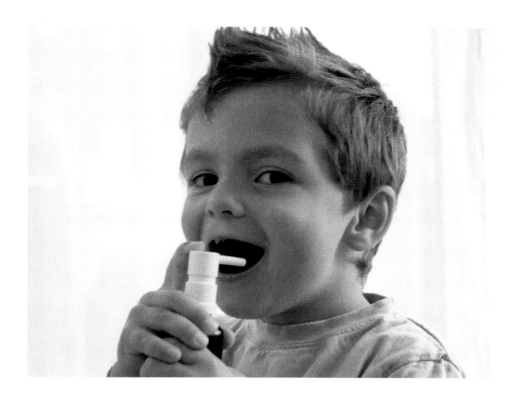

Spagyrik richtig anwenden

Spagyrische Essenzen enthalten in der Regel Auszüge aus einer einzelnen Heilpflanze. Im spezialisierten Fachgeschäft können Sie aber auch eine Mischung aus mehreren Komponenten zusammenstellen lassen. Spagyrische Essenzen wenden Sie bei Kindern äusserlich oder innerlich an, je nach Indikation und Alter des Kindes. Das müssen Sie beachten:

> Spagyrische Essenzen enthalten rund 20 Prozent Alkohol.

> Halten Sie sich an die empfohlenen Dosierungen der Apothekerin, des Drogisten oder an die Empfehlungen in diesem Ratgeber. Wenn Sie eine spagyrische Essenz bei Ihrem Kind über eine längere Zeit anwenden möchten, besprechen Sie dies vorab mit einer Fachperson.

> Bei Kindern unter einem Jahr sollten spagyrische Essenzen nur äusserlich oder auf spezielle Weise angewendet werden (siehe Kasten auf Seite 94).

> Kindern ab 12 Monaten können Sie die Essenz direkt in den Rachen sprühen. Halten Sie dabei einen Abstand zu den

Mahlzeiten von mindestens einer halben Stunde ein. Bei eher oberflächlichen, lokalen Beschwerden wie Hautproblemen, stumpfen Verletzungen oder Bauchweh bietet sich zudem auch eine (lokale) äusserliche Anwendung an, zum Beispiel durch Aufsprühen oder Einmassieren.

> Lagern Sie spagyrische Essenzen dunkel, gut beschriftet und für Kinderhände unerreichbar.

So dosieren Sie spagyrische Essenzen:

> **Babys bis 12 Monate:** Bei starken Beschwerden bis zu 1 Sprühstoss stündlich, sonst 3-mal 1 Sprühstoss pro Tag – äusserlich oder auf spezielle Weise (siehe Kasten).

> **Kinder von 1–5 Jahren:** Bei starken Beschwerden bis zu 1 Sprühstoss stündlich, sonst 3-mal 1 Sprühstoss pro Tag – innerlich in den Rachen.

> **Kinder von 6–12 Jahren:** Bei starken Beschwerden bis zu 4 Sprühstösse stündlich, sonst 3-mal 2 Sprühstösse pro Tag – innerlich in den Rachen.

→ Eine Liste der für Kinder geeigneten Pflanzen finden Sie im Anhang.

Spagyrik für das Baby

So klappt die Anwendung:

> Nuggi: Benebeln Sie den Nuggi des Babys, indem Sie ihn aus etwa 50 cm Distanz ein Mal (nicht öfter) mit der Essenz besprühen. Anschliessend geben Sie ihn dem Kind in den Mund.

> Lippen: Sprühen Sie die Essenz auf einen Ihrer Finger und streichen Sie ein wenig davon auf die Lippen des Kindes.

> Ellenbeuge: Geben Sie einen Sprühstoss auf die Ellenbeuge des Kindes und massieren Sie die Essenz leicht in die Haut ein.

> Bei Bauchweh oder Krämpfen: Geben Sie einen Sprühstoss auf das Bäuchlein und massieren Sie die Essenz leicht ein.

> Beim Zahnen: Sprühen Sie die Essenz auf einen Ihrer Finger und massieren Sie damit Babys Wangen und die betroffenen Stellen im Mund.

2.7 Entspannung kinderleicht

Entspannungstechniken helfen Kindern, mit verschiedensten Anforderungen des Lebens – darunter auch chronische Krankheiten wie Asthma oder Neurodermitis – besser umzugehen. Autogenes Training, progressive Muskelrelaxation, Yoga und Co. können Schulstress abbauen, die Konzentrationsfähigkeit verbessern und psychosomatische Beschwerden lindern – etwa Kopfschmerzen, Bauchweh, nächtliches Zähneknirschen oder Nägelkauen. Auch vorbeugend machen die Methoden Sinn: Denn durch den Termindruck von Freizeit und Schule, durch dauerndes Gefordertsein, manchmal auch durch pausenlose Berieselung können Kinderbatterien schon mal leer laufen.

Ruhen, atmen, träumen

Bauen Sie einfache Entspannungsübungen und Ruheinseln in den Familienalltag ein – eine «Liegi» (Liegepause) über Mittag, Bilderbuch-Viertelstunden etc.

Wenn Sie glauben, dass Ihrem Kind noch mehr Musse guttäte, melden Sie es zu einem Entspannungskurs für Kinder an.

Entspannung kann zwar nicht vom Arzt oder von den Eltern verordnet werden. Aber jedes Kind kann eine Entspannungstechnik erlernen und für sich entdecken – vorausgesetzt, sie wird im Kurs kindgerecht vermittelt! Kurzporträts der wichtigsten Entspannungsverfahren finden Sie ab Seite 98.

Die Wirksamkeit von Entspannungstechniken ist wissenschaftlich verbrieft: Regelmässiges Training senkt Puls und Blutdruck, entspannt die Muskulatur, verbessert die Durchblutung der Haut, lässt die Atmung gleichmässiger werden, verringert Schmerzen und verbessert das Gedächtnis. Die Techniken verhelfen zu nachhaltiger geistiger und körperlicher Erholung, lassen das Kind eine innere Ruhe finden und machen es gelassener und weniger ängstlich. Die Wahrnehmung und das Selbstbewusstsein werden gestärkt, und das Kind erlebt das Gefühl, Dinge selbst wirksam zum Guten verändern zu können.

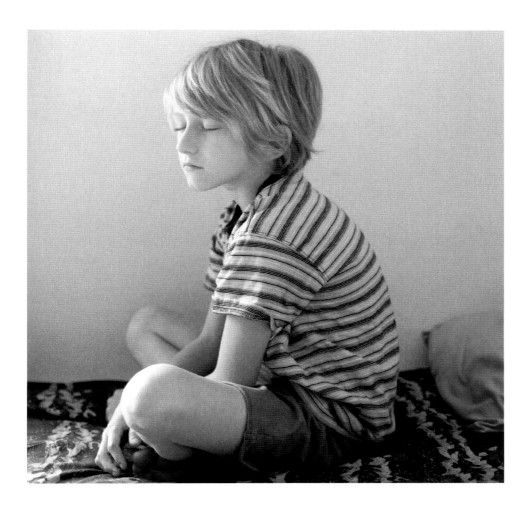

Ist Ihr Kind völlig aufgekratzt, total erledigt oder miesepetrig? Die folgenden Mini-Entspannungssequenzen lassen sich einfach in den Tagesablauf integrieren, zum Beispiel auch als Auftakt zu einer kleinen (nicht als Strafe gedachten) «Auszeit» des Kindes:

Hampeln, räkeln oder zappeln: Während Sie laut bis zehn zählen, darf sich das Kind nach Herzenslaune räkeln, es darf zappeln, tanzen oder springen wie ein Hampelmann. Anschliessend liegt es für eine Weile ganz still am Boden.

Fischschwarm: Schon bei ganz kleinen Kindern funktioniert das Schweigen in der Gruppe meist sehr gut. Zum Beispiel als tägliches gebetsähnliches Ritual vor dem Mittagessen: Ein «Spielleiter» schaut auf die Uhr, gibt ein Zeichen, und alle Kinder schweigen für eine Minute wie Fische (mit offenen oder geschlossenen Augen möglich). Dann darf gegessen – oder auch gekichert – werden.

Probieren Sie mit Ihrem Kind zusammen aus, welche der folgenden kurz vorgestellten Entspannungstechniken ihm am meisten zusagt.

Autogenes Training

Das wohl bekannteste und beliebteste Entspannungsverfahren stammt vom deutschen Psychologen Johannes Heinrich Schultz (1884–1979). Über eine tiefe körperliche Entspannung wird indirekt die Psyche entspannt. Das läuft so ab: Das Kind gibt sich selbst Anweisungen, die es ständig wiederholt: «Mein Körper ist ganz schwer und warm», «Meine Stirn ist schön kühl». Die Formeln werden mit der Zeit verinnerlicht und sollen das Kind suggestiv beeinflussen.

Fortgeschrittene formulieren eigene, ebenfalls immer gleich bleibende Sätze, je nach Zielsetzung. So kann das Kind mit seinen persönlichen Zauberformeln Einfluss auf Ängste oder negative Gedanken in Prüfungssituationen nehmen und zu einer bejahenden Einstellung kommen («Mutig und heiter komme ich weiter», «Mein Kopf ist klar. Ich bleibe ganz ruhig» etc.). Autogen

heisst übrigens «selbst hervorbringend»: Das Kind erlebt, wie es sich selbst beruhigen und entspannen kann, und es bekommt mehr und mehr Vertrauen in die eigenen Fähigkeiten.

Kurse in autogenem Training gibt es für Kinder ab etwa 8 Jahren. Für kleinere Kinder eignen sich – statt der gedanklichen Befehle

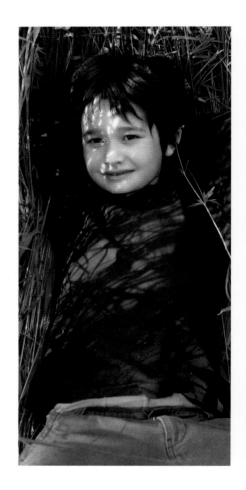

und Formeln – eher Fantasiereisen. Die Kursleiterin liest eine speziell für das autogene Training geschriebene Geschichte vor und nimmt das Kind mit auf eine gedankliche Reise in einen Märchenwald, Feengarten oder Ähnliches. So funktioniert das autogene Training für Kids:

Fliegender Teppich: Das Kind liegt auf dem Rücken. Unter sich hat es ein farbiges, eventuell selbst bemaltes Tuch ausgebreitet, seinen fliegenden Teppich. Nun versetzt es sich mit geschlossenen Augen in ein Fantasieland: Sie beschreiben zum Beispiel, wie das Kind langsam vom Boden abhebt, was es unten alles sieht: Kühe, Autos, Menschen, Häuser, ganz winzig klein; dann, wie das Kind in die wattigen Wolken hineinfliegt, vorbei an einem schillernden Regenbogen, wie es Wind im Haar spürt, sich ganz leicht fühlt, dann an einem kleinen See landet, wie die warmen Wellen des Wassers seine Zehen umspülen etc. Eventuell zwischendurch Entspannungsmusik einspielen. (Ab ungefähr 5 Jahren.)

«Ich bin ganz schwer»: Auf einem weichen Teppich oder einer dicken Decke als Unterlage macht es sich das Kind bequem (Rückenlage). Kopf, Arme, Beine und Rücken eventuell mit Kissen unterlegen. Das Kind macht die Augen zu oder fixiert einen Punkt an der Decke. Sie leiten das Kind nun an, für sich gedanklich nachzusprechen: «Meine Arme sind ganz schwer», «Meine Beine sind ganz schwer», «Ich bin ganz schwer», und sich dabei zum Beispiel vorzustellen, dass seine Hände in riesigen Boxhandschuhen, die Füsse in schweren Stiefeln stecken. Dann soll das Kind einige Zeit in sich hineinhorchen und nachspüren. Anschliessend berichtet es über sein Erleben. (Ab 8 Jahren.)

Progressive Muskelrelaxation

Diese Technik basiert auf Übungen, bei denen das Kind bewusst und gemäss Anleitung eines Lehrers verschiedene Muskeln (Gesicht, Hände, Arme, Schultern, Beine, Füsse, Brust, Bauch usw.) zuerst einige Sekunden lang anspannt und dann abrupt entspannt. Dabei wird eine allgemeine, progressive – will heissen: fortschreitende – Gelöstheit des ganzen Körpers erzeugt. Die Muskeln entkrampfen sich, Herz und Atmung beruhigen sich, und auch dem Verdauungstrakt tut die Entspannung gut. Während der Nachspürphase horcht das Kind in sich hinein und konzentriert sich auf das, was es im Körper wahrnimmt.

Die progressive Muskelrelaxation wurde in den 1930er-Jahren vom amerikanischen Arzt Edmund Jacobson entwickelt. Ziel der Methode ist unter anderem, die Körperwahrnehmung zu verbessern sowie Angstgefühle oder innere Anspannungen aufzulösen. Kurse in progressiver Muskelrelaxation nach Jacobson gibt es für Kinder ab etwa 5 Jahren.

Hier ein kleiner Schnupperkurs:

Faust im Sack: Das Kind ballt eine Hand etwa fünf Sekunden lang zur Faust (es soll nicht wehtun!), entspannt sie und vergleicht sie dann mit der anderen Hand – und umgekehrt.

Bronzestatue: Das Kind steht mit beiden Beinen auf dem Boden. Auf das Kommando «Jetzt alle Muskeln anspannen!» spannt das Kind Arme, Beine, Gesicht und alle Muskeln im Körper an, erstarrt quasi zu einer Bronzestatue. Nach etwa zwei Sekunden heisst es: «Jetzt loslassen!», und das Kind fühlt, wie der Körper langsam weich und warm wird.

Yoga

Diese alte indische Technik erreicht Entspannung durch Versenkung, Körper- und Atemübungen. Yoga für Kinder verbindet Körperbewusstsein und Konzentration mit Freude an der Bewegung. Die Übungen im Kinderyoga tragen symbolische, gut einprägsame Namen wie Tiger, Baum im Wind, Schmetterling etc. und sind meist vereinfachte oder spielerisch abgewandelte Asanas (Körperübungen und Yogastellungen) der Grossen.

Auf statische Körperhaltungen und auf das Verbinden von Bewegung und Atmung wird bei kleinen Yogis meist verzichtet. Auch ist Kinderyoga nicht leistungsorientiert, es will vielmehr Spiel sein und Spass machen. Kinderyoga-Klassen gibt es in verschiedenen Städten. Geeignetes Alter: Ab 3 Jahren.

Zwei Yoga-Übungen zum Kennenlernen:

Teddybär-Atmung: Das Kind legt sich auf einem Teppich oder einer Gymnastikmatte auf den Rücken. Auf seinen Bauch legt es sein Lieblingsplüschtier. Dann wird beobachtet, wie der eigene Atem das kleine Tier langsam bewegt: sanft auf und ab, auf und ab. Zwischendurch darf das Kind sein Knuddeltier streicheln – wer weiss, vielleicht schläft Teddy sogar ein?

Sonnengruss: Eine klassische Aufwärmübung, die aus einer mehrteiligen, fliessend ausgeführten Bewegung besteht: Das Kind steht mit geschlossenen Beinen da und nimmt die gefalteten Hände vor die Brust. Mit dem Einatmen streckt es die Arme hoch, schaut an die Decke und biegt den Oberkörper leicht nach hinten. Dann beugt sich das Kind mit gestreckten Armen nach unten, die Hände berühren den Boden. Die Knie dürfen vorerst ruhig etwas angewinkelt sein. Nun geht das Kind mit dem linken Bein in die Knie und setzt gleichzeitig das rechte Bein möglichst weit nach hinten, das rechte Knie berührt den Boden, der Kopf ist nach vorne gerichtet, die Hände bleiben am Boden. Dann wird das rechte Bein nach vorn zum

Körper gezogen, der Körper wird langsam aufgerichtet, und die Arme werden wieder in Richtung Decke ausgestreckt. Dann beugt es sich wieder mit gestreckten Armen nach unten und berührt mit den Händen den Boden. Diesmal wird der linke Fuss nach hinten gesetzt, und das Kind richtet sich erneut auf. Übung 3-mal wiederholen.

Info

> Salbert, Ursula: Ganzheitliche Entspannungstechniken für Kinder. Ökotopia, Münster 2012
> Purperhart, Helen: Familien-Yoga. Yoga: Spiel, Spass und Bewegung für Kinder und Eltern. Oesch, Zürich 2010

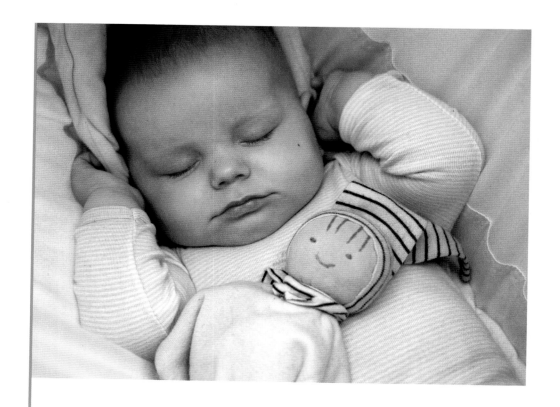

SCHLAFEN LERNEN

Dass Papa oder Mama abends neben dem Kinderbettchen nach der zweiten Strophe von «Der Mond ist aufgegangen» noch vor dem Kind wegdämmern, gehört zum teilweise ermüdenden Alltag junger Eltern. Auch dass ein Primarschüler regelmässig nachts im Elternzimmer Einzug hält, ist nichts Ungewöhnliches. Denn Kinder müssen sich die Fähigkeit, selbständig einzuschlafen, erst aneignen.

Durchschlafen kann ein Kind ab dem Zeitpunkt, in dem es gelernt hat, sich selbst wieder in den Schlaf zu «wiegen», wenn es nachts aufwacht – zum Beispiel, indem es mit seinem Lieblingsstofftier knuddelt, sich mit dem Nuggi beruhigt oder indem es einfach der Stille im Haus lauscht. Am leichtesten fällt dies dem Kind, wenn es nachts dieselbe Umgebung und ähnliche Sinneseindrücke vorfindet wie abends beim Einschlafen. Deshalb kann es sinnvoll sein, das Kind alleine einschlafen zu lassen – ab einem gewissen Alter, versteht sich.

DIE HEXE UNTERM BETT

Selbst im Schulalter kann es immer wieder Zeiten geben, in denen das Kind irgendwann nachts unters Elternduvet kriecht. Schelten Sie das Kind nicht für die nächtliche Störung, sondern zeigen Sie ihm, dass Sie für es da sind. Wahrscheinlich sucht es Ihre Nähe, weil etwas es ängstigt, zum Beispiel ein Alptraum, die Dunkelheit oder eine Hexe unterm Bett. Vielleicht macht ihm auch eine neue Lebenssituation zu schaffen – ein Umzug, Probleme in der Schule, die Trennung der Eltern oder Mobbing unter Kindern.

Manche Eltern streicheln das schlaftrunkene Kind kurz und begleiten es dann zurück ins Kinderzimmer. Andere nehmen es, wenn Not am kleinen Mann, an der kleinen Frau ist, zwischen sich auf oder betten das Kind auf eine Matratze neben ihrem Bett.

KINDER NACH DER UHR KONDITIONIEREN?

Selbständig einzuschlafen lernen die einen Kinder früher, die anderen später. Wenn das tägliche Zubettgeh-Ritual Stunden in Anspruch nimmt oder die Nächte sehr unruhig sind, kann das die Eltern über die Massen belasten. Dann ist manchmal eine Umstellung der Familiengewohnheiten nötig. Einige Eltern schwören auf Schlaflernprogramme: Dabei wird das Kind abends wach ins Bettchen gelegt, und die Eltern lassen es dann allein. Weint es, wird es – mit Blick auf die Uhr – zunächst zum Beispiel drei Minuten lang in seinem Bettchen allein gelassen, bevor die Eltern zu ihm kommen, um es kurz zu trösten. Später warten die Eltern fünf, zehn Minuten oder je nach Programmvariante sogar länger. Nach etwa einer Woche ist das Kind meist konditioniert und weint nicht mehr oder nur kurz.

Trotz dieses frappanten Erfolgs ist das kontrollierte Weinenlassen umstritten, denn seelische Folgen beim Kind sind nicht auszuschliessen, und das Programm ist für die Eltern oft genauso hart wie für das Kind selbst. Viele Kinderärzte empfehlen heute, ein Schlaflernprogramm nur dann anzuwenden, wenn der Leidensdruck der Eltern gross ist und sich keine andere Lösung finden lässt. Eltern sollten zudem beim Kinderarzt abklären lassen, ob sich hinter dem «Schlafproblem» nicht eine seelische oder körperliche Ursache verbirgt: Vielleicht weint das Kind, weil es Ohrenschmerzen hat, die ja oft erst im Liegen auftauchen? Oder weil sich die Eltern so viel streiten?

Tauschen Sie sich mit anderen Eltern aus, fragen Sie die Kinderärztin, Mütterberaterin usw. Vielleicht machen Sie lieber ein gezieltes «Motivationsprogramm» und belohnen Ihr Kind jeweils, wenn es gut einschläft? Oder Sie bieten ihm an, die Zimmertür offen zu lassen oder kurz bei ihm reinzuschauen usw. So lernt Ihr Kind, selbständig einzuschlafen, ohne sich dabei allein gelassen zu fühlen.

→ Siehe auch Schlafstörungen (Seite 259), Angst (Seite 247).

2.8 Massagen

Massagen helfen Ihrem Kind, ruhig zu werden. Sie wirken aber auch anregend: Über die Berührung der Haut entwickelt das Kind ein Bewusstsein für seinen Körper. Regelmässige Streicheleinheiten haben ferner einen positiven Einfluss auf die geistige und körperliche Entwicklung, so haben Studien gezeigt. Indem Sie Ihr Kind massieren, stimulieren Sie ausserdem die Durchblutung der Haut, sein Herz und seinen Kreislauf sowie Atmung und Verdauung. Massagen können schliesslich dazu beitragen, den Schlaf Ihres Kindes zu verbessern – und beim Baby kann eine Massage des Bäuchleins Blähungen und Koliken lindern.

Streicheln verbindet

Ebenso wichtig sind aber das gemeinsame Erleben und der innige, liebevolle Kontakt zwischen Ihnen und Ihrem Kind. Beim Massieren Ihres Babys verstärkt sich die Bindung zwischen Ihnen. Sie lernen die Signale Ihres Kindes besser kennen und finden vielleicht einen ganz neuen Zugang zu ihm. Und das Kind lernt nicht nur seinen Körper besser kennen, sondern auch seine Gefühle und Bedürfnisse – und es verbessert seine Fähigkeit, Ihnen diese mitzuteilen.

Der sinnliche Kontakt zwischen Ihnen und Ihrem Kind, der sich durch die Massage entwickelt, muss sich nicht auf die Babyzeit beschränken: Er lässt sich auch später, wenn das Kind im Kleinkind- oder Schulalter ist, weiterführen – oder auch erst dann neu entdecken.

So geniesst Ihr Kind die Massage

Beim Massieren können Sie sich von konkreten Anleitungen aus Büchern oder einem Babymassagekurs inspirieren lassen – oder auch von Ihrem Gefühl. Sie können kreisende Bewegungen machen, streichende oder auch solche übers Kreuz, zum Beispiel von der linken Schulter über den Bauch das rechte Bein hinunter und von der rechten Schulter bis zum linken Fuss.

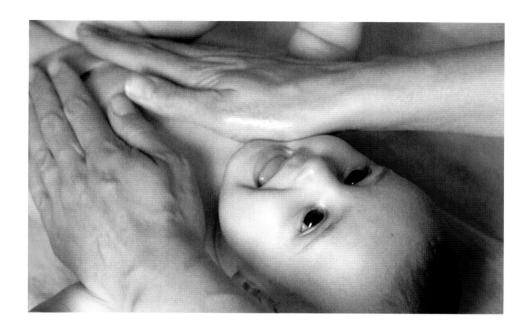

Viel falsch machen können Sie nicht. Einzig drei Regeln sollten Sie beachten: Sparen Sie die Wirbelsäule des Kindes aus, massieren Sie seinen Bauch im Uhrzeigersinn, und achten Sie darauf, immer beide Körperhälften zu berücksichtigen.

So wird die Massage für Ihr Kind zum Genuss:

> Massieren Sie Ihr Kind oder Baby nur, wenn es ihm angenehm ist (Massagegriffe, Dauer der Massage richten sich nach dem Kind).

> Vor jeder Massage sollten Sie das Kind um Erlaubnis fragen. Bei kleinen Kindern achten Sie auf die Körpersignale: Dreht es sich zur Seite, löst es den Blickkontakt mit Ihnen oder reagiert es nicht auf Ihre Berührungen, möchte es wahrscheinlich nicht massiert werden – zum Beispiel weil es müde oder hungrig ist.

> Sorgen Sie für eine ungestörte, ruhige Atmosphäre und für eine warme Umgebungstemperatur. Sie selbst sollten entspannt sein und warme Hände haben.

> Massageöl sparsam verwenden und zuerst in Ihren Händen anwärmen. Es eignen sich geruchsneutrale Öle (Oliven-, Mandel- oder Sonnenblumenöl) oder, wenn die Massage wärmen soll, Johanniskraut-, Schlehdornblüten- oder Malvenöl.

> Beginnen Sie mit kleinen Massagesequenzen, vielleicht nur mit einem einzelnen Massagegriff, zum Beispiel an Händchen oder Füsschen.

> Berühren Sie das Kind mit der ganzen Hand und mit sanftem, gefühlvollem Druck.

Bauchmassage

> Das Kind liegt auf dem Rücken. Legen Sie beide Hände auf seinen Bauch. Streichen Sie rasch hintereinander mit der linken und der rechten Hand über den Bauch des Kindes: in einer grossen Kreisbewegung, beim rechten Unterbauch beginnend dem Darmverlauf entlang nach oben bis zu den Rippen und dann wieder hinunter bis zum linken Unterbauch. Also im Uhrzeigersinn, wenn das Baby vor Ihnen auf dem Rücken liegt.

> Variante: Die grosse Kreisbewegung im Uhrzeigersinn kann auch mit einer Hand und in kleinen kreisförmigen Bewegungen ausgeführt werden.

> Noch eine Idee für die Bauchmassage: Streichen Sie vom Bauchnabel sanft mit beiden Daumen zu den Seiten hin.

Arm-/Beinmassage

> Beim Baby gehts zum Beispiel so: Umfassen Sie mit einer Hand Oberschenkel oder Oberarm und gleiten Sie mit der anderen Hand langsam hinunter bis zum Fuss (bis zur Hand). Lassen Sie erst los, wenn Ihre zweite Hand wieder den Oberschenkel oder Oberarm umschliesst und abermals

hinunterstreicht usw. Dann Bein respektive Arm wechseln.

Fussmassage

> Fahren Sie mit beiden Daumen abwechslungsweise auf dem Fussrücken von den Zehen bis zum Fussgelenk.

> Das Fussgelenk massieren Sie mit kleinen, kreisförmigen Bewegungen rund um das Gelenk. Zum Beispiel vom inneren Fussknöchel vornerum zum äusseren Fussknöchel und hinten wieder zurück zum inneren Fussknöchel.

> Massieren Sie die Zehen einzeln nacheinander, vom grossen bis zum kleinsten – am meisten Spass macht das mit einem Finger- respektive Zehenvers.

> Drücken Sie mit der ganzen Länge Ihres Zeigefingers zweimal in die Kuhle auf der Fusssohle, wo die Zehen beginnen. Dann streicht Ihr Finger mit sanftem Druck die Fusssohle hinunter. Dazu können Sie ein lustiges Geräusch machen, zum Beispiel «Wick wick wiu!».

Info

> Leboyer, Frédérick: Sanfte Hände. Die traditionelle Kunst der indischen Baby-Massage. Kösel, München 2007

> **http://iaim.ch/babymassage**
Schweizerischer Verband für Babymassage

3. Was fehlt meinem Baby?

Hier erfahren Sie, wie Sie Ihr Baby bei typischen Beschwerden des ersten Lebensjahres mit sanfter Naturmedizin unterstützen.

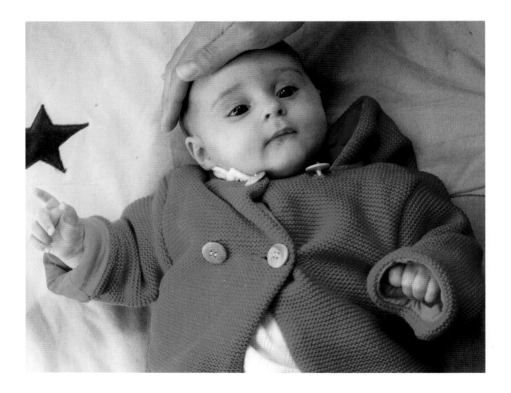

3.1 Wann mit dem Baby zum Arzt?

Kinderärzte Schweiz, der Berufsverband der praktizierenden Fachärztinnen und Fachärzte für Kinder- und Jugendmedizin in der Schweiz, empfiehlt:
Ist Ihr Kind in den ersten zwölf Lebensmonaten krank, lohnt sich ein Anruf in der Arztpraxis, in der man Sie und Ihr Kind kennt. Schildern Sie dem Kinder- oder Hausarzt die Symptome Ihres Babys.

Ärztlichen Rat einholen sollten Sie insbesondere, wenn das Baby

> Fieber hat (ab ungefähr 38,5 Grad);
> plötzlich nicht mehr trinken oder essen mag und dazu Durchfall hat oder erbricht;
> anhaltend weint und nicht zu trösten ist;
> teilnahmslos wirkt;
> hartnäckig hustet oder angestrengt atmet.

Bei Babys sollten Fieber, Erbrechen und Durchfall vorsichtshalber immer medizinisch abgeklärt werden. Denn Babys Körper trocknet bei Flüssigkeitsmangel rasch aus, was gefährliche Folgen haben kann. Deshalb ist es auch wichtig, zu reagieren, wenn Ihr Baby nicht richtig trinkt. (Fieber siehe Seite 210, Austrocknung Seite 307.)
Im Zweifel gilt: Lieber einmal zu viel zur Kinderärztin als einmal zu wenig!

Die Ambulanz 144 rufen sollten Sie, wenn das Baby

> bewusstlos ist (Erste Hilfe Seite 312);
> einen Krampfanfall hat (Fieberkrampf Seite 212);
> apathisch ist und nicht mehr wie gewöhnlich reagiert;
> etwas verschluckt hat und unstillbar hustet (Seite 324);
> hustet und sich dabei blau verfärbt oder keucht;
> verletzt ist oder sich verbrannt hat.

Bei **Vergiftungen** wählen Sie die Tox-Notfall-Nummer 145 (mehr dazu auf Seite 323).

Erste Hilfe siehe Seite 312.

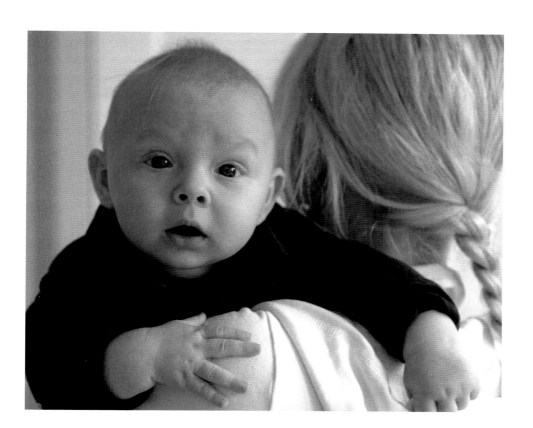

3.2 Babys Beschwerden von A–Z

Bronchiolitis

Die Bronchiolitis ist eine Sonderform von Bronchitis, von der nur Säuglinge betroffen sind. Die Krankheit ist ein medizinischer Notfall, der einen Spitalaufenthalt nötig machen kann.

Symptome

Typisch sind zunächst Schnupfen, leichter Husten oder Heiserkeit, eventuell Fieber; dann eine schnelle, schwere Atmung, eventuell Atemgeräusche. Zudem trinken die betroffenen Babys sehr schlecht und drohen auszutrocknen. Bei einem Säugling mit Bronchiolitis können Sie eventuell auch «Einziehungen» sehen: Die Haut zwischen den Rippen und um die Schlüsselbeinknochen sinkt mit jedem Atemzug ein. Oder die Babys beginnen zu «nasenflügeln»: Aufgrund von Atemnot heben und senken sich die Nasenflügel in rascher Folge.

Hintergrund

Die allerfeinsten Luftröhrenverästelungen der Lunge, die Bronchiolen, sind von Krankheitserregern befallen, entzünden sich und können zuschwellen. Meist ist der Erreger ein sogenanntes RS-Virus (Respiratorisches Synzytial-Virus).

SO HELFEN SIE IHREM BABY

Mehr Flüssigkeit

Babys, die wenig trinken, droht relativ rasch eine Austrocknung des Körpers (siehe auch Seite 307). Stillen Sie Ihr Kind öfter oder bieten Sie ihm immer wieder kleine Mengen zu trinken an. Geeignete Getränke sind: Wasser, nicht zu starker Lindenblüten-, Fenchel-, Holunderblüten- oder Schlehdornblütentee oder eine Glukose-Elektrolyt-Lösung. Trinkt Ihr Kind Flaschenmilch, sollten Sie die tägliche Milchmenge beibehalten und dem Kind *zusätzlich* Tee, Wasser oder Milch geben.

Mehr Feuchtigkeit

Sorgen Sie für ausreichende Luftfeuchtig-keit (ideal sind 40 bis 50 Prozent relative Luftfeuchtigkeit): Überheizen Sie Babys Zimmer nicht, die Schlaftemperatur sollte maximal 18 Grad betragen. Benutzen Sie bei trockener Raumluft einen Luft-befeuchter oder hängen Sie als Behelf feuchte Tücher im Zimmer auf.

Vorbeugung für empfindliche Babys

Babys, die zu Atemwegsinfektionen neigen, sollten wenn möglich keinen Kontakt haben mit hustenden oder verschnupften Erwachsenen. Oder diese sollten sich zuvor die Hände waschen. Auch Spielzeug sollte vor der Weitergabe gereinigt werden. Babys Umgebung sollte zudem rauchfrei sein und die Wohnung regelmässig gelüftet werden.

ZUM ARZT, WENN ...

> Verdacht auf Bronchiolitis besteht.
> das Baby nicht trinken mag oder Fieber hat.

DIE AMBULANZ 144 RUFEN, WENN ...

> das Baby Atemnot hat.
> das Baby heftige Hustenanfälle mit Erbrechen oder Atemaussetzern hat (Keuchhusten-Verdacht).

→ Siehe auch Husten (*Für das Baby*, Seite 173) und Fieber (*Für das Baby*, Seite 213).

Dreimonatskoliken

Wenn ein Säugling unter drei Monaten häu-fig weint oder schreit und man dahinter Bauchschmerzen vermutet, wird dies im Volksmund als Dreimonatskolik bezeichnet. Manche Kinder weinen insbesondere nach den Milchmahlzeiten, andere abends zu ih-ren «Schreistunden». Dahinter steckt meist eine Anpassungsstörung.

Symptome

Die Koliken beginnen oft im Alter von zwei, drei Wochen, mit einem Höhepunkt um die fünfte Woche herum. Manche Babys haben dabei bis zu 20 Minuten lang oder auch we-sentlich länger dauernde Schreikrisen. Zu-weilen ziehen die Säuglinge ihre Beinchen an oder strampeln. Nach drei Monaten ist der Spuk meist vorüber.

Hintergrund

Eventuell haben die Babys Schmerzen we-gen Blähungen, weil sie zu hastig trinken und dabei Luft schlucken. Oder aufgrund ei-nes Bewegungsmangels. Es könnte auch eine Unreife des Verdauungssystems mit einer noch ungenügenden Aktivität von Verdau-ungsenzymen dahinterstecken. Diese be-wirkt, dass die Muttermilch oder die Säug-lingsnahrung nicht gut vertragen wird. Trotzdem: Hören Sie nicht auf zu stillen, auch bei Dreimonatskoliken ist Muttermilch die allerbeste Säuglingsnahrung!
Neuerdings gehen Fachleute denn auch eher davon aus, dass eine Art Überreizung – oder

das Schreien selbst – dazu führt, dass sich Babys Bäuchlein verkrampft. Schliesslich sind die ersten drei Lebensmonate für das Neugeborene eine schwierige Phase, in der es zahlreiche neue Sinneseindrücke verarbeiten und viel lernen muss. Ausserdem müssen viele Körperfunktionen dem Wechsel von Tag und Nacht angepasst werden: Babys Körper muss den 24-Stunden-Rhythmus (den sogenannten zirkadianen Rhythmus) von Puls, Blutdruck, Körpertemperatur, Hormonen erst ausbilden. Auch soll das Baby lernen, sich selbst zu beruhigen, um sich nicht ausgeliefert vorzukommen. Zum Beispiel, indem es ein Fingerchen in den Mund nimmt oder mit den Händen spielt. Selten ist eine Milchunverträglichkeit oder eine Magen-Darm-Erkrankung Ursache der Koliken.

ÄUSSERLICH

Melissenbad

Wenn es dem Baby angenehm ist, kann ihm ein warmes Bad helfen, sich zu entspannen. Als Badezusatz eignet sich ein Melissentee: 1 EL Melissenblätter mit kochend heissem Wasser übergiessen, 10 Minuten ziehen lassen, abgiessen und dem Wasser in der Babybadewanne beigeben. Temperatur wie üblich mit dem Badethermometer kontrollieren (37 Grad).

Bauchmassage

Massieren Sie den Bauch des Babys. Als Massageöl eignen sich käufliche Öle, die aus Pflanzenölen (Olivenöl, Mandelöl) sowie einem kleinen Anteil ätherischen Melissen-, Fenchel- oder Kümmelöls bestehen. Das Massageöl sanft «einstreicheln». Was Sie bei der Bauchmassage beachten sollten, lesen Sie auf Seite 106.

INNERLICH

Kümmel, Fenchel, Anis

Tee aus einem dieser Kräuter oder einer Mischung davon hat sich bei Blähungen bewährt. Setzen Sie ½ TL Kümmel-, Fenchel- oder Anis-«Samen» mit 2,5 dl kaltem Wasser auf, kurz aufkochen, 5 Minuten ziehen lassen, absieben und löffelweise vor den Milchmahlzeiten verabreichen. Wenn Sie die Flasche geben: Milchpulver mit dem Tee zubereiten, damit der Verdauungstrakt nicht mit zu viel Flüssigkeit belastet wird.

Ringelblume oder Goldmelisse

Auch ein Tee aus einer dieser Heilpflanzen kann die Koliken mildern. Auf 2,5 dl kochendes Wasser kommt 1 TL getrocknete Blüten, Tee 3–10 Minuten ziehen lassen.

Aus der homöopathischen Kinderapotheke (Seite 351):

Chamomilla (Echte Kamille) D6

Wenn das Kind gereizt wirkt, herumge-
tragen werden will und eventuell zahnt.

Belladonna (Tollkirsche) D12

Bei wie aus heiterem Himmel einsetzenden, blitzartigen Schmerzen. Das Kind
hat ein hochrotes Gesicht. Es biegt den
Oberkörper nach hinten und kann nicht
beruhigt werden.

Weiteres Mittel:

Colocynthis (Koloquinte) D6

Das Kind krümmt sich vor Schmerzen
und zieht die Beinchen an. Es wirkt
ärgerlich und hat wässrigen Durchfall.

Chamomilla-Tropfen

Wässrige Lösung mit Kamille und
vegetabilem Kupfer. Wirkt krampflösend,
beruhigend, entstauend und durchwärmend. Anwendung: nach Bedarf vor den
Mahlzeiten 3 Tropfen vermischt mit etwas
Muttermilch mit dem Teelöffel eingeben.

Kümmel-Zäpfchen

Entkrampft das Bäuchlein, beugt Blähungen vor und wärmt.

Anwendung: bei Bedarf 1–2 Zäpfchen
täglich.

→ Näheres zur anthroposophischen
Medizin siehe Seite 88.

Eberraute unterstützt Magen- und
Darmfunktionen.
Schöllkraut wirkt krampflösend, unter-
stützt die Leber.
Fenchel durchwärmt den Verdauungs-
trakt sanft und hilft gegen Blähungen.

→ Näheres zur Spagyrik siehe Seite 92.

Einen Rhythmus finden

Hellwache Kinder, die von Anfang an
schwer in den Schlaf finden und tagsüber
nur mehrmals kurz schlafen, sind besonders oft von Dreimonatskoliken betroffen.
Sie sind abends nicht umso müder,
sondern – es ist paradox – finden erneut
nicht in den Schlaf, weil sie überreizt sind.
Abhilfe schafft ein fester Tagesablauf
mit regelmässigen, nicht zu häufigen
Mahlzeiten und regelmässigem Schlaf, mit
wohltuenden kleinen Ritualen (Lieder
vorsingen, baden, Bilderbuchstunde).
Laut Forschungen am Kinderspital Zürich
von 2012 ist es wichtig, dass das Baby
tagsüber nicht im Dunkeln, sondern bei
offenen Vorhängen schläft. Nachts

hingegen soll das Zimmer dunkel sein. So fällt Säuglingen die Adaptation an den Tag-Nacht-Rhythmus leichter. Und sie quengeln weniger.

Wenn Ihr Baby sonst nicht zu erholsamem Tiefschlaf kommt: Vielleicht gewöhnen Sie sich an einen Spaziergang zu einer festen Stunde, bei dem Ihr Kind im Kinderwagen oder Tragetuch schlafen kann. Solche Eckpunkte im Tagesablauf geben Sicherheit. Sie sollten sie aber nicht einfach stur nach Schema F einführen, sondern sich dabei nach den Bedürfnissen des Kindes richten – achten Sie bewusst darauf, welcher Rhythmus Ihrem Kind gut tut. Probieren Sie aber nicht ständig neue Beruhigungsstrategien aus, sondern konzentrieren Sie sich auf wenige gleichbleibende Rituale.

Getragen werden

Gesunde Säuglinge schreien, wenn sie hungrig oder müde sind, die Windeln voll haben, sich irgendwie unwohl fühlen, wenn sie Ihre Stimme hören oder Ihre Nähe spüren möchten. Falls Sie keinen Grund für Babys Weinen finden können: Tragen Sie es eng am Körper, trösten sie es, streicheln Sie seinen Bauch, sprechen Sie mit ihm, auch wenn es schreit. Vielleicht hilft auch ein Nuggi oder einer Ihrer Finger, damit das Baby daran saugen kann. Manchen Babys behagt es am meisten, in der Fliegerposition herum-

getragen zu werden: Das Baby ruht dabei bäuchlings auf Ihrem Unterarm, die Erwachsenenhand fasst zwischen den Beinchen hindurch. Achten Sie darauf, dass das Köpflein gut abgestützt ist.

Versuchen Sie, ganz ruhig zu bleiben, wenn Ihr Kind schreit, denn Stress überträgt sich auf das Kind.

Manchmal hilft ein sanfter Lagewechsel, lästige Darmgase loszuwerden: Halten Sie das Baby vor sich mit einem Arm und setzen Sie es auf Ihre andere Hand. Drehen Sie nun langsam Babys Becken zuerst nach rechts, und halten Sie das Kind so für einige Minuten, anschliessend drehen Sie das Becken nach links und halten es so für einige Minuten.

Trinktechnik überprüfen

Wird der Säugling ungünstig an die Brust angesetzt oder hat die Flasche ein zu grosses Saugerloch, kann dies dazu führen, dass das Baby Luft schluckt und Blähungen bekommt. Beim Stillen ist es wichtig, dass das Baby nicht nur an der Brustwarzenspitze nuckelt, sondern den ganzen Warzenhof in den Mund nimmt. Zum Schoppentrinken sollte Ihr Kind nicht flach auf dem Rücken liegen, sondern mit erhöhtem Oberkörper. Es kann Sinn machen, dem Säugling Brust oder Flasche öfter zu geben und ihn nur jeweils eine kleinere Menge Milch trinken zu lassen.

Bitten Sie gegebenenfalls Hebamme, Mütterberaterin oder Stillberaterin um Überprüfung Ihres Vorgehens beim Stillen respektive beim Schoppengeben.

Keine Zwiebeln für Mama

Manche Mütterberaterinnen empfehlen stillenden Müttern, nicht zu viel blähendes Gemüse zu verzehren (Kohl, Zwiebeln). Denn was die Mutter bläht, kann auch das Kind blähen. Reduzieren Sie auf Ihrem Speisezettel ausserdem Gemüsesorten, die lange aufstossen (Gurke, Peperoni) und eventuell Milchprodukte.

Keine Schuldgefühle

Vielleicht hilft es Ihnen, sich zu vergegenwärtigen, dass es dem Baby mit dem Weinen nicht unbedingt schlechter geht: Sie wissen sicher aus eigener Erfahrung, dass es guttut, seinen Tränen freien Lauf zu lassen. Echte Tränen fliessen allerdings bei Babys noch nicht. Sie als Eltern machen auch nicht unbedingt etwas falsch, wenn Ihr Kind viel weint. Um sicher zu sein, dass keine Krankheit dahintersteckt, sollten Sie sich vorsichtshalber mit der Mütterberaterin oder der Kinderärztin beraten. Erschöpfte Eltern sollten sich ablösen und unterstützen lassen – bevor sie die Nerven verlieren.

Wichtig: Ein Baby darf nie geschüttelt werden, denn es besteht die Gefahr von lebensgefährlichen Hirnverletzungen!

ZUM ARZT, WENN ...

> Ihr Baby länger oder lauter als gewöhnlich schreit.
> es ständig weint oder es ihm immer wieder unwohl ist.
> es nicht gut trinkt, öfters erbricht, Fieber oder Verstopfung hat, apathisch wirkt oder andere Symptome hinzukommen.
> Sie glauben, dass Ihr Baby starke Bauchschmerzen hat und es eventuell erbricht, einen gespannten Bauch hat und nichts mehr trinken mag. Oder wenn der Stuhl blutig ist (Verdacht: Darmverschluss).
> die Situation Sie als Eltern stark belastet.

INFO

Links

> **www.elternnotruf.ch**
Elternnotruf Tel. 0848 35 45 55
24 Stunden Hilfe und Beratung
> **www.muetterberatung.ch**
Schweizerischer Verband der Mütterberaterinnen SVM
> **www.schreibabyhilfe.ch**
Verein Schreibabyhilfe, mit Telefondienst, Forum, Adressen von Beratungsstellen

Bücher

> Barth, Renate: Was mein Baby mir sagen will. Hilfen für Schreibabys –

das Erfolgsprogramm. Beltz, Weinheim 2008

> Rankl, Christine: So beruhige ich mein Baby. Tipps aus der Schreiambulanz. Patmos, Ostfildern 2005

→ Siehe auch Schlafstörungen (*Für das Baby*, Seite 262), Schlafen lernen (Seite 102) und Blähungen (*Für das Baby*, Seite 266).

Gelbsucht

Jedes zweite Baby hat in den ersten Lebenstagen eine mehr oder weniger gelbliche Hautfarbe. Nur ausgeprägte und lang anhaltende Formen des sogenannten Neugeborenen-Ikterus werden als krankhaft angesehen und müssen – meist noch in der Geburtsklinik – mit einer speziellen Blaulichttherapie behandelt werden.

Symptome

Die Haut der betroffenen Säuglinge mitsamt den Augen ist gelblich. Eventuell ist das Baby schläfrig und hat keinen Appetit. Oft klingt die Neugeborenen-Gelbsucht nach einer Woche wieder ab. Bei Brustkindern kann es auch vier oder sechs Wochen dauern.

Hintergrund

Die Gelbsucht ist ein Problem der Anpassung an das Leben ausserhalb des Mutterleibs: Nach der Abnabelung muss das Neugeborene das in seinem Blut enthaltene (gelbe) Bilirubin – ein Abbauprodukt des in den roten Blutkörperchen enthaltenen Hämoglobins – selbst «entsorgen». Zuvor hat die Leber der Mutter diese Aufgabe erfüllt. Babys Leber arbeitet aber noch nicht effizient genug, und das Bilirubin verteilt sich im Körper, unter anderem in der Haut und im Auge. Bei älteren Babys, die bereits Beikost erhalten: Ist die Haut gelblich verfärbt, nicht aber das Weisse der Augen, so kommt dies vom natürlichen Farbstoff der Rüebli im Brei, dem Karotin – ein häufiges und harmloses Phänomen.

ÄUSSERLICH

Leberwickel mit Schafgarbentee
Kochen Sie Schafgarbentee (1 TL Pflanzenteile mit 2,5 dl kochendem Wasser übergiessen, 10 Minuten ziehen lassen, absieben und etwas abkühlen lassen). Bereiten Sie dann einen warmen Wickel zu wie auf Seite 72 beschrieben, und legen Sie das warme, feuchte Tuch vom Nabel her auf den rechten Bauch und den Rücken. Legen Sie eine zweite, wärmende Stofflage auf – diesmal rund um den Bauch –, und belassen Sie den Wickel für eine halbe Stunde. Vorsicht: Temperatur des Wickels vor dem Anlegen gut prüfen!

Johanniskrautöl

Auch mit dem leuchtend roten Johanniskrautöl (in der Apotheke erhältlich; Rezept
zum Selberherstellen Seite 82) können
Sie einen warmen Leberwickel herrichten:
Wickeltuch in das auf dem Herd leicht
erwärmte Öl tauchen, auswringen und
auflegen, zweites (langes) Wickeltuch rund
um den Bauch wickeln, Wickel eine halbe
Stunde einwirken lassen. Temperatur des
Wickels vor dem Anlegen gut prüfen!
Weitere Tipps zu Wickeln ab Seite 68.

Babymassage

Massieren Sie Ihr Baby sanft am ganzen
Körper, sofern es dies mag. Fangen Sie mit
den Händchen und den Armen oder mit
Füsschen und Beinen an (siehe auch Seite
104). Als Massageöl eignen sich Mandel-
und Olivenöl oder ein Pflanzenöl mit
10%igem Rosenölanteil. Das belebt und
wärmt das Baby durch. Auch Johanniskrautöl ist ein vorzügliches Masssageöl bei
Gelbsucht des Babys: Es macht die Haut
empfindlicher für Licht und kann so
vermutlich den Bilirubinabbau beim Baby
verbessern helfen. Allerdings: Nach der
Massage mit Johanniskrautöl Babys Haut
nicht der direkten Sonne aussetzen
(Verbrennungsgefahr).

INNERLICH

Lebertee für Mama

Wenn Sie stillen, können Sie Leber- oder
Gallentee trinken, um die entsprechenden
Funktionen beim Baby indirekt zu
unterstützen. Es eignet sich etwa Arti-
schockenblättertee oder Tee aus Löwen-
zahnblättern oder -wurzeln. Auch
eine vorübergehende Leberschonkost
(wenig Fette, wenig tierische Eiweisse,
keine Tomaten) kann möglicherweise
etwas bringen.

SO HELFEN SIE IHREM BABY

Helligkeit heilt

Lassen Sie Licht ins Zimmer, legen Sie das
Baby nackt ans (geschlossene) Fenster –
sofern es so nicht friert, gehen Sie mit ihm
spazieren, denn das Sonnenlicht hilft
Babys Körper, das Bilirubin umzuwandeln,
damit es ausgeschieden werden kann.
Achten Sie aber darauf, dass Ihr Kind
keiner direkten Sonnenbestrahlung
ausgesetzt ist und dass es nicht überhitzt!

Babys Darm ankurbeln

Geben Sie Ihrem Kind möglichst häufig
die Brust, so wird Ihre Milchproduktion
optimal angekurbelt – und beim Baby die
Verdauung. Das ist wichtig, damit von
Babys Leber bereits in den Darm ausge-
schiedenes Bilirubin schnell aus dem
Körper hinaustransportiert werden kann.
Sie können dem Baby auch zusätzlich
Wasser oder Fencheltee zu trinken geben.

Was sonst noch hilft

Achten Sie darauf, dass Ihr Säugling nicht
auskühlt. Für einen warmen Kopf kann ein

Baumwollmützchen sorgen (aber nicht zum Schlafen!, siehe Seite 125).

Kein unnötiges Baden und Waschen, Wickelplatz eventuell mit Wärmflasche vorwärmen oder Wärmelampe über dem Wickeltisch installieren. Wichtig: Kühle Händchen und Füsschen sind bei Neugeborenen normal. Fühlt sich der Nacken warm an, hat das Baby warm genug.

ZUM ARZT, WENN ...

- > die Gelbsucht nach Ansicht der Hebamme oder der Mütterberaterin behandelt werden sollte.
- > eine schwach ausgeprägte Gelbsucht länger als 14 Tage dauert.
- > das Kind nur wenig trinkt und den Hunger immer wieder «überschläft» (siehe auch Seite 306, «Trinken ist wichtig»).

Hautprobleme beim Neugeborenen

Hautveränderungen in den ersten vier Lebenswochen sind äusserst häufig und meist kein Grund zur Beunruhigung.

Symptome
> Bei der sogenannten **Neugeborenenakne** treten auf den Wangen und am Hals des Babys kleine Pickel auf. Verursacht werden diese durch die Hormonumstellung, denn der Einfluss der mütterlichen Hormone, die noch im Blut des Kindes enthalten sind, lässt langsam nach. Die Neugeborenenakne kann bis zu zwei Monate bestehen bleiben, vor allem bei gestillten Kindern.
> Um die Nase und am Kinn bilden sich oft kleine weisse, mit Talg gefüllte Pickelchen, sogenannte **Milien**.
> Häufig ist auch eine **Hautschuppung**, bei der die durch das Fruchtwasser aufgeweichte oberste Hautschicht austrocknet und abfällt.
> Das sogenannte **toxische Erythem** von Neugeborenen ist ein fleckiger Ausschlag an Ärmchen, Beinchen, Bauch oder Rücken mit roten Flächen und manchmal gelblichen Papeln darauf. Der Ausschlag ist wahrscheinlich auf Anpassungsprobleme der Haut beim Wechsel vom feuchten Milieu in der Gebärmutter zum trockeneren Klima «draussen» zurückzuführen.

Hintergrund
Neugeborenenakne, schuppige Haut, das toxische Erythem und Milien verschwinden meist von selbst. Es ist in der Regel keine Behandlung nötig.

Geduld bringt Segen!

Belassen Sie die Haut des Babys einfach. Sie regeneriert sich von allein am besten. Sie brauchen nicht mit Cremen oder Salben nachzuhelfen. Und: Keinesfalls Pickel ausdrücken oder Hautschuppen abkratzen oder abschälen! Erlaubt sind Bäder mit Ringelblumen-, Malven- oder Stiefmütterchentee (1 EL Pflanzenteile mit kochendem Wasser übergiessen, 10 Minuten ziehen lassen, absieben und dem Badewasser beigeben), maximal einmal in der Woche. Eventuell eine Mischung aus Muttermilch und Sonnenblumen- oder Mandelöl ins Badewasser geben (Rezept siehe Neurodermitis, Seite 155).

Haut auf Haut

Das Kind braucht jetzt Ihre körperliche Nähe: Nicht nur, um eine Bindung zu Ihnen aufzubauen und sich wohlzufühlen, sondern häufiger Körperkontakt zwischen Mutter und Kind hilft auch mit, dass sich auf der Haut des Kindes schützende, «gute» Bakterien ansiedeln. Wenn Sie also Ihre natürliche Hautflora Ihrem Baby «vererben», so kann es besser mit verschiedenen Krankheitserregern fertigwerden.

Was sonst noch hilft

Benützen Sie bei Ihrem Baby keine Seifen oder Shampoos. Das Baby soll auch keine Wolle direkt am Körper tragen, da sonst die Haut gereizt werden könnte – besser ist Seide oder glatte Baumwolle.

> die Haut Ihres Kindes sich entzündet oder gelbe Eiterkrusten sichtbar sind.
> Sie eine flächige Schuppung auf geröteter Haut wahrnehmen.

→ Siehe auch «Babyhaut: zart und empfindlich», Seite 240).

Milchschorf (Säuglingsekzem)

Ihren Namen hat diese Hauterscheinung von der Ähnlichkeit mit Flecken übergekochter Milch auf der Herdplatte. Milchschorf, auch Gneis oder Säuglingsekzem genannt, ist meist auf das Säuglings- und Kleinkindalter beschränkt.

Symptome

Die behaarte Kopfhaut ist gelblich krustig. Zuweilen gibt es auch schuppende, gelbliche Stellen hinter den Ohren oder in Hautfalten.

Hintergrund

Milchschorf tritt entweder bei Veranlagung zu fettiger Haut auf oder er ist möglicherweise ein erstes Zeichen von Neurodermitis (siehe Seite 150). Mit einer Milchallergie hat der Milchschorf nichts zu tun.

Sie dürfen versuchen, den Milchschorf auf der Kopfhaut sanft abzulösen (siehe unten).

ÄUSSERLICH

Oliven-, Mandel- oder Ringelblumenöl

Ölen Sie die Kopfhaut zwei Stunden vor dem Haarewaschen mit Oliven- oder Mandelöl ein. In Drogerie oder Apotheke erhältliches Ringelblumenöl eignet sich ebenfalls. So weichen Sie den Schorf auf, und er lässt sich anschliessend beim Kämmen teilweise (sanft und vorsichtig!) entfernen. Maximal ein Mal wöchentlich einölen. Ringelblumenöl können Sie auch selber machen: Rezept siehe Seite 82. (Ab 6 Monaten.)

Borretsch- oder Nachtkerzenöl

Besonders bei Verdacht auf Neurodermitis können Sie den Schorf auch mit (relativ teurem) Borretsch- oder Nachtkerzenöl aufweichen. Die Öle gibt es in Form von Kapseln in der Apotheke oder Drogerie zu kaufen. Schneiden Sie pro Anwendung jeweils eine oder zwei Ölkapseln auf, ölen Sie die Kopfhaut ein. Nach dem Einwirken Haare waschen und die Schuppen sanft mit einer Babybürste entfernen – nicht kratzen! (Ab 6 Monaten.)

Stiefmütterchentee

Tupfen Sie zweimal wöchentlich zimmerwarmen Tee auf die betroffenen Stellen: 1 TL Kraut mit 2,5 dl kochendem Wasser übergiessen, 10 Minuten ziehen lassen, absieben, abkühlen lassen. (Ab 6 Monaten.)

SO HELFEN SIE IHREM BABY

Kopfmassage

Mit einer sehr weichen Bürste oder auch von Hand dürfen Sie die Kopfhaut des Babys mehrmals täglich massieren.

ZUM ARZT, WENN ...

> die betroffenen Hautstellen gerötet sind, jucken oder nässen.
> sich eine Hautrötung auf dem Körper ausbreitet.

Nabelpflege

Nach der Geburt trocknet der Nabelstumpf ein und löst sich nach einigen Tagen – manchmal Wochen – von allein ab. Je dicker die Nabelschnur, desto länger dauert dieser Vorgang.

Hintergrund

Ab und zu kommt es zu leichten Entzündungen, die sich meist von alleine wieder legen.

Der Nabelstumpf kann sich röten, manchmal auch leicht bluten. Nach dem Abfallen ist der Grund des Nabels eventuell noch ein paar Tage lang klebrig oder krustig, auch das ist normal.

Bildet sich im Nabel ein nässendes Knötchen, ein Nabelgranulom, wird der Kinderarzt oder die Hebamme es äusserlich mit Silbernitrat behandeln.

Wenn sich der Bauch um den Nabel herum rötet, sollten Sie mit dem Baby zum Arzt, um eine eitrige Nabelentzündung auszuschliessen. Diese muss eventuell mit Antibiotika behandelt werden.

ÄUSSERLICH

Sanfte Pflege

Es kann bis zu drei Wochen dauern, bis der Nabelstumpf abfällt. Versuchen Sie nicht, ihn abzunehmen. Damit der Nabel schön verheilt, sollten Sie ihn trocken halten: Lassen Sie Luft an Babys Bauch, indem Sie es oft nackt strampeln lassen. Die Windel sollte unter dem Bauchnabel abschliessen, damit er nicht im feuchtwarmen Klima der Windel zu liegen kommt, wo sich Krankheitskeime stark vermehren. Ist der Nabel noch feucht, sollten Sie ihn bei jedem Wickeln mit einem Wattestäbchen reinigen, das Sie zuvor in 70%igen Alkohol tauchen. Dies schmerzt das Kind nicht. Auch Baden ist erlaubt.

Hamamelis und Ringelblume

Um den Nabel bis zum Abfallen des Nabelstumpfes und danach zu pflegen, können Sie ihn mit verdünnter Hamamelis- oder Ringelblumentinktur auswaschen (1 EL Tinktur auf 2,5 dl abgekochtes Wasser), maximal ein Mal täglich.

ZUM ARZT, WENN ...

> sich Hautstellen um den Nabel herum röten oder violett aussehen.
> sich der Nabel eitrig entzündet.
> Sie schmierige, schlecht riechende Absonderungen bemerken.
> sich Flüssigkeit aus dem Nabel entleert.
> sich Knötchen oder Vorwölbungen am Nabel bilden.

Spucken

Die meisten wenige Monate alten Säuglinge spucken nach den Mahlzeiten hin und wieder eine kleine Menge Milch oder Brei aus. Auf Schweizerdeutsch wird das Spucken auch «Gütsche» oder «Chötzle» genannt.

Symptome

Dem Baby läuft nach einer Mahlzeit oder auch erst Stunden später eine kleine Menge Nahrung wieder aus dem Mund heraus, respektive es spuckt sie aus. Bis zum Alter von 12 Monaten legt sich das Spucken meist von selbst.

Hintergrund

Solange das Baby nur ein oder zwei Mundvoll ausspuckt und es sonst keine Anzeichen von Unwohlsein zeigt, gut gedeiht und ausreichend zunimmt, ist das Spucken meist harmlos.

Bei häufigem schwallartigem Erbrechen – im hohen Bogen – kann es aber sein, dass der Muskel um den Magenausgang, der Magenpförtner, sich verkrampft und deshalb der Magenausgang eingeengt wird (Pyrolus-Stenose). Diese Störung beginnt wenige Wochen nach der Geburt und muss von der Ärztin behandelt werden.

Auch die sogenannte Refluxkrankheit muss der Arzt behandeln: Bei dieser Krankheit fliesst immer wieder Mageninhalt zurück in die Speiseröhre, und es kann sich mit der Zeit eine Entzündung der Speiseröhre entwickeln, Geschwüre können sich bilden, und es kann zu einer Blutarmut kommen. Erste Anzeichen für die Refluxkrankheit: Das Baby weint beim Trinken, verweigert das Trinken und überstreckt eventuell auch den Oberkörper nach hinten. Eine mögliche Ursache der Refluxkrankheit ist ein ungenügender Verschluss zwischen Magen und Speiseröhre.

ÄUSSERLICH

Heilkräuteröle sanft einstreicheln

Wenn es dem Baby angenehm ist: Massieren Sie das Bäuchlein mit einem fertig erhältlichen Massageöl aus Pflanzenölen (Olivenöl, Mandelöl) und einem kleinen Anteil ätherischen Melissen- oder Kümmelöls. Das Öl sanft «einstreicheln». Massagetechnik siehe Seite 104.

INNERLICH

Goldmelissen-, Melissen- oder Pfefferminztee

Bieten Sie dem Baby vor den Mahlzeiten jeweils mehrere Kaffeelöffel Tee an.
1 TL Pflanzenteile mit 2,5 dl kochendem Wasser übergiessen und 3–10 Minuten ziehen lassen. Sie können den Tee auch in eine leere Spritze ohne Nadel aufziehen und ihn so langsam in Babys Mund träufeln.

SO HELFEN SIE IHREM BABY

Weniger, dafür öfter trinken oder essen

Oft hilft es bereits, die Trinkmengen beim Stillen oder Schoppen respektive die Breimengen zu reduzieren und das Baby dafür öfter zu füttern.

Kopf hoch!

Das Bäuerchen nicht vergessen! Halten Sie das Baby nach dem Trinken etwa 20 Minuten aufrecht mit erhobenem Kopf, so kann es gut aufstossen, und der Speisebrei hat Zeit, nach unten zu wandern. Manche Hebammen empfehlen,

Plötzlicher Säuglingstod

Manchmal stirbt ein gesundes Baby vollkommen unerwartet im Schlaf. Solch ein Todesfall wird plötzlicher Säuglingstod (englisch SID, für *sudden infant death*) genannt. Der plötzliche Säuglingstod ist selten, bedeutet aber für die betroffenen Familien unsagbares Leid. In den meisten Fällen betrifft es Kinder im ersten Lebensjahr. Die Gründe sind nicht ausreichend geklärt. Folgende Umstände spielen mit: Eine Störung der Hirnreifung bewirkt, dass der Körper des Babys in kritischen Situationen nicht adäquat reagiert. So wacht das Baby etwa bei Sauerstoffmangel nicht automatisch auf. Ausserdem sind teilweise äussere Umstände wie Infektionen, eine Überwärmung oder schlechte Luft (Passivrauch) schuld.

So treffen Sie Vorsichtsmassnahmen:

> Das Baby sollte in Rückenlage schlafen.
> Die Schlafzimmertemperatur sollte 16 bis 18 Grad betragen. Raum vor dem Zubettbringen gut lüften.
> Rauchen Sie nicht in der Schwangerschaft. Und setzen Sie Ihr Baby keinem Passivrauch aus.
> Wählen Sie Decken und Pyjama so, dass das Baby nicht schwitzt.
> Achten Sie darauf, dass es nicht unter die Bettdecke geraten kann (am besten: Schlafsack statt Bettdecke).
> Kein Kopfkissen, kein Mützchen, kein Fell, keine Wärmflasche ins Bett geben.
> Spuckt Ihr Baby häufig (siehe Seite 123), sollten Sie das Oberteil des Bettes leicht erhöhen (Kissen oder Ähnliches unter die Matratze schieben).
> Stillen Sie das Kind möglichst vier bis sechs Monate lang ausschliesslich.
> Das Baby sollte im ersten Jahr möglichst im Elternschlafzimmer schlafen – in einem eigenen Bettchen. Die Matratze darf nicht zu weich sein.
> Sie dürfen dem Kind zum Schlafen einen Nuggi anbieten.

Info: www.sids.ch Elternvereinigung SIDS Schweiz

den Kopfteil des Babybettes zu erhöhen, indem man zum Beispiel ein flaches Kissen unter die Matratze legt, damit beim Schlafen keine Nahrung zurückschwappt. Ob dies tatsächlich etwas bringt, ist umstritten. Keinesfalls sollten Sie das Kind auf den Bauch oder in die Seitenlage legen, denn in dieser Schlafposition ist das Risiko für den plötzlichen Kindstod erhöht (siehe oben).

Lockere Windeln

Wickeln Sie das Baby lieber locker als straff: Eng anliegende Windeln können auf den Magen drücken und den Reflux verstärken. Beim Wickeln: Babys Beine nicht hochheben, sondern das Kind zur Seite drehen.

ZUM ARZT, WENN ...

> ein Säugling schwallartig oder immer wieder grössere Mengen erbricht.

> das Baby beim Trinken weint oder es ihm dabei unwohl ist, wenn Husten, Fieber oder Apathie hinzukommen.

> das Baby häufig den Oberkörper überstreckt.

> Sie bräunliche Blutfäden im Erbrochenen entdecken.

> das Baby nicht gut trinkt oder nicht ausreichend an Gewicht zunimmt.

→ Siehe auch Erbrechen (*Für das Baby*, Seite 274).

Windeldermatitis, Mundsoor

Die Windeldermatitis (auch Windelekzem genannt) ist eine Hautentzündung, die dort vorkommt, wo feuchte Windeln zu lange auf der Haut liegen. Manchmal ist der Windelbereich auch mit dem Hefepilz Candida albicans befallen, dann spricht man von Windelsoor. Bevor sich der Pilz dort ausbreitet, hat er oft auch den Mund befallen (Mundsoor).

Symptome

Bei einer Windeldermatitis ist die Haut am Popo und um die Geschlechtsteile rot und wund. Bei Soor weist der Wundrand typischerweise Schüppchen auf, oder an den Rändern der Rötung streuen Pusteln in die Umgebung (Satellitenpusteln). Soorinfektionen am Gesäss tauchen oft nach einer Besiedelung der Mundhöhle auf – die Pilze wandern dabei vom Mund durch den Darm bis zum After. Soor im Mund erkennen Sie an weisslichen Belägen am Gaumen und an der Wangenschleimhaut.

Hintergrund

Urin und Stuhl können die zarte Haut des Kinderpopos angreifen, und die angegriffene Haut kann dann von Bakterien oder Soor (einem Pilz) besiedelt werden.

ÄUSSERLICH

Pflege für das wunde «Fudi»

Beim Wickeln den Po unbedingt mit Wasser oder besser mit Wasser und mit in Öl getränkten Tüchern reinigen. Tupfen Sie nach dem Baden die geröteten Stellen sanft trocken. Anschliessend cremen

Sie die Haut mit dünn aufgetragener zinkoxidhaltiger Creme oder Ringelblumencreme. Puder ist nicht geeignet. Lassen Sie die Windeln auch mal weg und das Kind «plütteln».

Sitzbad

Reagieren Sie gleich bei der ersten Rötung des Popos: Baden Sie das Gesäss mit Ringelblumen-, Salbeiblätter- oder Stiefmütterchenkrauttee als Zusatz. 1 EL Kraut mit kochendem Wasser übergiessen, wie auf der Verpackung angegeben ziehen lassen und dem Badewasser beigeben, Wassertemperatur kontrollieren (37 Grad). Sie können auch zwei Tassen Bio-Schwarztee ins Badewasser geben. Alternative: Den Popo des Kindes mit Tee der Heilkräuter abtupfen (Dosierung: 1 TL Pflanzenteile auf 2,5 dl Wasser).

Mundsoor

Eine Pilzinfektion im Mund Ihres Säuglings können Sie mehrmals täglich mit Ringelblumentee oder verdünnter Ringelblumentinktur betupfen. Tee: 1 TL Pflanzenteile mit 2,5 dl kochendem Wasser übergiessen, 10 Minuten ziehen lassen. Tinktur verdünnen: 3–5 Tropfen auf 1 dl Wasser. Vergessen Sie nicht, Nuggis und Schoppenflaschen gut auszukochen.

Brustwarzen mitbehandeln

Wenn Sie Ihr Baby stillen, müssen Sie Ihre Brustwarzen vorbeugend mitbehandeln.

Fragen Sie die Mütterberaterin oder die Kinderärztin nach geeigneten Massnahmen.

HOMÖOPATHIE

Aus der homöopathischen Kinderapotheke (Seite 351):

Mercurius solubilis (Quecksilber) D12

Wenn die betroffene Haut am Gesäss eitrig entzündet und die Mundschleimhaut geschwollen ist. Das Kind hat Mundgeruch und leidet unter wundmachendem Stuhl.

Weiteres Mittel:

Borax D6

Der Mund des Babys ist sehr heiss, die Mundschleimhaut wirkt wie verbrannt.

ANTHROPOSOPHISCHE MEDIZIN

In der anthroposophischen Medizin wird für die Pflege des Popos auch **Rosmarinsalbe** verwendet.

→ Näheres zur anthroposophischen Medizin siehe Seite 88.

SPAGYRIK

Salbei hilft bei Entzündungen der Mundschleimhaut.

Propolis wirkt antimikrobiell (gegen Viren, Pilze, Bakterien) und unterstützt das Immunsystem.

Knolliger Hahnenfuss hemmt Bakterien und Pilze, stillt den Juckreiz.

→ Näheres zur Spagyrik siehe Seite 92.

SO HELFEN SIE IHREM BABY

Luft an den Popo!

Wickeln Sie Ihr Kind häufig, nach dem Stuhlgang möglichst rasch, und verwenden Sie atmungsaktive Windeln. Lassen Sie es möglichst nach Lust und Laune «plütteln».

Kein Parfüm

Verwenden Sie keine parfümierten Fertigfeuchttücher, um den Popo zu reinigen, sondern (reissfeste) Wegwerftücher, die Sie mit Wasser anfeuchten.

Auf Süsses verzichten

Bei Auftauchen von Windel- oder Mundsoor kann sich der Versuch lohnen, dem Baby eine Zeit lang keinen Bananenbrei (und auch sonst nichts Süsses) zu verfüttern. Stillende Mütter sollten auch auf Süsses verzichten. So wird der Candida-Pilz quasi «ausgehungert». Allerdings: Eine zuckerfreie Diät für Säuglinge ist gar nicht möglich, denn auch Muttermilch und Kuhmilch enthalten Milchzucker.

Mehr Hygiene

Nuggi und Schoppenflasche sollten Sie jetzt unbedingt täglich auskochen. Hat Ihr Baby Soor, nehmen Sie (oder auch Geschwister) Nuggi oder Löffel des Babys nicht in den Mund.

ZUM ARZT, WENN ...

> das Windelekzem (respektive der Mundsoor) nach zwei Tagen Selbstbehandlung nicht abklingt.

> die Entzündung das Kind stark schmerzt oder beeinträchtigt.

Zahnen

Die ersten Milchzähnchen brechen meist zwischen dem vierten und zwölften Monat durch. Mit 24 Monaten ist das Zahnen in der Regel abgeschlossen. Bei manchen Kindern läuft alles ganz schmerzlos ab, andere leiden stark und durchleben eine Zeit, in der sie gereizt sind.

Symptome

Das Hochstossen der Zähne durch den Knochen (insbesondere durch die Knochenhaut) kann zu schmerzhaften Schwellungen am Zahnfleisch führen – noch bevor ein neues Zähnchen sichtbar ist. In der Folge können sich auch rote «Zahnungsbäckchen» zeigen. Manche Babys sind in dieser Zeit quengelig und weinen oft, sie speicheln besonders viel und mögen nicht recht trinken oder essen. Oder sie nehmen häufig Fingerchen oder Fäustchen in den Mund. Andere bekommen mit jedem neuen Zahn Durchfall und einen wunden Popo.

ÄUSSERLICH

Etwas zum Kauen anbieten

Geben Sie dem Baby (ab dem 6. Lebensmonat) etwas Festes zu kauen: einen gedörrten Apfel- oder Birnenschnitz oder ein Stück Fenchel – am besten direkt aus dem Kühlschrank, so kühlen die «Kauwerkzeuge» optimal. Auch ein nasskalter Waschlappen behagt manchen Kindern (öfters am Tag auswechseln!).

Kirschholz oder Veilchenwurzel

Ein Kirschholz-Beissring oder eine Veilchenwurzel (aus der Apotheke) eignen sich gut, um darauf herumzubeissen. Bei der Veilchenwurzel handelt es sich nicht um die Wurzel des Veilchens, sondern um ein Stück des Wurzelstocks der Schwertlilie. Beim Kauen werden entzündungshemmende und zusammenziehende Stoffe freigesetzt.

Salbei oder Kamille

Betupfen Sie das Zahnfleisch mit kaltem Salbeiblätter-, Ringelblumenblüten- oder Kamillenblütentee (1 TL Pflanzenteile mit 2,5 dl kochendem Wasser übergiessen, 10 Minuten ziehen lassen).

Zahnöl

Geben Sie einen Tropfen eines käuflichen Zahnöls für Säuglinge, das unter anderem aus Johanniskraut- und Ringelblumenöl besteht, auf die Wange des Kindes, und massieren Sie das schmerzende Zahnfleisch quasi von aussen. Alternativ können Sie auch reines Ringelblumen- oder Johanniskrautöl benutzen (gekauft oder selbst hergestellt, siehe Seite 82).

HOMÖOPATHIE

Aus der homöopathischen Kinderapotheke (Seite 351):

Chamomilla (Echte Kamille) D12

Wenn das Kind ständig kaut und sich in den Mund greift, Bauchkrämpfe hat, gereizt und launisch scheint, nicht weiss, was es will.

Aconitum (Blauer Eisenhut) D12

Das Kind beginnt plötzlich zu fiebern, wirkt ängstlich und unruhig.

Belladonna (Tollkirsche) D12

Bei plötzlichem Fieber. Das Zahnfleisch ist hochrot, geschwollen und berührungsempfindlich. Das Kind wirkt aggressiv, spuckt und schlägt um sich.

Pulsatilla (Küchenschelle) D6

Das Kind ist weinerlich, «klebt» an der Mutter, will getröstet und getragen werden.

→ Näheres zur Homöopathie
siehe Seite 84.

ANTHROPOSOPHISCHE MEDIZIN

Chamomilla-Zäpfchen

Wirkt krampflösend, entspannend und
fieberregulierend, fördert den Schlaf.
Anwendung: bei Bedarf 1–2 Zäpfchen
täglich.

Belladonna-Chamomilla-Globuli

Tipp von Elfi Seiler, St. Peter-Apotheke
Zürich: das beste Kügeli bei Zahnungsbeschwerden! Das Kombinationsmittel mit
homöopathisierten Bestandteilen löst
Krämpfe und wirkt beruhigend. Besonders
geeignet, wenn das Zahnen mit Magen-
Darm-Krämpfen einhergeht. Abends
verabreichen. Dosierung siehe Homöopathie, Seite 87.

→ Näheres zur anthroposophischen
Medizin siehe Seite 88.

SPAGYRIK

Storchenschnabel wirkt schmerzstillend
bei Zahnungsschmerzen.
Kamille hilft gegen Entzündungen, löst
Krämpfe und wirkt beruhigend auf das
Baby.

→ Näheres zur Spagyrik siehe Seite 92.

SO HELFEN SIE IHREM BABY

Zuwendung heilt

Ein quengeliges, missmutiges Baby
braucht eine doppelte Portion Geduld von
Seiten der Erwachsenen. Achten Sie auch
darauf, dass Ihr Kind sich öfter am Tag
erholen kann und nicht ständig Reizen
ausgesetzt ist.

Nicht zu warm

Vermeiden Sie zu warme Schoppenge-
tränke oder Breie, da dies die Schmerzen
verstärken kann.

Beruhigendes Fussbad

Kinder, denen das Zahnen Beschwerden
bereitet, kann ein warmes Fussbad
besänftigen – und natürlich auch ein
gewöhnliches warmes Wannenbad.
Beachten Sie die Hinweise ab Seite 61.

Bernsteinkette

Dem Schmuck wird eine lindernde
Wirkung bei Zahnungsschmerzen
zugeschrieben. Ziehen Sie aber wegen
der Erstickungsgefahr dem Baby
lieber keine Halskette, sondern eine
fürs Handgelenk an.

ZUM ARZT, WENN ...

> Ihr Baby ständig weint und «unleidig» ist.
> die Situation Sie als Eltern belastet.

→ Zur Kariesvorbeugung von Babys Zähnchen: Siehe «Gesunde Zähne» (Seite 38).

4. Was fehlt meinem Kind?

Viele Eltern wollen ihre Kinder in kranken Tagen sanft
unterstützen. Sie wissen aber oft nicht, wie. Dieses Kapitel
hilft Ihnen, zu entscheiden, in welchen Situationen Sie
Ihr Kind selbst behandeln dürfen – und welche Mittel sich
hierfür eignen.

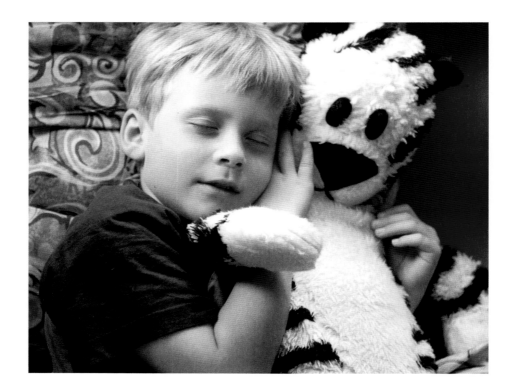

4.1 Wann mit dem Kind zum Arzt?

Kinderärzte Schweiz, der Berufsverband der praktizierenden Fachärztinnen und Fachärzte für Kinder- und Jugendmedizin in der Schweiz, empfiehlt:
Zögern Sie nicht, den Arzt zu konsultieren, wenn Sie befürchten, Ihr Kind könnte eine schwere Krankheit haben.

Ärztlichen Rat einholen sollten Sie insbesondere, wenn das Kind
> fiebert und weitere Krankheitssymptome zeigt wie Antriebslosigkeit, Atemnot, Nackensteifigkeit oder einen Hautausschlag.
> anhaltende Schmerzen hat.
> mehrmals erbricht oder anhaltenden Durchfall hat und dabei zu wenig trinkt.

Im Zweifel gilt: lieber einmal zu viel zum Kinderarzt als einmal zu wenig! Oder rufen Sie bei der Kinderärztin an und beschreiben Sie die Symptome Ihres Kindes.

Die Ambulanz 144 rufen sollten Sie, wenn das Kind
> bewusstlos ist (Erste Hilfe, Seite 312);
> einen Krampfanfall hat (Fieberkrampf, Seite 212);
> etwas verschluckt hat und unstillbar hustet (Seite 324);
> Atemnot hat;
> Fieber, Kopfweh und eine Nackensteifigkeit hat;
> an einer Allergie leidet und plötzlich eine Hautrötung mit Juckreiz und Atemnot auftritt;
> sich stark verletzt hat (Seite 329);
> sich schwer verbrannt hat (Seite 322).

Bei **Vergiftungen** rufen Sie die Tox-Notfall-Nummer 145 (siehe Seite 323).

Siehe auch Erste Hilfe (Seite 312), Fieber (Seite 210) und «Wann mit dem Baby zum Arzt?» (Seite 110).

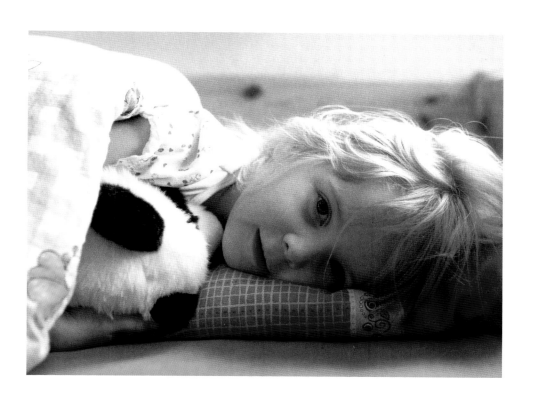

4.2 Allergien

Hinweis

Die Therapievorschläge in den Kapiteln
4, 5 und 6 gelten – wenn nichts ande-
res erwähnt ist – für Kinder von 2 bis 12
Jahren. Ausnahme: Tipps unter der
Rubrik *Für das Baby*.
Bei schweren oder chronischen Krank-
heiten verstehen sich die beschriebenen
Therapien als Begleitmassnahmen, die
Sie mit der Ärztin absprechen sollten.

Hausstaubmilben-Allergie

Fünf bis acht Prozent der Kinder in der
Schweiz sind von einer Allergie auf Hausstaub betroffen. Sie reagieren allergisch auf
mikroskopisch kleine Milben, die im Hausstaub und im Bett vorkommen.

Symptome

Die Allergie zeigt sich an ganzjährigem Na-
senjucken, Schnupfen, Niesattacken, Ekze-
men der Haut, Bindehautentzündungen der
Augen (Seite 178) sowie Asthma (Seite 162).
Die Beschwerden sind morgens nach dem
Aufwachen besonders stark, ebenso beim
Staubwischen oder Staubsaugen und in der
kalten Jahreszeit, wenn geheizt wird.

Hintergrund

Die Milben leben auf Textilien, im Bett und
im häuslichen Staub. Sie ernähren sich unter
anderem von menschlichen Hautschüppchen. Hausstaubmilben – genauer: ihr Kot
und zu Staub zerfallene Reste von toten Milben – sind ein Inhalationsallergen. Der Stoff,
auf den das Kind reagiert, gelangt also via
Atemwege in den Körper. Die Allergie
kommt bei erblicher Veranlagung eher vor.
Die Symptome können durch Stress verstärkt werden.

ÄUSSERLICH

Die Nase spülen
Die Dusche für die Nase ist angesagt!
Benetzen Sie die Nase des Kindes öfters

mit Salzwasser-Nasensprays oder mit einem Spritzer aus der Salzwasser-Einzelampulle. (Tipps und Rezept zum Selbstherstellen der isotonischen Kochsalzlösung siehe Seite 59.)

Die Augen spülen …

Um die Reizung in den Augen zu lindern, können Sie die Augen des Kindes öfters mit klarem, abgekochtem Wasser oder mit isotonischer Kochsalzlösung (siehe Seite 59) spülen.

… oder kühlen

Legen Sie dem Kind einige Minuten lang nasskalte (nicht eiskalte) Wattebäusche auf die Augenlider, das lindert die Entzündung. Die Bäusche können Sie auch in frisch aufgebrühtem und abgekühltem Augentrosttee (1 TL Pflanzenteile auf 2,5 dl Wasser) tränken und dann ausgedrückt auf die Augenlider legen. Noch einfacher: Legen Sie zwei ausgedrückte Schwarztee-Beutel (Bio-Qualität) auf.

INNERLICH

Nachtkerze, Borretsch

Die regelmässige Einnahme von Nachtkerzen- oder Borretschöl kann allergische Erkrankungen dämpfen. Verantwortlich für den Effekt scheinen mehrfach ungesättigte Fettsäuren, vor allem Gamma-Linolensäuren. Sie können Öl oder Kapseln kaufen. Die Anwendung sollte während zwei, drei Monaten erfolgen. Kinder müssen die

Kapseln nicht schlucken: Schneiden Sie einfach die Spitze der Kapsel mit einer Schere auf und geben Sie das Öl ins Essen oder lassen Sie Ihr Kind die Kapsel aussaugen (altersabgestufte Dosierung nach Beratung in Drogerie/Apotheke).

Schwarzkümmelöl

Das Gewürz unterdrückt die Aktivität entzündungsauslösender Substanzen. Es wird mit Erfolg vorbeugend und heilend bei allergischem Schnupfen angewendet. Schwarzkümmelöl wird aus den kleinen schwarzen Samen des Schwarzkümmels gewonnen. Sie erhalten Schwarzkümmel in Form von reinem Öl oder Kapseln (Kapseln für Kinder aufschneiden, siehe oben unter Nachtkerze, Borretsch). Dosierung altersgemäss nach Empfehlung des Apothekers/der Drogistin.
Tipp: Sie können Schwarzkümmelsamen auch als Gewürz verwenden. Es ist unter anderem in türkischen Lebensmittelgeschäften zu finden (Cörek otu).

Sauerkraut und Joghurt

Möglicherweise bewirken «liebe» Bakterien in Sauerkraut oder probiotisch wirkende Milchprodukte (Seite 37) einen gewissen Schutz vor Allergien.

Magnesium und Vitamin C

Der Mineralstoff und das Vitamin können eventuell helfen, den Allergie-Botenstoff Histamin in Schach zu halten. Näheres unter Heuschnupfen (Seite 143).

Aus der homöopathischen Kinderapotheke (Seite 351):

Apis (Honigbiene) D12
Bei plötzlicher Wasseransammlung
im Körper, hellroter Schwellung
der Haut.

Arsenicum album (Weisses Arsen) D12
Wenn das Kind asthmaähnliche
Atemschwierigkeiten hat, ängstlich
und unruhig ist.

Weiteres Mittel:

Euphrasia (Augentrost) D6
Bei Fliessschnupfen, häufigem
Niesen und wenn es das Kind in den
Augen juckt.

Berberis-Quarz-Globuli
Das Komplexmittel wirkt abschwellend,
beruhigend und stärkend auf die Schleimhäute. Mit Berberitze und Bergkristall
in homöopathischer Form. Dosierung und
Anwendungstipps siehe Homöopathie
(Seite 86).

→ Näheres zur anthroposophischen
   Medizin siehe Seite 88.

Weg mit den Staubfängern!
Reinigen Sie Böden und Oberflächen von
Möbeln regelmässig feucht mit anti-
statischen Tüchern, damit sich kein Staub
ansammelt, oder staubsaugen Sie am
besten mehrmals wöchentlich mit einem
Sauger mit Feinstaubfilter – allerdings
nur dann, wenn Ihr Kind gerade nicht im
Haus ist.
Entfernen Sie nach Möglichkeit alle nicht
dringend benötigten Textilien aus der
Wohnung: Teppiche, Vorhänge, Felle,
Tischtücher, Sofakissen und Polstermöbel
mit Stoffbezug. Legen Sie die Plüschtiere Ihres Kindes jeden Monat für zwei
Tage ins Gefrierfach des Kühlschranks
und waschen Sie sie anschliessend bei
60 Grad. Lassen Sie Ihr Kind nur ein,
zwei ausgewählte Schmusetiere mit ins
Bett nehmen.
Bewahren Sie die Kleider Ihrer Sprösslinge
nicht im Kinderzimmer auf. Lassen Sie
das Kind abends sein Pyjama im Badezimmer anziehen, und lassen Sie es sich
am Morgen auch dort ankleiden.

Das Bett
Wählen Sie Bettdecken und Kissen, die bei
60 Grad gewaschen werden dürfen.
Wechseln Sie die Bettwäsche jede Woche.
Packen Sie eventuell die Matratze und
das Bettzeug des Kindes mit speziellen

Überzügen für Allergiker (Encasings) ein, so können sich keine Milben darin einnisten. Darüber kommt dann die normale Bettwäsche. Bei Kindern mit Hausstaubmilben-Allergie und Asthmasymptomen beteiligen sich die Krankenkassen an den Kosten dieser Massnahme. Die Erkrankung muss allerdings durch einen Facharzt für Allergologie nachgewiesen werden.

Das Klima

Lüften Sie richtig: Öffnen Sie 2- bis 3-mal täglich die Fenster, um die Luft zu wechseln, damit diese nicht zu feucht wird. Lüften Sie auch das Bettzeug. Denn die Spinnentierchen im Hausstaub lieben es feucht und warm. Heizen Sie deshalb möglichst nicht zu stark (Schlafraum maximal 19 Grad), und kontrollieren Sie die Luftfeuchtigkeit mit einem Hygrometer: Das Maximum ist 50 Prozent relative Luftfeuchtigkeit. Rauchen Sie Ihrem allergiekranken Kind zuliebe nicht in der Wohnung.

Ferien ohne Milben

Machen Sie mit der Familie möglichst Ferien in den Bergen. Denn die mikroskopisch kleinen Achtbeiner leben nur unterhalb von 1200 Metern über Meer.

ZUM ARZT, WENN …

> Sie bei Ihrem Kind eine Hausstaubmilben-Allergie vermuten.

DIE AMBULANZ 144 RUFEN, WENN…

> Ihr Kind eine Allergie hat und Sie plötzlich eine Rötung am ganzen Körper bemerken, das Kind Atemnot hat oder bewusstlos wird.

Heuschnupfen

Etwa 15 Prozent der Kinder und Jugendlichen haben Heuschnupfen (Pollinose). Sie reagieren allergisch auf Pflanzenpollen in der Atemluft. Babys und Kleinkinder sind selten betroffen, meist tritt der Heuschnupfen ab dem Schulalter auf.

Symptome

Pollenallergiker leiden unter einem Kitzelgefühl in der Nase, dünnflüssigem Schnupfen, Niesen, geröteten Augen, Augenjucken, eventuell auch an Asthma-Anfällen (Seite 162) und vermehrten Infekten. Auch Symptome an der Haut oder im Mund oder Verdauungstrakt kommen vor (siehe auch Neurodermitis, Seite 150, Nahrungsmittel-Allergie, Seite 148).

Hintergrund

Verschiedene Pflanzen, die ihre Blütenpollen mit dem Wind verstreuen, machen betroffenen Kindern und Jugendlichen zu schaffen: Im Frühjahr Birke, Weide, Erle, Esche, Hasel und andere Bäume und Sträucher, im Sommer Gräser und Getreide, insbesondere Roggen, im Spätsommer und im Herbst

Kräuter wie Beifuss oder Ambrosia. Heuschnupfen kommt bei erblicher Veranlagung gehäuft vor. Stress und andere psychische Faktoren können die Symptome verstärken.

Für die Nase

Lassen Sie Ihr Kind regelmässig mit einem salzwasserhaltigen Nasenspray die Nase benetzen! Wie Sie solche Nasensprays selbst herstellen, lesen Sie auf Seite 61. Die Lösung hält die Schleimhaut feucht und lässt sie abschwellen, gleichzeitig reinigt sie die Nase effizient von Pollen. Ausserdem: Lassen Sie Ihr Kind viel trinken, das verflüssigt den Nasenschleim.

Für die Augen

Auch die Augenspülung beseitigt Pollen und lindert dabei gleichzeitig die Reizung. Spülen Sie die Augen des Kindes mit zimmerwarmem, klarem, abgekochtem Wasser oder mit isotonischer Kochsalzlösung (siehe Seite 59). Oder: Legen Sie einige Minuten lang nasse, kalte (nicht eiskalte) Kompressen auf die Augenlider, das lindert die Entzündung. Sie können etwa Wattebäusche in Augentrosttee tränken (für den Tee 1 TL Kraut mit 2,5 dl kochendem Wasser übergiessen) und die Wattebäusche dann etwas ausdrücken und auflegen. Oder zwei mit kochendem

Wasser übergossene Schwarzteebeutel (Bio-Qualität) verwenden – gänzlich abgekühlt, versteht sich!

Nachtkerze, Borretsch und Schwarzkümmel

Öle, die aus diesen Pflanzen gewonnen werden, erhalten Sie in Form von Ölfläschchen oder auch als Kapseln, die flüssiges Öl enthalten. Als Kur eingenommen, können die Öle allergische Erkrankungen mildern (siehe unter Hausstaubmilben-Allergie, Seite 138).

Sauerkraut und Joghurt

Weniger Heuschnupfen oder Asthma bekommen möglicherweise Kinder, die regelmässig Sauerkraut oder anderes milchgesäuertes Gemüse verzehren, wie es etwa anthroposophische Mediziner empfehlen oder wie es in Skandinavien üblich ist. Die Milchsäurebakterien im Gemüse scheinen das Immunsystem im Darm positiv zu beeinflussen, sodass man besser vor Allergien geschützt ist. Auch Joghurt mit probiotischen Keimen sollen Kinder vor Allergien schützen (zu probiotischen Keimen siehe auch Seite 37).

Honig

Mit Honig, am besten mit lokal produziertem, können Sie eine Art natürliche

Manchmal ist es Schimmel

Zu den Allergien, die saisonal auftreten und bei denen die Nase läuft, gehört auch die Schimmelpilzallergie: Die Symptome sind meist im Herbst am stärksten. Schimmelpilze kommen entweder in geschlossenen Räumen vor, in denen es staubig, feucht und dunkel ist. Oder in vermodernder Vegetation, zum Beispiel im Laub oder um den Kompostplatz.

Massnahmen bei Schimmelpilzallergie: mehrmals täglich stosslüften, insbesondere im Badezimmer, Luftfeuchtigkeit mit einem Hygrometer kontrollieren und unter 50 Prozent halten. Möbel in einem Abstand von vier Zentimetern an die Wand stellen. Keine Pflanzen im Kinderzimmer, keine Aquarien oder Terrarien in der Wohnung. Regelmässig staubsaugen oder staubwischen. Komposteimer auf dem Balkon lagern, den Kühlschrank öfters reinigen und angebrochene Lebensmittel im Kühlschrank gut einpacken. Stockflecken und Schimmelpilzbefall an Wänden oder Möbeln vom Fachmann sanieren lassen.

Hyposensibilisierungstherapie bei Ihrem Kind ausprobieren: Geben Sie ihm jeden Tag einen Teelöffel davon. Die Idee dahinter: Das Kind gewöhnt sich so an die im Honig enthaltenen Pollen.

Magnesium und Vitamin C

Der Mineralstoff Magnesium scheint die körpereigene Produktion des Allergie-Botenstoffes Histamin zu drosseln. Steigern Sie den Anteil magnesiumreicher Nahrungsmittel auf dem Speiseplan des Kindes. Also: Vollkornprodukte wie Haferflocken, Hirse, Vollreis, Trockenfrüchte (besser ungeschwefelte), Soja, Nüsse, Gemüse oder Fisch.

Auch Vitamin C kann eventuell dazu beitragen, allergische Reaktionen abzufedern, denn es bindet überschüssiges Histamin. Besonders viel Vitamin C ist enthalten in: schwarzen Johannisbeeren, rohen roten und grünen Peperoni, Kiwi, rohen Kohlrabi, Erdbeeren, rohem Rotkohl, Orangen und Zitronen (Reihenfolge gemäss absteigendem Gehalt).

HOMÖOPATHIE

Aus der homöopathischen Kinderapotheke (Seite 351):

Arsenicum album (Weisses Arsen) D12

Wenn das Kind asthmaähnliche Atemschwierigkeiten hat.

Weitere Mittel:

Allium cepa (Küchenzwiebel) D6

Bei Fliessschnupfen und wässriger, extrem scharfer Absonderung aus der Nase.

Euphrasia (Augentrost) D6

Bei häufigem Niesen, wenn es das Kind
in den Augen juckt und brennt und seine
Augen lichtempfindlich sind.

ANTHROPOSOPHISCHE MEDIZIN

Berberis-Quarz-Globuli

Komplexmittel mit Berberitze und Bergkristall in homöopathischer Form. Stärkt die
Nasenschleimhäute und wirkt abschwellend. Das Mittel kann vorbeugend gegen
Entzündungen der Nasennebenhöhlen
eingesetzt werden. Anwendungshinweise
siehe Homöopathie (Seite 86).

→ Näheres zur anthroposophischen
   Medizin siehe Seite 88.

SPAGYRIK

Meerträubchen wirkt antiallergisch,
Schleimhaut abschwellend und antiasthmatisch.
Augentrost lindert die Bindehautentzündung, wirkt abschwellend.

→ Näheres zur Spagyrik Seite 92.

SO HELFEN SIE IHREM KIND

Wann fliegt was?

Falls der Arzt, die Ärztin bereits festgestellt
hat, auf welche Pollen Ihr Kind reagiert:

Halten Sie sich über die aktuelle Pollen-
fluglage auf dem Laufenden (zum Beispiel via Tageszeitung oder Internet) und
gestalten Sie die Freizeit Ihres Kindes
entsprechend.

Frische Luft

Lüften Sie während der Blütezeit des
entsprechenden Allergens das Kinderzimmer und den Rest der Wohnung erst
am späten Abend und nicht bei Wind,
damit möglichst wenige Pollen ins Haus
gelangen. Oder: Bringen Sie ein Pollen-
schutzgitter am Fenster an. Verlegen
Sie – wenn möglich – die Spielplatzbesuche und andere Freizeitaktivitäten im
Freien aufs Regenwetter oder auf die
Zeit kurz nach dem Regen. Übrigens: Ein
Ort, wo Pollen rar sind, ist der Wald.

Ferien vom Allergen

Hat Ihr Kind die Nase voll vom ewigen
Heuschnupfen? Planen Sie Ihre Ferien
nach Möglichkeit so, dass sie in die
Hauptblütezeit «seiner» Pflanze zu liegen
kommen, und machen Sie Urlaub am
Meer, in der Wüste oder im Gebirge.

Was sonst noch hilft

Lassen Sie Ihr Kind Taschentücher nur
ein Mal verwenden, waschen Sie die
Bettwäsche und die Kleider des Kindes
regelmässig, trocknen Sie die Wäsche
während der Blütezeit des Allergens

nicht im Freien. Lassen Sie das Kind sich abends im Badezimmer entkleiden, und lassen Sie getragene Sachen nicht im Kinderzimmer liegen. Eventuell abends duschen und Haare waschen. Verzichten Sie auf blühende Topfpflanzen in der Wohnung. Wechseln Sie den Pollenfilter in Ihrem Auto im Frühjahr und im Herbst. Verwenden Sie einen Staubsauger mit Feinstaubfilter. Sorgen Sie für eine rauchfreie Umgebung – Tabakrauch reizt die Atemwege und kann insbesondere die Symptome der Allergie verschieben und den Übergang zu Asthma begünstigen.

ZUM ARZT, WENN ...

> Sie bei Ihrem Kind eine Pollenallergie vermuten.

DIE AMBULANZ 144 RUFEN, WENN...

> Ihr Kind eine Allergie hat und Sie plötzlich eine Rötung am ganzen Körper des Kindes bemerken, es Atemnot hat oder bewusstlos wird.

INFO

> **www.pollenundallergie.ch**
  Pollenprognose des Bundesamtes für Meteorologie und Klimatologie, Meteo-Schweiz, sowie zahlreiche Tipps und Infos von aha! Allergiezentrum Schweiz. Mit Online-Pollentagebuch, Apps zu Pollen, Allergie und Asthma und mehr.

Insektengift-Allergie

Bei den betroffenen Kindern führen Stiche von Bienen, Wespen, Hummeln oder Hornissen zu allergischen Reaktionen.

Symptome

Eine Insektengift-Allergie kann sich auf verschiedene Arten äussern: lokal um die Einstichstelle herum als Juckreiz, Rötung oder Schwellung der Haut. Oder als generalisierte allergische Reaktion (Ganzkörperwirkung), etwa mit Nesselfieber (mit Hautrötung, Jucken) oder einer Schwellung im Gesicht, mit Erbrechen und Durchfall, mit einem Asthma-Anfall. Manchmal kommt es gar zu einem Schockzustand mit Blutdruckabfall, Schwindel, Zittern, Angstgefühlen, Atemnot und Ohnmacht – man spricht dann von einer sogenannten Anaphylaxie.

Hintergrund

Die Substanzen, auf die ein betroffenes Kind allergisch reagiert, sind Eiweisse aus dem Insektengift. Insektengift-Allergien sind nicht erblich bedingt. Sie können sich in jedem Alter neu ausbilden.

ÄUSSERLICH

Tipps zur Behandlung der Einstichstelle siehe unter Insektenstiche (Seite 225).

HOMÖOPATHIE

Siehe Insektenstiche (Seite 225).

SO HELFEN SIE IHREM KIND

Stichen vorbeugen
Welche Vorsichtsmassnahmen helfen, damit Ihr Kind nicht von Bienen oder Wespen gestochen wird, lesen Sie unter Insektenstiche (Seite 226).

Nach dem Stich
Bienenstachel entfernen. Achten Sie dabei darauf, den Giftsack nicht auszudrücken! Notfallmedikamente einnehmen/einatmen lassen. Mit dem Kind einen Arzt aufsuchen – nach Einnahme der Notfallmedikamente lässt die allergische Reaktion nur zeitlich beschränkt nach!

ZUM ARZT, WENN ...

> Ihr Kind in der Vergangenheit einmal auf einen Insektenstich allergisch reagiert hat.
> Ihr Kind allergisch auf Insektengift ist und gerade von einer Biene, Wespe, Hummel oder Hornisse gestochen wurde. Geben Sie trotzdem zuerst die Notfallmedikamente!

DIE AMBULANZ 144 RUFEN, WENN...

> der Stich im Rachen sitzt – es besteht Lebensgefahr. In der Zwischenzeit: Das Kind Eiswürfel lutschen lassen, um die Schwellung zu lindern.

> nach einem Insektenstich Atemnot, eine Schwellung im Gesicht, Erbrechen, Angstgefühle oder Ohnmacht auftreten.

Kontaktallergie

Eine Kontaktallergie ist eine allergische Hauterkrankung mit Ekzemen, die durch direkten Hautkontakt mit einer bestimmten Substanz ausgelöst wird. Bei Kindern und Jugendlichen kommt vor allem die Nickelallergie vor.

Symptome
Die Haut an der betroffenen Stelle ist gerötet und geschwollen, sie kann auch Bläschen bilden, jucken und nässen. Bei längerem Kontakt mit dem Allergen verdickt sich die Haut und schuppt.

Hintergrund
Nickel kommt in Modeschmuck, in Jeansknöpfen, Brillengestellen, Schlüsseln, Reissverschlüssen und Ähnlichem vor. Weitere Verursacher von Kontaktekzemen sind: Chromat in Leder oder Zement, Putzmittel, verschiedenste Konservierungs-, Wirk- und Duftstoffe in Kosmetika (Deo, Haarfärbemittel, Parfüms, Cremen, Seifen etc.), Perubalsam, Farben (auch in Textilien), Lacke. Kinder mit Neurodermitis (siehe Seite 150) sind häufiger betroffen, da ihre Haut empfindli-

cher ist. Photoallergisches Kontaktekzem (Sonnenallergie) siehe Seite 157.

(Sonnenallergie) siehe Seite 157.

ÄUSSERLICH

Essigsaure Tonerde, Schwarztee

Als kalter Wickel kühlt und beruhigt essigsaure Tonerde die Haut (siehe Seite 71). Umschläge mit kaltem Schwarztee (Bio-Qualität) lindern den Juckreiz und wirken entzündungshemmend.

Pflanzliche Badezusätze

Baden Sie den betroffenen Körperteil in etwa 36 Grad warmem Wasser (z. B. Sitz- oder Armbad) mit folgenden Zusätzen: Tee aus Stiefmütterchenkraut, Zinnkraut (Ackerschachtelhalm) oder Eichenrinde. Das beschleunigt das Abheilen der Ekzeme.
Stiefmütterchenkraut und Zinnkraut können Sie als Tee mit 1 EL Pflanzenteilen zubereiten (10 Minuten ziehen lassen) und dem Badewasser beigeben. Auch Waschungen mit Kräutertee sind gut geeignet: 1 TL Pflanzenteile mit 2,5 dl kochendem Wasser übergiessen, absieben, abkühlen lassen.
Mehr zum Eichenrindebad siehe Seite 63.

Aloe-vera-Gel

Gel aus dem Dicksaft der stacheligen Pflanze, die zur Familie der Lilien gehört, lindert den Juckreiz und fettet nicht.

INNERLICH

Wenn der Schlaf gestört ist

Kontaktallergien können stark jucken. Tees aus folgenden Heilkräutern beruhigen: Orangenblüten, Lavendelblüten, Passionsblumenkraut, Melissenblätter (1 TL Pflanzenteile auf 2,5 dl kochendes Wasser, 3–10 Minuten ziehen lassen).

HOMÖOPATHIE

Aus der homöopathischen Kinderapotheke (Seite 351):

Apis (Honigbiene) D12

Wenn die Haut stark gerötet und geschwollen ist.

Weitere Mittel:

Sulfur (Schwefelblüte, Schwefel) D6

Bei trockener, schuppiger oder rissiger Haut, die eitert oder brennt.

Graphites (Graphit, Reissblei) D6

Bei klebrigen Absonderungen der Haut.

SPAGYRIK

Herzsame wirkt antiallergisch und lindert Juckreiz.
Brennnessel lindert allergische Hautausschläge und Juckreiz und wirkt ausleitend.

→ Näheres zur Spagyrik siehe Seite 92.

Hände weg vom Allergen!

Das A und O der Abheilung eines allergischen Kontaktekzems ist die Allergenkarenz: Entfernen Sie die Kleidungs- oder Schmuckstücke, die das Kind oder der Jugendliche nicht verträgt, und meiden Sie ähnliche Produkte. Reagieren Jugendliche allergisch auf bestimmte Kosmetika, sollten sie schonende, hypoallergene Produkte verwenden.

ZUM ARZT, WENN ...

> Ihr Kind Symptome einer Kontaktallergie aufweist.

DIE AMBULANZ 144 RUFEN, WENN...

> Ihr Kind plötzlich einen Hautausschlag hat und dabei Atemnot bekommt oder wenn die Lippen anschwellen.

INFO

www.service-allergie-suisse.ch
Produktliste mit dem Gütesiegel «Service Allergie Suisse». Die Produkte sind frei von den wichtigsten allergieauslösenden Stoffen.

Nahrungsmittel-Allergie

Nahrungsmittel-Allergien sind im Vergleich zu anderen Allergien selten. Allerdings hat etwa ein Drittel der Kinder, die an Neurodermitis leiden, auch eine Nahrungsmittel-Allergie. Kinder unter zwei Jahren sind besonders häufig betroffen. Säuglinge reagieren am häufigsten auf Kuhmilch und Hühnerei, ältere Kinder auf Nüsse, Sellerie, Rüebli, Sesam, Sojabohnen, Schalentiere, Fisch oder Fleisch, Senf, Erdbeeren, Äpfel, Kiwi, Zitrusfrüchte oder Getreide. Auch Konservierungsmittel oder Geschmacksverstärker können allergische Reaktionen auslösen.

Symptome
Eine Nahrungsmittel-Allergie kann sich auf verschiedene Arten äussern:
> Juckreiz oder Schwellung im Mund, Durchfall, Übelkeit, Erbrechen, Bauchschmerzen;
> Neurodermitis (Seite 150);
> Nesselfieber (mit Hautrötung, Jucken, Schwellung);
> Atemnot, Asthma-Anfall (Asthma siehe Seite 162);
> oder gar in einer allergischen Allgemeinreaktion, einer sogenannten Anaphylaxie.

Hintergrund
Bei einer Nahrungsmittel-Allergie reagiert das Immunsystem auf bestimmte in der Nahrung enthaltene Stoffe, meistens Eiweisse.

Allergie, Intoleranz oder Zöliakie?

Neben echten Nahrungsmittel-Allergien gibt es auch sogenannte Intoleranzen, also Unverträglichkeiten bei bestimmten Lebensmitteln. Bei einer Allergie treten meist innert Minuten oder innert weniger Stunden Symptome auf (zum Beispiel Brennen im Mund oder Durchfall). Bei einer Unverträglichkeit dauert es meist länger, und der Zusammenhang zwischen dem Lebensmittel und den Symptomen ist somit weniger offensichtlich. Unverträglichkeiten treten zudem oft erst auf, wenn das Kind das entsprechende Nahrungsmittel in grösseren Mengen konsumiert, während Allergiker unter Umständen auch auf Spuren von Allergenen reagieren.

Die **Nahrungsmittelintoleranz** kann verschiedene Ursachen haben. Bei der **Laktose-intoleranz** ist es ein Enzymmangel: Den betroffenen Kindern – die meist bereits im Schulalter sind – fehlt ein bestimmtes Verdauungseiweiss, das den Milchzucker spaltet. Dadurch kann Milch nicht richtig verdaut werden und verursacht Beschwerden.

Bei **Histaminintoleranz** sollten Sie stark histaminhaltige Speisen auf dem Speiseplan des Kindes reduzieren. Dazu gehören zum Beispiel Käse, Fisch, Tomaten, Erdbeeren, Gepökeltes, Zitrusfrüchte.

Bei **Zöliakie** reagieren Kinder auf das in Getreiden vorkommende Klebereiweiss Gluten. Die Zöliakie ist eine Autoimmunerkrankung, d.h. das körpereigene Immunsystem des Kindes wendet sich – wenn das Kind Getreide gegessen hat – gegen die Schleimhaut des Dünndarms. Die Folgen sind eine Schädigung der Dünndarmschleimhaut und eine unzureichende Aufnahme von verschiedenen Nährstoffen. Typische Symptome bei Kleinkindern: häufiger, massiger Stuhl, mangelnde Gewichtszunahme. In der Schweiz ist ein Prozent der Bevölkerung von der Krankheit betroffen. Wichtigste Massnahme bei Zöliakie: strikter Verzicht auf glutenhaltige Nahrungsmittel.

www.zoeliakie.ch Schweizerische Interessengemeinschaft für Zöliakie

Oft sind Kreuzallergien im Spiel (siehe Seite 160). Dabei richtet sich die ursprüngliche Sensibilisierung der Kinder nicht gegen das Lebensmittel, sondern beispielsweise gegen ein Allergen, das eingeatmet wird. Jugendliche, die als Kind gegen Birkenpollen allergisch waren, vertragen zum Beispiel später im Leben oft keine Nüsse und kein Kernobst.

(siehe Seite 160)

INNERLICH

Nachtkerzen-, Borretsch- oder Schwarzkümmelöl

Die regelmässige Einnahme eines dieser Öle kann allergische Erkrankungen dämpfen. Sie können Kapseln oder reines Öl kaufen. Zu Dosierung und Einnahme fragen Sie Ihre Ärztin oder Ihren Apotheker. Die Anwendung sollte während zwei, drei Monaten erfolgen. Weitere Informationen siehe Hausstaubmilben-Allergie (Seite 139).

HOMÖOPATHIE

Aus der homöopathischen Kinderapotheke (Seite 351):

Apis (Honigbiene) D12
Wenn die Haut stark gerötet und geschwollen ist.

Arsenicum album (Weisses Arsen) D12
Die Haut juckt, das Kind hat Asthmasymptome, sein Kreislauf ist labil, und es ist unruhig und ängstlich.

Weiteres Mittel:

Nux vomica (Brechnuss) D12
Wenn das Kind Magendrücken hat und erbrechen muss.

SO HELFEN SIE IHREM KIND

Tagebuch
Zuerst gilt es herauszufinden, auf welche Nahrungsmittel Ihr Kind allergisch reagiert. Hilfreich hierbei ist ein Essenstagebuch, in dem Sie auch die Symptome notieren.

Vermeidung
Hat der Kinderarzt oder die Allergologin bei Ihrem Kind eine Nahrungsmittel-Allergie diagnostiziert, achten Sie darauf, dass Ihr Kind das entsprechende Nahrungsmittel – auch in Fertigprodukten – konsequent meidet (Deklaration auf Verpackungen beachten!). Machen Sie keine Diät auf eigene Faust, sondern lassen Sie sich von einer Ernährungsberaterin erklären, wie Sie Ihr Kind trotz des Verzichts auf das Nahrungsmittel ausgewogen ernähren können.

ZUM ARZT, WENN ...

> Sie bei Ihrem Kind eine Nahrungsmittel-Allergie vermuten.
> Ihr Kind starkes Bauchweh oder blutige Durchfälle hat.

DIE AMBULANZ 144 RUFEN, WENN...

> Ihr Kind eine Allergie hat und Sie plötzlich eine Rötung am ganzen Körper des Kindes feststellen, es Atemnot hat oder bewusstlos wird.

Neurodermitis

15 Prozent aller Kinder leiden an Neurodermitis, auch atopisches Ekzem genannt. Es gibt leichtere und schwerere Formen. Erste

Symptome einer Neurodermitis treten oft schon bei Säuglingen auf. Die entzündliche Hautkrankheit ist chronisch und verläuft schubweise. Viele Kinder mit Neurodermitis leiden gleichzeitig oder später auch an Allergien oder Asthma. In der Jugend verschwinden die Neurodermitis-Symptome meist.

Symptome

Die Haut ist generell trocken und sehr empfindlich. Babys haben eventuell runde, raue Flecken oder einen nässenden, juckenden Ausschlag auf den Wangen, den Oberarmen, Oberschenkeln oder auf dem Bauch. Später zeigen sich rote Ekzeme an den Händen, den Handgelenken und den Unterarmen oder in den Armbeugen und Kniekehlen. Bei älteren Kindern sind Neurodermitis-Ekzeme meist trocken und schuppig.

Wenn die Haut stark juckt, kann das zu einem Juckreiz-Kratz-Zirkel führen: einem Teufelskreis, bei dem sich juckende Haut, die stark gekratzt wird, entzündet und dann noch mehr juckt.

Hintergrund

Verschiedenste ursächliche Faktoren spielen mit: Vererbung, eine trockene, leicht reizbare Haut, Allergien auf Kuhmilch, Eier, Nüsse, Hausstaubmilben, Pflanzenpollen, Schimmelpilze und anderes, Hautreizungen durch Wolle oder grobe Stoffe, Schwitzen, Chlorwasser, Tabakrauch oder trockene Luft, Infektionskrankheiten. Eventuell spielt auch eine Störung im Fettstoffwechsel der Haut eine Rolle, daneben Stress und psychische Faktoren.

ÄUSSERLICH

Pflanzenkraft

Bei trockenen Ekzemen ist Fetten und Salben angezeigt. Zum Beispiel eignen sich Salben mit Nachtkerzenöl, Sanddornöl oder Zaubernuss-Auszügen (Hamamelis). Auch Birkenrindensalbe oder Salbe mit Herzsame (Cardiospermum) beruhigt und nährt die Haut. Bei nässenden Ekzemen kann die Haut (lokal) mit Teekompressen gekühlt und getrocknet werden.

Kalte Heilkräutertee-Kompressen

Lindert den Juckreiz und wirkt entzündungshemmend: Übergiessen Sie 1 TL Zaubernuss-Rinde (Hamamelis), Zinnkraut, Bittersüss-Stängel, Stiefmütterchen- oder Zistrosenkraut mit 2,5 dl kochendem Wasser, lassen Sie den Sud nach Angaben auf der Verpackung ziehen und auskühlen. Tränken Sie ein Baumwolltuch in dem kalten Tee, wringen Sie es aus und legen Sie es für maximal 15 Minuten an. Gute und einfache Alternativen sind kalte Kompressen mit Pfefferminz- oder Schwarztee (Bio-Qualität).

Lebe glücklich, lebe froh …

… wie die Maus im Haferstroh! Ein Haferstrohbad stillt den Juckreiz, macht, dass sich die Haut zusammenzieht, wirkt antientzündlich, und zudem kann es das Kind beruhigen und Schlafprobleme mildern (Anleitung siehe Seite 63). Auch Weizen-

kleiebäder kommen in Frage (Seite 63).
Die Haut anschliessend eincremen.

Eichenrinde

Umschläge, Waschungen oder Bäder mit
Eichenrindenabsud haben sich bei
offenen Hautstellen bewährt. Geben Sie
1 TL Rinde (aus Apotheke oder Drogerie)
in 2,5 dl kaltes Wasser, lassen Sie das
Ganze rasch aufkochen und während
10 Minuten ziehen, dann absieben. Den
Absud können Sie für Kompressen oder
Waschungen benutzen. Für ein Vollbad
nehmen Sie 2 EL Eichenrinde, für ein
Teilbad 1 EL Eichenrinde, und geben Sie
den Absud ins Badewasser. Nach dem
Baden die Haut eincremen.
(Achtung: Eichenrinde macht Flecken
auf Textilien. Reinigen Sie auch die
Badewanne gleich nach dem Baden!)

Aloe vera

Auch Aloe-vera-Gel (Apotheke, Drogerie)
können Sie auf die entzündlichen Stellen
der Ekzeme auftragen. Es hilft bei der
Heilung.

INNERLICH

Borretsch- und Nachtkerzenöl

Ab dem Alter von einigen Monaten
dürfen Sie Ihrem Kind Borretsch- und
Nachtkerzenöl ins Essen mischen;
die darin enthaltene Gamma-Linolen-

säure kann Neurodermitis lindern. Die
Anwendung sollte während zwei,
drei Monaten erfolgen. Sie erhalten
Öl oder Kapseln. Kapseln kleinen Kindern
nicht zum Schlucken geben, sondern
aufschneiden. Halten Sie sich dabei
an die auf der Verpackung angegebene
Dosierung oder fragen Sie Arzt oder
Apothekerin.

Schwarzkümmelöl

Das Gewürz unterdrückt die entzündlichen Prozesse der Allergie.
Wirkt vorbeugend und heilend. Siehe
unter Hausstaubmilben-Allergie
(Seite 139).

Sauerkraut, Joghurt und Honig

Einen Versuch wert sind auch
Lebensmittel mit «guten» Bakterien
wie Sauerkraut oder probiotisches
Joghurt (siehe Seite 37) oder auch
Honig (Seite 142).

Beruhigende Tees

Wenn das Kind starken Juckreiz hat
und nicht schlafen kann, beruhigen Tees
aus folgenden Heilkräutern: Orangenblüten, Lavendelblüten, Passionsblumenkraut, Melissenblätter. Bereiten Sie
den Tee mit 1 TL Pflanzenteilen und 2,5 dl
kochendem Wasser zu. 3–10 Minuten
ziehen lassen.

HOMÖOPATHIE

Silicea (Kieselsäure) D12

Geeignet, wenn die Haut rau und sehr spröde ist und jede Verletzung gleich eitert.

Calcium carbonicum (Calcium-carbonat, Austernschalen) D12

Bei feuchtem, stark juckendem Ekzem und Neurodermitisschüben während des Zahnens.

→ Beachten Sie: Aussichtsreicher ist die homöopathische Behandlung von Neurodermitis, wenn eine erfahrene Homöopathin ein Konstitutionsmittel für das Kind bestimmt.

SPAGYRIK

Stiefmütterchen unterstützt bei verschiedenen chronischen Hautkrank-heiten, wirkt ausleitend über die Nieren. **Herzsame** wirkt antiallergisch und juckreizstillend.

→ Näheres zur Spagyrik siehe Seite 92.

SO HELFEN SIE IHREM KIND

Hautpflege

Neurodermitishaut braucht eine gute, auf die Jahreszeit abgestimmte Pflege, denn die Barrierefunktion der Haut ist ungenügend. Das bedeutet u. a.: tägliches Eincremen und schonendes (nicht zu heisses, nicht zu häufiges) Waschen, Duschen oder Baden mit anschliessender Rückfettung. Oder das Kind nimmt Ölbäder. Fragen Sie die Kinderärztin nach geeigneten Produkten zum Baden, Duschen und Eincremen. Siehe auch Kinderhaut (Seite 240).

Keine Wolle, kein Schweiss

Meiden Sie Wolle direkt auf der Haut, etwa bei Kinderkleidern und -decken. Ziehen Sie Ihr Kind luftig an. Geeignete Materialien sind Seide (siehe oben), Baumwolle und Viskose. Die Kleider sollten nicht einengen, und das Kind sollte möglichst nicht wegen zu warmer Kleidung oder Bettdecken schwitzen. Waschen Sie neu gekaufte Kleider vor dem ersten Tragen. Benutzen Sie Ihrem Kind zuliebe spezielle Waschmittel, die sich für neuro-dermitische Haut eignen. Sie erhalten diese in Drogerien oder Reformläden. Benutzen Sie keinen Weichspüler, geben Sie stattdessen einen Schuss Essig ins Spülwasser. Achten Sie darauf, Waschmittelreste gut auszuspülen (bei der Wachmaschine einen zweiten Spülgang aktivieren!).

Zaubermantel

Einen Versuch wert: Für Babys und Kinder sind Textilien mit eingearbeiteten Silberfäden erhältlich (Bodys, Leibchen etc.). Diese sollen einen antientzünd-

lichen, antibakteriellen Effekt auf die Neurodermitishaut haben; sie sind ungiftig
und verursachen nach heutigem Wissensstand auch keine Resistenzen bei
Bakterien.

Auch Textilien aus Seide (Handschuhe,
Pyjama etc.), die eine antimikrobielle
Substanz enthalten, verhelfen zu einer
Verbesserung des Hautzustandes:
Einerseits irritiert Seide die Haut weniger
als andere Materialien, andererseits
werden schädliche Mikroben, die sich
auf der Haut befinden, vernichtet.

Kein Chlorwasser

Meiden Sie Hallen- und Freibäder mit
gechlortem Wasser, so gut es geht.
Und entschädigen Sie Ihr Kind dafür
zum Beispiel mit sommerlichen Bade-
ausflügen an einen See!

Kurze Fingernägel

Wenn sich das Kind viel kratzen muss,
lohnt es sich, seine Nägel kurz zu
schneiden, um die Haut möglichst zu
schonen.

Kein Kratzverbot

Verbieten Sie dem Kind das Kratzen
nicht, sonst kann es Schuldgefühle
entwickeln. Ermuntern Sie es stattdessen, die Haut zu kneifen, zu reiben,
zu kneten oder um die juckende Stelle
herum zu kratzen. Eine beliebte

Alternative ist es auch, etwas anderes
zu kratzen, zum Beispiel den Teddybären.
Ablenkung wirkt manchmal ebenfalls.
Oder: Das Kind darf, wenn es juckt, zum
Beispiel in ein Kissen boxen oder auf
den Boden stampfen.

Trostpflaster

Neurodermitisschübe flackern oft in
Stresssituationen auf: Vermeiden
Sie deshalb psychische Überlastungen
des Kindes. Stärken Sie sein Selbstwertgefühl. Bauen Sie immer wieder
Wohlfühlinseln in den Tag ein: Gemeinsame Singspiele oder Vorlesestunden –
das tut neurodermitisbetroffenen
Kindern besonders gut.

Yoga, autogenes Training & Co.

Manche Kinder mit Neurodermitis neigen
bei Stress zur Ausschüttung von Substanzen, die den Juckreiz fördern. Abhilfe
kann das Erlernen von Entspannungstechniken schaffen. Mehr dazu lesen Sie
ab Seite 96.

Kurse und Infos

Kurse und Schulungen für an Neurodermitis erkrankte Kinder und deren Eltern,
in denen es um den Umgang mit der
Krankheit geht, vermittelt aha!, Allergiezentrum Schweiz, Scheibenstrasse 20,
3014 Bern, Tel. 031 359 90 00
(www.aha.ch).

FÜR DAS BABY

Ernährung

Stillen Sie Ihr Baby vier bis sechs Monate, andernfalls besprechen Sie mit dem Kinderarzt, ob Sie ihm eine spezielle Babymilch (z. B. HA-Milch oder eine semielementare Milch) geben sollten. Näheres siehe Seite 160.

Teebad

Dem Badewasser können Sie – etwa neben einem rückfettenden Zusatz, den der Arzt verschreibt, – Malven-, Stiefmütterchen-, Hamamelis- oder Schwarztee (Bio-Qualität) beigeben. Das wirkt juckreizlindernd. Übergiessen Sie 1 EL Pflanzenteile mit kochendem Wasser, lassen Sie den Sud bis zu 10 Minuten ziehen, sieben Sie ihn ab und geben Sie den Tee ins Badewasser.

Muttermilchbad

Oder geben Sie in die Kinderbadewanne eine geschüttelte Emulsion aus 2–3 Eierbechern voll Muttermilch, ½ TL Oliven-, Sonnenblumen- oder Mandelöl und 1 EL Wasser.

Sanft umhüllt

Lassen Sie Wolle, Schaffelle und grobe Textilien sowie synthetische Kleidchen nicht direkt an Babys Haut. Wählen Sie «Schlüttli» und Mützchen aus Seide oder reiner Baumwolle. Und kaufen Sie am besten ungefärbte Textilien.

Rituale

Führen Sie für das Baby jeweils ein Einschlafritual durch. Vermeiden Sie jede Aufregung, bevor Sie es schlafen legen. Massieren Sie das Baby (siehe Seite 104), schaukeln und wiegen Sie es und singen Sie Lieder. Das beruhigt das Kind und gibt ihm Sicherheit.

ZUM ARZT, WENN ...

> Sie Symptome einer Neurodermitis bei Ihrem Kind entdecken.
> sich neurodermitische Ekzeme entzünden oder ausbreiten.

→ Siehe auch Allergien (Seite 158), Asthma (Seite 162), Hausstaubmilben-Allergie (Seite 138), Heuschnupfen (Seite 141), Nahrungsmittel-Allergie (Seite 148), Tierhaarallergie (Seite 156).

INFO

Links

> **www.aha.ch**
aha! Allergiezentrum Schweiz

Bücher

> Hellermann, Mechthild: Neurodermitis bei Kindern. Auslöser erkennen und wirksam meiden – So schützen Sie Ihr Kind am besten vor einem Schub – Fit und fröhlich in Kindergarten und Schule. Trias, Stuttgart 2004

> Schickinger, Jürgen: Neurodermitis.
> Der Haut helfen. Stiftung Warentest,
> Berlin 2011

Tierhaarallergie

Kinder, die Allergien gegen Tiere haben, reagieren meist auf Katzen, Pferde, Hunde, Mäuse, Meerschweinchen, Kaninchen, Hamster und andere Nagetiere, Ziervögel, Kühe, Schweine, Schafe oder Ziegen.

Symptome

Häufigste Auswirkungen sind eine Bindehautentzündung mit tränenden, juckenden oder roten Augen (Seite 178), allergischer Schnupfen (häufiges Niesen, triefende Nase; siehe Seiten 138 und 141) und Asthma (Seite 162). Auch Hautekzeme oder Nesselsucht kommen vor. Nesselsucht ist ein plötzlich auftretender Ausschlag, der stark juckt und rote Quaddeln verursacht, ähnlich wie bei Brennnesseln.

Hintergrund

Verantwortlich für die allergische Reaktion sind Eiweisse in den Tierhaaren oder -federn, in Hautschüppchen, Speichel oder Kot der Tiere. Die Neigung zu dieser Allergie ist oft erblich bedingt.

HOMÖOPATHIE

Siehe Hausstaubmilben-Allergie
(Seite 138).

SO HELFEN SIE IHREM KIND

Trennen muss sein!

So schwer es für Ihr Kind oder seine Geschwister sein mag: Hat ein Kind eine schwere Allergie gegen eine bestimmte Tierart, muss das entsprechende Haustier weggegeben werden. Siehe hierzu auch «Allergien vorbeugen» (Seite 159).

Versteckte Allergene

Bei entsprechender Allergie – und ausgeprägten Symptomen – müssen ebenfalls aus dem Haus: Wolltextilien, Felle, Rosshaarmatratzen, Daunenduvets, Kuscheltiere aus echtem Fell.

Keine Staubfänger

Am besten ist für Ihr Kind mit Tierhaarallergie eine Umgebung, in der sich möglichst wenig Tierhaare, Hautschüppchen usw. verfangen können, also eine Wohnung ohne Teppiche, Stoffsofas etc., in der Sie regelmässig Staub wischen oder saugen (mit Feinstaubfilter und nur, wenn das Kind nicht im Haus ist).

Weitere Massnahmen

Je nach Schweregrad der Erkrankung: keine Bauernhofferien, keine Reitstunden, keine Zoo- oder Zirkusbesuche oder Besuche in Zoohandlungen.

Hände waschen nach jedem Kontakt mit dem Tier. Alle Familienmitglieder sollten zudem ihre Schuhe an der Tür ausziehen. So werden keine Tierhaare in die Wohnung geschleppt.

ZUM ARZT, WENN ...

> Sie Symptome einer Tierhaarallergie bei Ihrem Kind entdecken.

DIE AMBULANZ 144 RUFEN, WENN...

> Ihr Kind eine Allergie hat und plötzlich Atemnot bekommt, eine Rötung des ganzen Körpers auftritt oder wenn es bewusstlos wird.

Sonnenallergie

Eine Sonnenallergie kann durch die UVA-Strahlen der Sonne hervorgerufen werden (polymorphe Lichtdermatose). Es kann aber auch sein, dass die Haut auf die Kombination von Sonnenlicht und Kosmetika wie Lotionen oder Sonnencremen reagiert (photoallergisches Kontaktekzem).

Symptome der Sonnenallergie sind juckende Bläschen und Knötchen auf der Haut, unmittelbar nach der Sonneneinwirkung oder auch Tage später. Betroffen sind ausschliesslich Stellen, die direkt der Sonne ausgesetzt waren, zum Beispiel Gesicht, Arme oder Schultern. Bei Sonnenallergie helfen im Akutfall kühle Umschläge sowie Lotionen oder Gels, die auch beim Sonnenbrand helfen (siehe Seite 232). Kinder und Jugendliche mit Sonnenallergie sollten sich gut vor der Sonne schützen (siehe Seite 242) und sich – schon vor den Ferien! – behutsam und schrittweise an die Sonne gewöhnen. Ausserdem: Sonnenschutzmittel auswechseln – Gel mit Sonnenschutzfaktor ist oft weniger problematisch als Sonnencreme.

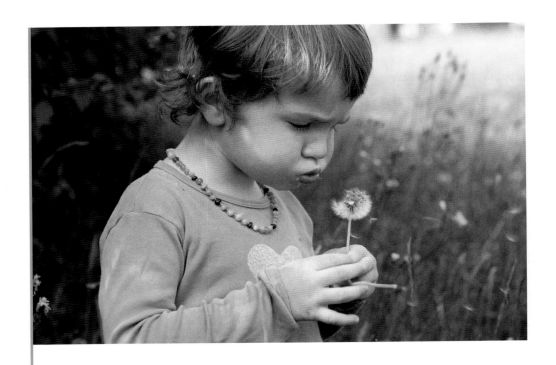

ALLERGIEN

Von einer Allergie spricht man, wenn das Immunsystem überempfindlich auf bestimmte Stoffe in der Umwelt reagiert. Die sogenannten Allergene können von Tieren stammen (Katzen, Hunde, Pferde, Insekten, Meeresfrüchte) oder von Pflanzen (Pollen, Gemüse und Früchte), sie kommen im Hausstaub vor (Kot von Milben), in chemischen Produkten (Putzmittel) oder Medikamenten. Am häufigsten sind Allergien gegen Hausstaubmilben, gegen Gräser-, Roggen- und Birkenpollen.

UNTERSCHIEDLICHE SYMPTOME

Allergene können auf verschiedenen Wegen in den Körper gelangen: Entweder werden sie eingeatmet oder geschluckt, oder sie kommen in Kontakt mit der Haut. Zu Reaktionen kommt es frühestens ab dem zweiten Kontakt, wenn eine sogenannte Sensibilisierung stattgefunden hat. Die Allergie zeigt sich dann als Schnupfen oder Niesen, an roten Augen, als Atemproblem, Asthmaanfall, als Durchfall oder Erbrechen oder als Hautausschlag – in Form eines Ekzems oder einer Nesselsucht. Ekzeme sind entzündliche Hautveränderungen mit Rötung, Schuppung, Nässe, Bläschen oder Hautverdickung. Nesselsucht ist ein plötzlicher Ausschlag, der stark juckt und rote Quaddeln verursacht, ähnlich wie nach dem Kontakt mit Brennnesseln. Bei manchen Kindern verstärkt sich die Allergie mit zunehmendem Lebensalter, bei anderen klingt sie mit der Zeit ab. Oft machen die Kinder eine «Allergikerkarriere» durch: Auf die Neurodermitis oder eine Lebensmittelallergie in der frühen Kindheit folgen Asthma oder Heuschnupfen.

ALLERGIEN SIND HÄUFIG

Allergien haben in den letzten Jahrzehnten zugenommen; unterdessen sind sie eine der häufigsten Erkrankungen im Kindesalter. Ungefähr 20 bis 30 Prozent der Bevölkerung sind betroffen. Mitverantwortlich für das Entstehen von Allergien sind neben der erblichen Veranlagung der heutige Lebensstil, die Ernährung, die Wohnumgebung, das Passivrauchen, die Luftverschmutzung sowie Stress.

DEM ALLERGEN AUSWEICHEN

Wichtigste Schutzmassnahme bei einer Allergie ist die Allergenkarenz: Das heisst, Ihr Kind sollte mit der Substanz, auf die es allergisch reagiert, möglichst nicht in Berührung kommen. Erklären Sie ihm, wie es «sein» Allergen am besten meidet, und ermutigen Sie es (altersentsprechend), dies eigenverantwortlich zu tun. Informieren Sie auch die Umgebung (Krippe, Babysitter, Nachbarn, Schule). So lernt Ihr Kind, dass es auf Rücksicht hoffen darf und sich nicht etwa wegen seiner Allergie zu schämen braucht. Aber auch, dass es – abgesehen von einigen Vorsichtsmassnahmen – ein Leben wie andere Kinder führen kann (mehr dazu auf Seite 24).

ALLERGIEN VORBEUGEN

Allergien treten in manchen Familien gehäuft auf. Leiden Vater und/oder Mutter darunter, ist Vorbeugung sinnvoll, denn das Kind hat dann ein 30- respektive 70%iges Risiko, selbst Allergien zu entwickeln. Auch bei Kindern, die bereits an allergischen Symptomen leiden, können die folgenden Massnahmen helfen, dass keine weiteren Allergien auftreten:

Während der Schwangerschaft: Verzichten Sie auf das Rauchen und auf den Konsum von Alkohol. Beides fördert Allergien beim Kind. Nach der Geburt soll das Kind in einer rauchfreien Umgebung leben.

Das Kreuz mit den Kreuzallergien

Leidet Ihr Kind an einer Allergie, sollten Sie mögliche Kreuzallergien im Auge behalten. Bei einer Kreuzallergie richtet sich die überschiessende Reaktion des Immunsystems nicht nur gegen das Allergen, sondern zusätzlich auch gegen Substanzen, die diesem in der Molekülstruktur ähnlich sind. Im Laufe der Jahre können sich daher Allergien gegen andere Substanzen dazugesellen: Kinder, die anfangs zum Beispiel nur gegen bestimmte Baumpollen oder Hausstaubmilben allergisch waren, verspüren später vielleicht auch ein Kribbeln oder Brennen im Mund und an den Lippen, wenn sie Apfel oder Tintenfisch essen.

Häufige Kreuzallergien:

> Birkenpollen, Nüsse, Apfel, Birne
> Sellerie, Rüebli, Gewürze
> Hausstaubmilben, Schalentiere

Hat Ihr Kind eine Allergie, muss es Nahrungsmittel, die bei ihm typischerweise Kreuzallergien auslösen könnten, nicht gänzlich meiden. Aber es empfiehlt sich, ihm nur kleine Mengen davon zu essen zu geben – und lieber gekocht als roh.

Babys Ernährung: Stillen Sie das Baby während mindestens vier bis sechs Monaten ausschliesslich. Stillen Sie wenn möglich auch nach Einführung von Beikost (fünfter bis siebter Monat) weiter. Falls das Baby Flaschennahrung erhält, besprechen Sie mit dem Arzt, ob es hydrolisierte Muttermilchersatzpräparate (HA) oder eine andere Spezialbabymilch erhalten soll. Deren Nutzen ist allerdings nicht gesichert.

Die geeignete Wohnumgebung: Die ideale Wohnung für Kinder mit Allergien hat Böden, die man feucht wischen kann, und möglichst keine textilen Staubfänger wie Teppiche, Vorhänge, Sofas etc. Waschen Sie die Kuscheltiere Ihres Kindes regelmässig. Legen Sie ihm nur ein, zwei bei 60 Grad waschbare Plüschtiere ins Bett. Lüften Sie ausreichend, damit die relative Luftfeuchtigkeit nicht über 50 Prozent steigt – so halten Sie Hausstaubmilben in Schach. Stellen Sie keine Pflanzen ins Schlafzimmer. Sanieren Sie Wände mit Schimmelpilzbefall. Sorgen Sie dafür, dass Ihr Kind in einer rauchfreien Umgebung lebt.
Übrigens: Einen Schutz vor Allergien scheinen Wurm- und andere Infektionskrankheiten in der frühen Kindheit zu bringen, etwa solche, die die Kinder aus der Krabbelgruppe oder der Krippe zuhauf nach Hause bringen. Und: Der frühe Kontakt mit sogenannten Endotoxinen

im Stallmist schützt Bauernhofkinder offensichtlich vor Allergien. Hat also das Immunsystem des Kindes in den ersten Lebensjahren zu tun, gerät es weniger häufig auf den «Abweg» der Allergie.

DAS HAUSTIERPARADOX

Wenn Sie als Eltern Ihrem Kind eine Neigung zu Allergien vererbt haben könnten: Lassen Sie Haustiere nicht ins Schlafzimmer des Kindes. Und schaffen Sie keine neuen Haustiere mit Fell oder Federn an, denn sonst könnte Ihr Kind eine Tierhaarallergie entwickeln. Anders ist es, wenn Haustiere bereits ab Geburt eines Kindes in der Familie leben: Dann bieten sie dem Kind vermutlich einen gewissen Schutz vor Allergien.

INFO

> **www.aha.ch**
  aha! Allergiezentrum Schweiz. Mit
  Hinweisen und Links auf Broschüren
  zu Asthma und anderen allergischen
  Erkrankungen

> **www.service-allergie-suisse.ch**
  Labelagentur für Konsumgüter und
  Dienstleistungen, die Allergien
  und Intoleranzen berücksichtigen.
  Mit einer Liste von zertifizierten
  Produkten (Textilien, Kosmetika,
  Reinigungsmittel und mehr)

4.3 Atemwege

Asthma

In der Schweiz leiden ungefähr sieben bis fünfzehn Prozent der Kinder und rund sieben Prozent der Erwachsenen an Asthma. Asthma ist eine schubweise verlaufende Krankheit mit einer chronischen Entzündung, bei der die tiefen Luftwegröhren der Lunge (Bronchien, Bronchiolen) überempfindlich auf verschiedene Reize reagieren. Je früher die Krankheit erkannt und behandelt wird, desto besser sind die Aussichten auf Heilung und auf ein Leben mit weniger Beschwerden.

Kinder mit Asthma müssen kontinuierlich ärztlich behandelt werden, damit ihre Lebensqualität und Entwicklung nicht beeinträchtigt werden. Die hier empfohlenen Hausmittel, Verhaltenstipps und naturmedizinischen Anwendungen können eine schulmedizinische Therapie ergänzen, aber nicht ersetzen.

Symptome

Die Schleimhaut der Bronchien und Bronchiolen schwillt an, die Muskulatur verkrampft sich, und es wird vermehrt Schleim gebildet. Das verengt die Luftwege, erschwert das Ausatmen und führt zu Husten (besonders in der Nacht), Kurzatmigkeit und Anfällen von Atemnot. Asthma kann ganz verschiedene Schweregrade annehmen: von einem sporadischen leichten Engegefühl beim Ausatmen bis hin zu schwersten Anfällen mit schnappender Atmung und Verwirrtheit mehrmals wöchentlich. Das Alter des erstmaligen Auftretens variiert: Bei 80 Prozent der Kinder, die an Asthma erkranken, zeigt es sich vor dem ersten Schuljahr, bei 30 Prozent bereits im ersten Lebensjahr. Asthma verliert sich bei der Hälfte der betroffenen Kinder nach der Pubertät.

Hintergrund

Bei Kindern, deren Asthma einen allergischen Hintergrund hat, sind die auslösenden Reize etwa Hausstaubmilben, Pollen, Tierhaare (Katze, Hund, Pferd), Nahrungsmittel (Milcheiweiss, Eier, Sellerie, Schalentiere, Nüsse, Soja) oder Schimmelpilzsporen. Beim nicht allergischen Asthma reagieren die Atemwege des Kindes vor allem auf Virusinfektionen (z.B. Erkältungskrankheiten) sowie auf körperliche Anstrengung. Weitere sogenannte Trigger (Auslöser) des nicht allergischen Asthmas sind kalte Luft, Nebel, Luftverschmutzung, Zigarettenrauch, Gase, Parfüm, Sprays (Haarspray, Deodorants) oder psychische Faktoren (Stress).

Bei kleinen Kindern äussert sich Asthma in Form einer sogenannten obstruktiven Bronchitis (siehe Kasten Seite 169). Bei den meisten Kindern heilt die Neigung zur obstruktiven Bronchitis vollständig aus, manche entwickeln später Asthma.

ÄUSSERLICH

Ansteigende Fuss- oder Armbäder

In anfallsfreien Phasen entspannen ansteigende Fuss- und Armbäder (siehe Seite 64). (Ab 4 Jahren.)

Thymianwickel

Ein Brust- oder Rückenwickel mit Thymian wirkt krampflösend, keimhemmend und lindert den Hustenreiz. Tauchen Sie ein Baumwolltuch in den (etwas abgekühlten) Tee, wringen Sie es aus und legen Sie es – nach einer Temperaturprobe – möglichst warm auf Brust oder Rücken des Kindes. Anschliessend wickeln Sie einen Baumwoll- oder Wollschal um seinen Oberkörper. (Siehe warmer Heilkräuterwickel, Seite 73.)

Kopfdampfbad

Auch Inhalieren tut der Asthmalunge Ihres Kindes gut. Am besten mit isotonischer Kochsalzlösung (1 TL Salz auf 5 dl Wasser) oder mit Thymiantee (1 TL Pflanzenteile mit 2,5 dl kochendem Wasser übergiessen). Vorsichtshalber allerdings nicht während Asthma-Anfällen. Tipps zum Inhalieren siehe Seite 58. (Ab 3–4 Jahren.)

Wirkt vorbeugend: Sauna

Die Reize von heiss und kalt bringen Durchblutung und Immunsystem des Kindes auf Touren und können so – regelmässig durchgeführt – Asthma-Anfällen vorbeugen. Was Sie beachten sollten, wenn Sie Ihr Kind mit in die Sauna nehmen wollen: siehe Seite 66. (Ab 4 Jahren.)

INNERLICH

Thymian und Spitzwegerich

Diese Pflanzen enthalten Inhaltsstoffe, die die Bronchien entkrampfen und den Auswurf von Sekreten fördern. Mit Thymiankraut oder Spitzwegerichblättern können Sie dem Kind einen gesüssten Tee zubereiten (1 TL Kraut mit 2,5 dl kochendem Wasser übergiessen und 3–10 Minuten ziehen lassen).

Efeusirup oder -tinktur

Efeu hat ähnliche Eigenschaften wie die Heilkräuter Thymian und Spitzwegerich.

Er ist in der Apotheke oder Drogerie als Fertigpräparat erhältlich (Hustensirup oder Tinktur). Erkundigen Sie sich nach der altersgerechten Dosierung. Achtung: Verarbeiten Sie keine selbstgepflückten Efeublätter, auch nicht zu Tee – sie sind giftig.

Sauerkraut und Joghurt

Milchsäurebakterien in Sauerkraut und Joghurt mit probiotischen Keimen (Seite 37) trainieren das Immunsystem möglicherweise so, dass es weniger Allergien entwickelt.

Salbeitee

Naturärzte empfehlen, dem Kind abends eine Tasse gesüssten Salbeitee zu trinken zu geben. Anschliessend Zähne putzen nicht vergessen.

HOMÖOPATHIE

Aus der homöopathischen Kinderapotheke (Seite 351):

Arsenicum album (Weisses Arsen) D12

Das Kind wirkt ängstlich, unruhig und erschöpft. Es muss unentwegt aufstehen und sich wieder hinsetzen.

Weitere Mittel:

Cuprum met (Kupfer) D12

Bei starken Krämpfen.

Carbo vegetabilis (Pflanzen-Holzkohle) D6

Es bestehen Blähungen, Kreislaufbeschwerden. Das Kind schwitzt, hat aber eine kalte Haut, wirkt erschöpft und hat das Bedürfnis, an die frische Luft zu gehen.

SPAGYRIK

Meerträubchen wirkt antiallergisch, antiasthmatisch, abschwellend und erweitert die Bronchien.
Lobelie stimuliert die Atmung und reguliert den Atemrhythmus.
Galphimia ist ein guter Zusatz bei allergischem Asthma.

→ Näheres zur Spagyrik siehe Seite 92.

SO HELFEN SIE IHREM KIND

Auslösereize meiden

Bei allergischem Asthma: Finden Sie – am besten mithilfe eines Asthma-Tagebuchs – heraus, welche Reize das Asthma Ihres Kindes verschlimmern, und meiden Sie die entsprechenden Konstellationen: zum Beispiel Zigarettenrauch, zu starke körperliche Anstrengung, kalte Luft. Beachten Sie auch die Seite 158 zu Allergien sowie die Ratschläge zur Vermeidung von Pollen (Seite 144), Hausstaub (Seite 140), allergenen Lebensmitteln bei entsprechender Allergie (Seite 150), Tierhaaren (Seite 156) oder Schimmelpilzsporen (Seite 143).

Sport treiben

Moderater Sport wirkt sich bei Kindern mit Asthma positiv aus: Tanzen, Gymnastik, Klettern, Rollschuh- oder Velofahren, Schwimmen etc. machen das Kind belastbarer und führen zu weniger Asthma-Anfällen, denn die Atemmuskulatur wird gestärkt, die Beweglichkeit des Brustkorbs verbessert, und der Schleim kann besser aus den Lungen hinaustransportiert werden. Wichtig: kein Kaltstart, sondern vor dem Training immer eine zehnminütige Aufwärmzeit einlegen! Mehr zum Thema Bewegung siehe Seite 39.

Ruhig Blut!

Ein Asthma-Anfall kann beim Kind starke Angst auslösen. Entspannungstechniken wie autogenes Training oder die progressive Muskelentspannung können Ihrem Kind helfen, bei einem Asthma-Anfall gelassener zu reagieren und möglichst ruhig ein- und auszuatmen. So wird nicht nur der Umgang mit Asthma erleichtert, sondern eventuell auch direkt die Funktion der Atmungsorgane verbessert. Lesen Sie mehr über Entspannungstechniken für Kinder ab Seite 96.

Was sonst noch hilft

Von Asthma betroffene Kinder sollten ausreichend trinken, denn Flüssigkeit hilft bei der Schleimlösung. Das Erlernen eines Blasinstruments wie Flöte, Klarinette oder Saxophon fördert eine gute Atemtechnik und kann die Symptome lindern. Sorgen Sie dafür, dass Ihr Kind sich nie in Räumen aufhält, in denen geraucht wird. Machen Sie entweder am Meer oder im Gebirge Familienferien: Das Klima dort wirkt bei Asthmatikern oft wahre Wunder. Stärken Sie das Selbstwertgefühl des Kindes. Und vermeiden Sie eine psychische und körperliche Überforderung, denn das könnte das Asthma verstärken.

Kurse und Infos

Kurse und Schulungen für Kinder und Eltern, in denen es um den Umgang mit der Krankheit geht, um Selbstwahrnehmung, Inhalationstechniken und um das Verhalten im Notfall, vermittelt aha!, Allergiezentrum Schweiz, Scheibenstrasse 20, 3014 Bern, Tel. 031 359 90 00, oder die Lungenliga Schweiz, Südbahnhofstr. 14c, 3000 Bern 14, Tel. 031 378 20 50

Techniken beim akuten Asthma-Anfall

Folgende Techniken erleichtern beim akuten Asthma-Anfall die Atmung:
Lippenbremse: Das Kind atmet durch die Nase ein und mit leicht geschlossenen Lippen wieder aus. Durch diese Atem-

technik wird bei einem Asthma-Anfall der Luftstrom gebremst und fliesst deshalb gleichmässiger. Dadurch fallen die Bronchien nicht so leicht zusammen und bleiben länger offen.

Kutschersitz: Das Kind sitzt vornübergebeugt mit rundem Rücken auf einem Stuhl, die Füsse stehen weit gespreizt auf dem Boden, die Ellenbogen stützt das Kind auf die Oberschenkel, die Hände lässt es entweder nach unten baumeln oder es stützt damit den Kopf. Diese Körperstellung unterstützt das Kind bei der Atmung während der Asthmakrise.

INFO

Links

> **www.aha.ch** aha! Allergiezentrum Schweiz (Hinweise und Links auf Broschüren zu Asthma und anderen allergischen Erkrankungen)
> **www.kinderlunge.ch** Schweizerische Gesellschaft für Pädiatrische Pneumologie (Hinweise und Links zu Asthma, Bronchiolitis usw.)
> **www.lungenliga.ch** Lungenliga Schweiz (Informationen zu Asthma, Sportkurse und Atemkurse für Asthmabetroffene)

Bücher

> Theiling, Stephan; Szczepanski, Rüdiger; Lob-Corzilius, Thomas: Der Luftikurs für Kinder mit Asthma. Ein fröhliches Lern- und Lesebuch für Kinder und ihre Eltern. Trias, Stuttgart 2012

ZUM ARZT, WENN ...

> Sie Symptome von Asthma bei Ihrem Kind wahrnehmen: Pfeifen bei der Ausatmung, Atemprobleme, Husten nach körperlicher Anstrengung, Husten aufgrund von kalter Luft, oder wenn Sie eine Allergie dahinter vermuten.
> Ihr Kind immer wieder Hustenanfälle hat oder wenn ein Husten länger als zwei Wochen andauert.

DIE AMBULANZ 144 RUFEN, WENN...

> das Kind akute Atemnot hat. Unterdessen: Beruhigen Sie das Kind, geben Sie ihm seine Asthmamedikamente und lassen Sie es den Kutschersitz einnehmen.
> das Kind sehr rasch atmet.
> das Kind sehr unruhig oder auch apathisch wirkt.
> es dem Kind schwindlig wird.
> es ein brennendes Gefühl auf der Zunge hat oder die Handinnenflächen und Fusssohlen jucken.

Bronchitis

Eine Bronchitis ist eine Entzündung der Atemwege (Luftröhre, Bronchien, Bronchiolen), die in den Wintermonaten besonders häufig ist.

Bronchiolitis wird die Entzündung der Bronchiolen genannt, wenn sie beim Säugling vorkommt (siehe Seite 112). Eine **obstruktive Bronchitis** kommt bei Kleinkindern vor und ist zunächst nicht von Asthma zu unterscheiden (siehe Kasten Seite 169).

Symptome

Auswurf von schleimigen (eitrigen) Sekreten, die aber oft auch geschluckt werden, Fieber, das Kind fühlt sich krank, hat vielleicht Gliederschmerzen. Das Ausatmen macht manchmal Rasselgeräusche, eventuell erbricht das Kind. Bei Bronchiolitis kommen zusätzlich Atemschwierigkeiten dazu.

Hintergrund

In der Regel geht einer akuten Bronchitis eine Erkältung mit Husten, Halsschmerzen oder Schnupfen voraus. Die Erreger sind meist Viren. Bronchitis tritt gehäuft im Winter auf.

ÄUSSERLICH

Ansteigendes Fussbad

Bei den ersten Anzeichen einer Bronchitis können Sie Ihrem Kind ein ansteigendes Fussbad einlaufen lassen (siehe Seite 64). (Ab 4 Jahren.)

Kopfdampfbad

Lassen Sie den kleinen Patienten, die kleine Patientin mehrmals täglich Salzwasser, Thymian- oder Kamillentee unter einem Tuch inhalieren. Das befeuchtet die Atemwege und löst den Schleim. (Was Sie beim Dampfbaden mit Kindern beachten müssen, siehe Seite 58.) (Ab 3–4 Jahren.)

Warmer Brustwickel

Der Brustwickel wird warm aufgelegt, entweder auf die Brust oder auch auf den Rücken. Er entkrampft die Bronchien und fördert den Auswurf. Als Zusätze eignen sich zum Beispiel Thymiantee, Spitzwegerichsalbe, Leinsamen, heisse Zwiebeln, Kartoffeln oder Zitronenscheiben (Anleitungen ab Seite 72).

Ritterbrustschild aus Bienenwachs

Auch eine warme Kompresse auf der Brust mit einem Bienenwachslappen (aus der Apotheke) lindert die Beschwerden und wärmt den Körper des Kindes nachhaltig. Anleitung siehe Seite 74.

Vorbeugen mit Sauna

Wenn Sie Ihr Kind regelmässig in die Sauna mitnehmen, tun Sie ihm Gutes: Die Durchblutung und das Immunsystem des Kindes kommen so auf Touren – und können Bronchitis und anderen Atemwegsinfektionen vorbeugen. Was Sie beim Saunen mit Kind beachten sollten, siehe Seite 66. (Ab 4 Jahren.)

INNERLICH

Folgende Pflanzen helfen, den Schleim zu verflüssigen und das Abhusten der Sekrete zu beschleunigen, damit diese sich nicht in den Bronchien festsetzen:

Schlüsselblume

Tee aus getrockneten Wurzeln und Blüten der Wald- oder Wiesenschlüsselblume (Apotheke) verflüssigt die Sekrete und löst den Husten. Süssen Sie den Tee mit Honig oder Zucker.

Thymian, Anis oder Fenchel

Diese Kräutertees sind phytomedizinische Klassiker bei schleimigem Husten. Geben Sie Ihrem hustenden Kind mehrmals täglich eine Tasse, je nach Belieben gesüsst mit Honig oder Zucker.

Efeu

Extrakt aus den Efeublättern regt den Körper zur Bildung von Stoffen an, die den Schleim verflüssigen, das Abhusten erleichtern und den Hustenreiz dämpfen. Gleichzeitig erweitern sich die Bronchien. Efeuextrakt ist in Hustensaft oder Hustentropfen (Drogerie, Apotheke) enthalten. Beachten Sie die Altersangaben auf der Packungsbeilage oder fragen Sie Ihre Apothekerin, ab welchem Alter das jeweilige Hustenmittel angewendet werden darf. Achtung: Bereiten Sie niemals selbstgepflückte Efeublätter zu einem Tee oder Ähnlichem – es drohen starke Nebenwirkungen.

→ Weitere Hausmittel sowie homöopathische Mittel siehe Husten (Seite 170).

ANTHROPOSOPHISCHE MEDIZIN

Bronchi-Plantago-Globuli

Bei häufig wiederkehrendem Husten oder Entzündungen der Bronchien. Komplexmittel mit homöopathischen Inhaltsstoffen.

→ Zur Anwendung siehe Homöopathie (Seite 86).

→ Näheres zur anthroposophischen Medizin siehe Seite 88.

SO HELFEN SIE IHREM KIND

Tee trinken …

Bei Bronchitis gilt wie bei vielen anderen Erkältungskrankheiten: viel trinken! Bieten Sie dem Kind regelmässig Wasser, verdünnte Fruchtsäfte (insbesondere Holunderbeerensaft) oder einen Kräutertee an, den es besonders mag. Flüssigkeit hilft, den Schleim zu lösen, sodass er ausgehustet werden kann. Bei Fieber empfiehlt sich auch Lindenblüten-, Holunderblüten- oder Schlehdornblüten-

Obstruktive Bronchitis und Asthma

Bei Kleinkindern (seltener Schulkindern) wird manchmal von einer obstruktiven Bronchitis gesprochen. Obstruktiv bedeutet in diesem Zusammenhang verengend oder auch spastisch, denn ähnlich wie bei Asthma (siehe Seite 162) verkrampfen und verengen sich bei dieser Erkrankung die Bronchien. Die betroffenen Kinder haben neben einem trockenen Husten auch Atemschwierigkeiten mit eventuell pfeifender Ausatmung. Auslöser der Erkrankung sind meist Viren, das Kind hustet oft, wenn es sich körperlich anstrengt oder bei kaltem Wetter draussen ist.

Kleinkinder, die zu obstruktiver Bronchitis neigen, haben ein leicht erhöhtes Risiko, später Asthma zu bekommen.

tee. Mehr zum Thema Trinken siehe Seite 306.

… und abwarten

Sorgen Sie dafür, dass Ihr Kind Ruhe hat und sich schont, damit sich seine Selbstheilungskräfte entfalten können.

Feuchtigkeit

Sorgen Sie für ausreichende Luftfeuchtigkeit (ideal sind 40 bis 50 Prozent relative Luftfeuchtigkeit): Überheizen Sie das Kinderzimmer nicht und benutzen Sie bei trockener Raumluft einen Luftbefeuchter. Oder hängen Sie feuchte Tücher im Zimmer auf und geben Sie eventuell 1 oder 2 Tropfen Lavendelöl auf eines der Tücher (nicht auf die Haut!).

Die Abwehr verbessern

Denken Sie in gesunden Tagen ans Vorbeugen: Ist das Immunsystem des Kindes trainiert, kann es sich besser gegen die Auslöser von Infektionskrankheiten zur Wehr setzen (siehe Seite 44).

Keine Hustenblocker!

Medikamente, die den Hustenreiz unterdrücken, sind höchstens nachts bei schlechtem Schlaf angebracht. Sie wirken kontraproduktiv, muss doch das Kind den Schleim in den Bronchien abhusten können!

ZUM ARZT, WENN …

> die Atmung des Kindes verändert ist.
> der Husten Begleitgeräusche macht.
> hohes Fieber dazukommt oder der Allgemeinzustand des Kindes sich verschlechtert.
> Verdacht auf Asthma oder Lungenentzündung besteht.
> ein Husten (auch bei gutem Allgemeinbefinden) länger als zwei Wochen bestehen bleibt.

DIE AMBULANZ 144 RUFEN, WENN…

> das Kind akute Atemnot hat.
> Ihr Baby heftige Hustenanfälle mit Erbrechen oder Atemaussetzern hat (Verdacht auf Keuchhusten).

→ Siehe auch Bronchiolitis bei Babys (Seite 112), Fieber (Seite 210), Husten (Seite 170), Asthma (Seite 162), Keuchhusten (Seite 288).

Husten

Husten ist ein sinnvoller Selbstreinigungsvorgang der Atemwege, bei dem Schleim, Krankheitserreger und Fremdkörper nach oben transportiert werden. Ein banaler Husten, der in der kalten Jahreszeit auftaucht, kann gut mit Hausmitteln behandelt werden.

Symptome

Reizhusten oder «produktiver» (schleimiger) Husten. Kommen hohes Fieber, eine allgemeine Schwäche oder Schwierigkeiten beim Atmen hinzu oder dauert ein Husten (ohne andere Symptome) länger als zwei Wochen, sollten Sie mit Ihrem Kind die Kinderärztin, den Kinderarzt aufsuchen. Die Gründe für den Husten müssen abgeklärt werden. Asthma (Seite 162), Bronchiolitis (Seite 112), Lungenentzündung, Keuchhusten (Seite 288) oder Pseudokrupp (Seite 174) sind ein klarer Fall für die ärztliche Praxis. Auch wenn Sie pfeifende Atemgeräusche hören oder die Atmung erschwert ist, sollten Sie mit Ihrem Kind zum Arzt.

Hintergrund

Trockenem Reizhusten liegt meist eine Entzündung der Schleimhäute in den oberen Atemwegen (Luftröhre, Rachenraum) zugrunde. Reizhusten kann auch durch kalte Luft, Staub, Dämpfe oder bestimmte Medikamente ausgelöst werden.

Schleimiger Husten, bei dem auch Sekrete ausgehustet werden, ist Ausdruck eines Infekts in den Bronchien oder Bronchiolen – zunächst meist durch Viren verursacht.

ÄUSSERLICH

Warmer Brustwickel

Sofern es dem Kind angenehm ist, können Sie seine Brust warm umwickeln. Je nach Vorliebe legen Sie als erste Lage eine Baumwollkompresse auf Brust oder Rücken, das Aussentuch bringen Sie dann rund um den Oberkörper an. Ein warmer Brustwickel entkrampft die Bronchien und fördert den Auswurf. Als Zusätze eignen sich zum Beispiel Thymiantee oder heisse Kartoffeln, Leinsamen, Zwiebeln oder Spitzwegerichsalbe. Sie können auch eine Bienenwachskompresse auflegen (Anleitungen und Tipps auf Seite 74).

Dampfzelt

Lassen Sie Ihr Kind mit Salzwasser,
Thymian- oder Kamillentee inhalieren.
Das befeuchtet die Atemwege,
löst den Schleim und wirkt abschwellend.
Wies geht, lesen Sie auf Seite 58.
(Ab 3–4 Jahren.)

Wies geht, lesen Sie auf Seite 58.

INNERLICH

Malve (Käslikraut), Isländisch Moos, Spitzwegerich

Diese Tees helfen bei Reizhusten,
denn sie enthalten Schleimstoffe, die
sich als schützende Schicht auf die
entzündete Schleimhaut legen und
reizmildernd wirken. 1 TL Pflanzenteile
mit 2,5 dl kochendem Wasser übergiessen,
3–10 Minuten ziehen lassen, süssen.
Übrigens: Es gibt auch Lutschbonbons
mit Isländisch Moos zu kaufen.

Schlüsselblume, Thymian

Produktiven, schleimigen Husten
lindert Tee aus getrockneten Schlüssel-
blumenblüten oder Thymiankraut.
Bereiten Sie ihn so zu: 1 TL Pflanzenteile
mit 2,5 dl kochendem Wasser übergiessen, 3–10 Minuten ziehen lassen,
absieben, süssen.

Chriesistiel-Tee

In der Schweiz seit Generationen bekannt:
Aus Kirschenstielen – frisch oder getrocknet – lässt sich ein wirksamer Hustentee
zubereiten: 1 TL geschnittene Stiele mit

2,5 dl kochendem Wasser übergiessen,
etwa 10 Minuten ziehen lassen.
Getrocknete Kirschenstiele erhalten
Sie in spezialisierten Apotheken oder
Drogerien unter der Bezeichnung
Caulis cerasis.

Heisse Honigmilch

Das Hausmittel hilft schon seit
Generationen!

Öl und Zucker

Ein uraltes Wundermittel gegen Reizhusten: Mischen Sie in einem Teelöffel
etwas Raps- oder Sonnenblumenöl mit
Zucker. Mehrmals täglich nach Bedarf.

Holunderbeerensaft

Verdünnen Sie den Saft mit heissem
Wasser und lassen Sie ihn anschliessend
abkühlen. Löst den Husten und enthält
viel Vitamin C. Auch Holunderbeerensirup
wird von Kindern im doppelten Sinn
«heiss geliebt».

Rettich- oder Zitronen-Zwiebel-Sirup

Wie Sie diese beiden alten Hausmittel
herstellen, steht auf Seite 83.

Wie Sie diese beiden alten Hausmittel herstellen, steht auf Seite 83.

Käuflicher Hustensirup

Geeignet ist zum Beispiel Thymian-,
Spitzwegerich-, Efeu- oder Tannenspitzen-
sirup aus der Drogerie oder Apotheke.
(Zu Dosierung und Anwendungseinschrän-
kungen punkto Alter des Kindes: Beipack-
zettel lesen oder Fachperson fragen.)

HOMÖOPATHIE

Drosera (Sonnentau) D12
Bei trockenem, bellendem Husten und plötzlichen Hustenanfällen, vor allem nach Mitternacht oder beim Sich-Hinlegen.

Ipecacuanha (Brechwurzel) D12
Bei Husten mit Würgen respektive Husten bis zum Erbrechen und bei Schleimrasseln.

Ferrum phos (Eisenphosphat) D12
Bei schmerzendem Husten und sich langsam entwickelnden entzündlichen Prozessen im Nasen- und Rachenraum oder Mittelohr.

Hepar sulfuris (Kalkschwefelleber) D6
Bei Kitzelhusten und Wundheitsgefühl im Hals, im Zusammenhang mit einem Nasennebenhöhleninfekt. Das Kind reagiert empfindlich auf Kälte.

ANTHROPOSOPHISCHE MEDIZIN

Bronchi-Plantago-Globuli
Komplexmittel mit homöopathischen Inhaltsstoffen. Geeignet bei häufig wiederkehrendem Husten und bei Entzündungen der Bronchien. Dosierung und Anwendung siehe Homöopathie (Seite 86). Näheres zur anthroposophischen Medizin siehe Seite 88.

SPAGYRIK

Klatschmohn wirkt gut bei Husten, Heiserkeit und als Beruhigungsmittel für Kinder.
Kapland-Pelargonie stimuliert das Immunsystem und löst den Schleim.
Anis hilft bei Reizhusten und wirkt schleimlösend.

→ Näheres zur Spagyrik siehe Seite 92.

SO HELFEN SIE IHREM KIND

Gegen das Austrocknen
Bieten Sie Ihrem Kind immer wieder zu trinken an, zum Beispiel Tee und verdünnte Fruchtsäfte. Flüssigkeit hilft bei der Schleimlösung und sorgt dafür, dass der Schleim ausgehustet werden kann. Ist die Luft in den Räumen, in denen sich das Kind aufhält, vielleicht zu trocken? Messen Sie mit einem Hygrometer und erhöhen Sie mit einem Luftbefeuchter die Feuchtigkeit, falls sie unter 40 Prozent liegt. Sie können auch feuchte Tücher im Zimmer aufhängen und eines davon mit 1 oder 2 Tropfen Lavendelöl beträufeln (nicht auf die Haut!). Überheizen Sie die Wohnung nicht: Das Schlafzimmer des Kindes sollte in der Nacht nicht wärmer als 18 Grad sein.

Viel trinken

Auch für Ihr hustendes Baby sind Flüssigkeit und Feuchtigkeit jetzt wichtig:
Stillen Sie das Kind öfter und geben Sie
ihm eventuell zusätzlich nicht zu starken
Lindenblüten-, Holunderblüten-, Schleh-
dornblüten-, Thymian- oder Fencheltee zu
trinken. Sie können diese Tees auch als
Beigabe in den Milchschoppen mischen.
Siehe auch Seite 309.

Gesunde Luft

Hängen Sie feuchte Tücher in Babys
Schlafzimmer auf, falls die Luft zu trocken
ist, speziell in der Heizperiode. Und: Sofern
das Baby kein Fieber hat, darf es auch
im Winter – entsprechend gekleidet, nach
draussen: Die frische Luft unterstützt die
Heilung der gereizten Schleimhäute.

Süssen erlaubt!

Frohe Botschaft für hustengeplagte
Kids: Kräutertees gegen Husten wirken
noch besser, wenn sie gesüsst sind
(mit Honig, Birnel, Zucker oder
Traubenzucker). Denn: Werden die
Geschmacksknospen auf der Zunge,
die Süsses schmecken, durch den
süssen Tee gereizt, steigert das indirekt
auch die Schleimproduktion in den
Bronchien, und der Sekretauswurf wird
vorangetrieben.

Brustwickel

Sie können Ihrem Baby einen Brustwickel mit 10%iger Spitzwegerichsalbe
anlegen: Stellen Sie die ganze Tube
in ein Gefäss mit warmem Wasser.
Verteilen Sie dann wenig Salbe auf Brust
(oder Rücken) des Babys. Und legen
Sie ein vorgewärmtes Baumwolltüchlein
darauf. Am Schluss umwickeln Sie den
Oberkörper des Babys mit einer zweiten
Lage Baumwollstoff.

ZUM ARZT, WENN ...

> die Atmung des Kinds verändert ist.
> der Husten Begleitgeräusche macht
  (pfeifende Atmung).
> hohes Fieber oder ein schlechter
  Allgemeinzustand dazukommt.
> Verdacht auf Asthma, Bronchitis,
  Bronchiolitis, Lungenentzündung,
  Keuchhusten oder Pseudokrupp
  besteht.
> ein Kind länger als zwei Wochen, ein
  Baby länger als drei Tage hustet.
> das Kind hustet, nachdem es einen
  Gegenstand verschluckt hat.

DIE AMBULANZ 144 RUFEN, WENN ...

> das Kind akute Atemnot hat. Unter-
  dessen: Gehen Sie mit ihm ins
  Badezimmer und lassen Sie die Dusche
  laufen, damit die Luft feucht wird.
  Falls es sich um Pseudokrupp handelt,
  lindert das die Symptome.

> ein Baby heftige Hustenanfälle mit Erbrechen oder Atemaussetzern hat (Keuchhusten-Verdacht).

Pseudokrupp

Pseudokrupp (auch falscher Krupp) ist eine akute Kehlkopfentzündung, die zu plötzlich einsetzendem Husten mit Atemnot führt – meist abends oder nachts. Die betroffenen Kinder sind häufig zwischen 1 und 5 Jahre alt. Selten wird ein Spitalaufenthalt nötig.

Symptome
Die Kehlkopfschleimhaut unterhalb der Stimmbänder schwillt an. Dies kann zu Heiserkeit, bellendem, trockenem Husten sowie einem hörbaren Ziehen beim Einatmen führen. Das Kind reagiert eventuell verängstigt. Pseudokrupp kann zu plötzlicher Atemnot führen. Seltener kommt Fieber dazu.

Hintergrund
Meist zeigt sich Pseudokrupp im Gefolge einer Erkältung in kalten, trockenen Nächten im Frühling oder Herbst. Auch ein Zusammenhang mit der Luftverschmutzung und dem Passivrauchen ist erwiesen. Die Erreger des Pseudokrupp sind Viren. Kinder können mehrmals im Leben daran erkranken.

Der Name Pseudokrupp kommt von der Unterscheidung gegenüber dem «echten» Krupp – so wurde die Diphtherie (eine bakterielle Halsentzündung) früher genannt.

HOMÖOPATHIE

Aus der homöopathischen Kinderapotheke (Seite 351):

Aconitum (Blauer Eisenhut) D12
Das Hauptmittel bei Pseudokrupp. Bei plötzlichem Husten, wenn das Kind aus dem Schlaf gerissen wird.

Epiglottitis: lebensbedrohlich, aber selten
Pseudokrupp ist eine Entzündung der Schleimhaut des Kehlkopfes, Epiglottitis dagegen eine Entzündung des Kehlkopfdeckels, die durch Hib-Bakterien (Haemophilus-Bakterien vom Typ B) verursacht wird. Sie äussert sich u. a. in Atemnot, einem Pfeifen beim Einatmen, Schluckbeschwerden, starkem Speicheln, einer klossigen Sprache und hohem Fieber. Die Erkrankung ist für Kinder lebensbedrohlich, weil die Atemwege durch die Schwellung des Kehlkopfdeckels blockiert werden können. Dank der Hib-Impfung (Seite 50) ist die Krankheit aber äusserst selten geworden.

Weiteres Mittel:

Hepar sulfuris (Kalkschwefelleber) D6
Gutes Mittel für den nächsten Morgen,
wenn weiterhin Husten und Atemnot
bestehen.

SO HELFEN SIE IHREM KIND

Bei plötzlicher, abendlich-nächtlicher
Atemnot durch Pseudokrupp: Beruhigen
Sie das Kind, lenken Sie es ab, geben Sie
ihm etwas Kaltes zu trinken. Gehen Sie
mit ihm (warm angezogen) ans offene
Fenster oder ins Freie. Die Kälte lässt die
Kehlkopfschleimhaut abschwellen, das
erleichtert das Atmen. Oder drehen Sie im
Badezimmer die Wasserhähne voll auf
(heiss!), damit die Luft feuchter wird. Auch
das lindert die Symptome.
Falls diese Massnahmen Erfolg haben,
dürfen Sie Ihr Kind wieder schlafen legen
– am besten im Elternschlafzimmer. Falls
jedoch nach 15 Minuten keine Besserung
eintritt: die Ambulanz 144 anrufen!
In der Regel kommt ein Pseudokrupp-
Anfall nicht allein, sondern das Geschehen
wiederholt sich schon in der nächsten
Nacht. Sorgen Sie deshalb schon vorbeugend für kühle Luft im Schlafzimmer
Ihres Kindes und befeuchten Sie die Luft
mit einem Luftbefeuchter oder hängen
Sie feuchte Tücher im Zimmer auf.

ZUM ARZT, WENN …

> Verdacht auf Pseudokrupp
besteht.

DIE AMBULANZ 144 RUFEN, WENN…

> das Kind akute Atemnot hat und
Erste-Hilfe-Massnahmen (wie oben
beschrieben) nicht helfen.
> Verdacht auf Epiglottitis (siehe Kasten)
besteht.

→ Siehe auch Husten (Seite 170).

4.4 Augen, Mund

Aphthen

Aphthen sind kleine Geschwüre in der Mundschleimhaut oder auf der Zunge. Sie können das Wohlbefinden des Kindes stark einschränken, sind aber in der Regel harmlos.

Symptome

Das Kind plagen kleine, runde Wunden im Mund, in der Mitte hell und mit rotem Rand. Oft bereitet das Essen starke Schmerzen (besonders bei Saurem), manche Kinder mögen nicht sprechen oder nicht genügend trinken. Aphthen heilen meist nach einigen Tagen von selbst ab.

Hintergrund

Aphthen können unterschiedlichste Ursachen haben: Bei Kindern treten sie im Zusammenhang mit der Mundfäule (siehe Seite 294) oder der Hand-Fuss-Mund-Krankheit (Seite 286) auf – dann meist gleich zu mehreren. Einzelne Aphthen können sich aus kleinen Verletzungen der Mundschleimhaut bilden, zum Beispiel wenn sich das Kind versehentlich in die Backe gebissen hat. Andere mögliche Gründe: eine Allergie, eine Medikamentenunverträglichkeit, Vitamin- respektive Mineralstoffmangel (sehr selten). Manche Kinder (wie auch Erwachsene) bekommen immer wieder Aphthen, ohne dass hierfür ein Grund ausgemacht werden könnte. Bei einigen Kindern rufen saure Früchte, Fruchtgetränke oder Nüsse Aphthen hervor. Auch Farbstoffzusätze in Lebensmitteln und Medikamenten und gewisse Stoffe in Zahnpasta werden als Auslöser (sogenannte Trigger) verdächtigt.

ÄUSSERLICH

Honig hilft!

Gegen die Aphthen im Mund hilft Honig: Streichen Sie mehrmals täglich einen kleinen Klecks auf die betroffenen Stellen im Mund.

Aphthen betupfen

Zum Auftupfen auf die betroffenen Stellen im Mund – zum Beispiel mit einem Watte-

stäbchen – eignet sich verdünnte Ringelblumentinktur (10 Tropfen auf 1 dl Wasser; Ringelblumentinktur selber machen siehe Seite 81).
Sie können die Stellen auch mit kaltem Kräutertee betupfen: mit Ringelblumen-, Kamillen-, Melissen-, Malven-, Salbei- oder Thymiantee, 2- bis 3-mal täglich. Diese Tees darf das Kind übrigens auch trinken.

Gurgelwasser

Ältere Kinder können mit den oben genannten Heilkräutertees auch gurgeln (siehe Seite 60). Wenn Sie lieber Ringelblumentinktur (selbstgemacht siehe Seite 81) verwenden, sollten Sie diese stark verdünnen: 10 Tropfen auf 1 dl Wasser. Manchen Kindern tut es auch gut, ab und zu einen Eiswürfel zu lutschen. (Ab 3–4 Jahren.)

Sole-Zahnpasta

Lohnen kann sich eventuell auch ein Versuch mit solehaltiger Zahnpasta (erhältlich in Drogerien, Apotheken oder Bioläden): Einfach für ein paar Tage auf eine Sole-Zahnpasta umstellen. Viele Aphthengeplagte schwören darauf, der Geschmack behagt allerdings nicht allen Kindern.

HOMÖOPATHIE

Aus der homöopathischen Kinderapotheke (Seite 351):

Mercurius solubilis (Quecksilber) D12
Bei Eiterbildung, entzündetem Zahnfleisch und Mundgeruch.

Chamomilla (Echte Kamille) D6
Wenn das Kind zahnt, schmerzempfindlich ist und seine Mundschleimhaut gereizt und entzündet ist.

ANTHROPOSOPHISCHE MEDIZIN

Antimonit-Rosen-Gel
Das Gel hat verschiedene mineralische und pflanzliche homöopathische Bestandteile. Es wirkt beruhigend, entzündungshemmend und glättend auf die Schleimhaut. Sie können es direkt auf die Aphthen auftragen.

Apis-Belladonna-Mercurio-Globuli
Dieses Komplexmittel mit homöopathischen Inhaltsstoffen eignet sich bei eitrigen Mundschleimhaut-Entzündungen. Wie Sie homöopathische Globuli richtig anwenden, steht auf Seite 86.

→ Näheres zur anthroposophischen Medizin siehe Seite 88.

SPAGYRIK

Aronstab lindert brennende Schmerzen auf der Mundschleimhaut.
Salbei ist ideal bei Entzündungen im Mund- und Rachenbereich.

Kapuzinerkresse wirkt resistenz-
steigernd, wirkt gegen Bakterien, Viren
und Pilze.

→ Näheres zur Spagyrik siehe Seite 92.

SO HELFEN SIE IHREM KIND

Genug trinken

Achten Sie darauf, dass Ihr Kind genügend trinkt, trotz der Schmerzen im Mund.
Ansonsten besteht die Gefahr der
Austrocknung (siehe Seite 307). Lassen
Sie Tee genügend abkühlen, denn Hitze
verstärkt eventuell die Beschwerden.
Fruchtsäfte sind aufgrund ihrer Säure kein
geeignetes Getränk. Auch Heisses
oder Scharfes sollten Sie Ihrem Kind nicht
vorsetzen.

Vorbeugung

Neigt Ihr Kind zu Aphthen, schöpfen Sie
am besten alle Möglichkeiten aus, um
seine Abwehr zu stärken (siehe Seite 44).

ZUM ARZT, WENN ...

> Ihr Kind wegen Aphthen nicht
  ausreichend trinkt.
> eine Entzündung der Mundschleim-
  haut nach ein paar Tagen nicht
  abheilt oder immer wieder auftaucht.
> Fieber oder ein starkes Krankheits-
  gefühl dazukommen.

Bindehautentzündung

Die Bindehaut ist eine elastische Membran,
die den äusseren Augapfel und das Innere
des Augenlids auskleidet. Ursachen von Bindehautentzündungen (Konjunktivitis) sind
Reizungen oder Infekte.

Symptome

Die Augen sind gerötet, tränen und brennen,
vielleicht hat das Kind auch das Gefühl,
«Sand in den Augen zu haben», ist lichtscheu oder reibt sich immer wieder die Augen. Morgens sind die Augenlider oft ver-
klebt.

Hintergrund

Die Bindehaut kann sich durch Viren oder
Bakterien entzünden, ebenso durch Sonnenlicht, Rauch, Zugluft, Staub, Chlorwasser im
Schwimmbad, oder einen Fremdkörper im
Auge. Allergien können ebenfalls eine Bindehautentzündung auslösen, zum Beispiel eine
Allergie auf Pollen, Hausstaub oder Tierhaare. Eine Bindehautentzündung kommt auch
häufig vor bei Erkältungen und bei Masern.
In den allermeisten Fällen ist die Bindehautentzündung harmlos. Es gibt allerdings virale wie bakterielle Formen, die schwer verlaufen und auch sehr ansteckend sind.

Augenspülung

Sie dürfen die Augen des Kindes 2- bis 3-mal täglich mit klarem, abgekochtem Wasser oder mit isotonischer Kochsalzlösung (siehe Seite 59) spülen. Die Spülflüssigkeit sollte Zimmertemperatur haben. Lassen Sie dabei das Kind den Kopf zur Seite neigen und achten Sie darauf, dass das Spülwasser nicht vom einen Auge in das zweite Auge gerät.

Kühlung

Legen Sie dem Kind einige Minuten lang kühle (nicht eiskalte) Kompressen auf die Augenlider, das lindert den Schmerz und den Juckreiz.

Augentrost, Ringelblume, Hamamelis

Kalte (wiederum nicht eiskalte) Kompressen mit Tee aus diesen Heilpflanzen können die Heilung beschleunigen: Tränken Sie zwei Wattebäusche in dem frischen, abgekühlten, abgesiebten Tee, drücken Sie sie gut aus und legen Sie die Bäusche dem Kind für einige Minuten auf die Augen (Dosierung für den Tee: 1 TL Pflanzenteile auf 2,5 dl Wasser). Achtung: Damit nichts ins Auge geht, verwenden Sie keine alkoholhaltigen Pflanzentinkturen! Und besser auch keinen Kamillentee, denn der kann im Auge eine Allergie auslösen und reizt ausserdem die Bindehaut unnötig.

Teebeutel aufs Auge

Diese fixfertigen Kompressen aus dem Küchenregal verwenden Sie so: Übergiessen Sie zwei Schwarztee- oder zwei Fenchelteebeutel (Bio-Qualität) mit kochendem Wasser, Beutel aus dem Wasser nehmen, ausdrücken und während einiger Minuten auflegen.

Aus der homöopathischen Kinderapotheke (Seite 351):

Pulsatilla (Küchenschelle) D6

Bei Bindehautentzündung nach Schnupfen mit viel Sekret. Das Kind hat stark verklebte Augen.

Weiteres Mittel:

Euphrasia (Augentrost) D6

Bei Bindehautentzündung infolge von Allergien. Die Augen des Kindes sind trocken und gerötet, jucken.

Ansteckungen vermeiden

Um eine Ansteckung von Mensch zu Mensch oder auch vom einen Auge zum anderen zu verhindern: Lassen Sie Ihr Kind regelmässig die Hände waschen, es sollte möglichst nicht in den Augen reiben und ein eigenes Handtuch benutzen. Sekrete im Augenwinkel sollten Sie mit

Papiertüchern oder Wattebäuschen entfernen – benutzen Sie jeweils zwei Einwegtücher gleichzeitig, eines fürs linke, eines fürs rechte Auge.

Schicken Sie Ihr Kind, falls es an einer schweren und ansteckenden Bindehautentzündung leidet, nicht in Krippe, Kindergarten oder Schule.

Kein direktes Sonnenlicht

Lassen Sie Ihr Kind draussen eine Sonnenbrille tragen, bis die Entzündung abgeklungen ist. Auch um geröteten Augen vorzubeugen, sollten Sie die Augen Ihres Sprösslings an sonnigen Tagen vor der UV-Strahlung mit einer Sonnenbrille schützen (siehe auch Seite 242).

den Wattebausch oder die Gaze zuvor entweder in abgekochtem Wasser, in Muttermilch (Muttermilch enthält Antikörper, die die Schleimhäute schützen) oder frisch aufgegossenem Augentrosttee (1 TL Kraut mit 2,5 dl kochendem Wasser übergiessen, 5 Minuten ziehen lassen). Heisse Flüssigkeiten auf Zimmertemperatur abkühlen lassen!

Sie können Ihrem Baby zudem quasi «auf die Tränendrüse drücken»: Massieren Sie sanft seinen Tränensack, der sich im inneren Augenwinkel befindet. So entleert sich der Sack leichter, und der Tränenkanal wird besser entstopft. Ausserdem: Waschen Sie sich und Ihrem Baby öfters die Hände!

FÜR DAS BABY

Enger Tränenkanal

Viele Neugeborene haben in den ersten Lebenstagen tränende, entzündete oder verklebte Augen. Denn der Tränenkanal der Augen ist noch sehr eng, und die Tränenflüssigkeit staut sich. Dies legt sich mit einigen Monaten meist von selbst.

Wischen Sie Babys Äuglein mehrmals täglich sanft mit einem nassen Wattebausch oder noch besser mit einer sterilen Gaze sauber – vom äusseren zum inneren Augenwinkel. Tränken Sie

---

ZUM ARZT, WENN ...

> Ihr Kind stark gerötete Augen hat oder sich eitrige Verklebungen bilden.

> eine Augenentzündung mit schwach ausgeprägten Beschwerden nach zwei oder drei Tagen nicht abheilt.

> Sie einen Fremdkörper im Auge vermuten oder sich das Kind am Auge verletzt hat (dann sofort zum Arzt!).

→ Siehe auch Allergien (ab Seite 138).

Fieberblasen (Lippenherpes)

Für viele Kinder ab dem Schulalter sind die kleinen Bläschen immer wiederkehrende, lästige Begleiter.

Symptome

Das Kind spürt zunächst eventuell ein Kitzeln oder ein Spannungsgefühl auf den Lippen. Später entsteht ein Knötchen, dann eine mit Flüssigkeit gefüllte Blase, die schliesslich platzt und abheilt.

Hintergrund

Ursache des Lippenherpes ist eine Infektion mit dem Herpes-Simplex-Virus Typ 1 (HSV1). Die meisten Kleinkinder tragen das Virus bereits in sich, manche von ihnen haben die Mundfäule (siehe Seite 294) durchgemacht. Wird das Immunsystem belastet, flammt die Infektion wieder auf, etwa bei Stress, zu viel Sonne, bei körperlicher oder seelischer Belastung oder bei einer fiebrigen Erkältung – deshalb auch der Name Fieberbläschen.
Für Neugeborene und Kinder mit Neurodermitis kann eine Herpesinfektion gefährlich werden, deshalb in diesen Fällen zum Kinderarzt!

ÄUSSERLICH

Zinkpaste oder Melissensalbe

Tupfen Sie ganz dünn eine zinkoxidhaltige Paste oder Melissensalbe auf den Herpesherd. Maximal 3-mal täglich.

Rhabarber und Salbei

Auch Salbe mit Rhabarber- und Salbeiextrakten wirken auf die Lippen aufgetragen gegen die Fieberbläschen (in Apotheken oder Drogerien erhältlich).

Honig

Das Hausmittel verfügt über wissenschaftliche Weihen: Honig verkürzt die Dauer der Herpesepisode, verringert den Schmerz und beschleunigt die Verkrustung. Und das ohne Nebenwirkungen!
4-mal täglich ein mit Honig getränktes Taschentuch sanft auf die Lippe des Kindes pressen. Oder bestreichen Sie seine Lippe ganz einfach mehrmals täglich mit Honig.

Zahnpasta

Geben Sie möglichst rasch, nachdem Sie eine Fieberblase bei Ihrem Kind bemerkt haben, einen Tupfen Zahnpasta auf die betroffene Stelle: entweder Sole-Zahnpasta oder solche mit Schlemmkreide. Kühlt und trocknet die Blase aus.

Mit Kräutertee betupfen

Betupfen Sie die Fieberblase mehrmals am Tag mit Kamillen-, Thymian-, Salbei-, oder Zinnkrauttee. Diese Kräuter haben entzündungshemmende, antivirale Eigenschaften. Jeweils 1 TL Pflanzenteile mit 2,5 dl kochendem Wasser übergiessen, absieben und ausreichend abkühlen lassen.

HOMÖOPATHIE

Aus der homöopathischen Kinderapotheke (Seite 351):

Apis (Honigbiene) D12
Bei Fieberblasen, die im Anfangsstadium
eine leichte rosa Schwellung verursachen,
später dann brennen und stechen.

Weitere Mittel:

Cantharis (Spanische Fliege) D12
Bei akuter Hautentzündung mit grossen
Blasen.

Acidum nitricum (Salpetersäure) D30
Wenn die Fieberblasen bei Stress,
Schulmüdigkeit und Ängsten des Kindes
auftreten.

SPAGYRIK

Schwalbwurz wirkt antiviral und
entgiftend.
Zitronenmelisse hemmt Herpesviren.

→ Näheres zur Spagyrik siehe Seite 92.

SO HELFEN SIE IHREM KIND

Lippenpflege
Vergessen Sie nicht, besonders im
Winter, die Lippen Ihrer Sprösslinge
vorbeugend einzucremen, um sie vor
Wind und Trockenheit zu schützen.
Packen Sie den Fettstift dem Kind ins
Kindergartentäschli oder in den Schulranzen oder in die Manteltasche, so denkt
es bald selbst daran. Wenn allerdings
eine Fieberblase gerade neu spriesst, sollte
das Kind zunächst keinen Fettstift
benutzen.

Sonne und Trockenheit meiden
Trockene Raumluft sowie starke UV-
Strahlung sind zwei Faktoren, die Lippen
anfällig für Herpes werden lassen.
Schützen Sie Ihr Kind deshalb vorbeugend
immer gut vor der Sonne (siehe
Seite 242) und stellen Sie einen Luftbefeuchter in der Wohnung auf oder
senken Sie die Raumtemperatur.

Vollständig gesunden
Lassen Sie Ihr Kind, wenn es krank ist,
die Krankheit richtig auskurieren
und schicken Sie es nicht zu früh wieder
in die Schule oder in den Sport.
Sonst besteht die Gefahr, dass mit der
verschleppten Krankheit auch die
Herpesviren wieder «zuschlagen».
Ist Ihr Kind womöglich zu viel Stress
ausgesetzt? Vielleicht kann es
eine Entspannungstechnik erlernen,
um besser «abzuschalten» (siehe
Seite 96). Stärken Sie das Immunsystem
Ihres Kindes (siehe Seite 44).

Bitte nicht küssen!

Wenn Sie selbst eine Fieberblase haben, sollten Sie Ihr Kind, besonders Ihr Baby, nicht küssen. Auch nach dem Aufplatzen und während des Abheilens sind die Blasen noch ansteckend. Waschen Sie ausserdem Ihre Hände oft und gründlich und teilen Sie weder Besteck noch Frotteetücher mit anderen Familienmitgliedern.

ZUM ARZT, WENN ...

> ein Baby ein Fieberbläschen bekommt.
> Herpes nahe der Augen auftritt (dann sofort zum Arzt!).

Gerstenkorn

Das Gerstenkorn (auch Urseli oder Grittli genannt) ist eine eitrige Entzündung der Lidranddrüsen. Die Entzündung ist schmerzhaft, aber harmlos. Erreger sind Hautkeime – wie sie bei allen Menschen auf der Haut leben.

Symptome

Zunächst schmerzt das Auge beim Schliessen, dann kann sich das Augenlid röten und anschwellen. Im weiteren Verlauf bildet sich ein kleiner, als weisses Knötchen erkennbarer Eiterherd, der sich nach einiger Zeit von selbst öffnet.

ÄUSSERLICH

Warme Kompresse

Eine warme Lidkompresse beschleunigt die Heilung und das Aufbrechen des Urselis. Wärmen Sie zum Beispiel einen sauberen Waschlappen auf einem Pfannendeckel über einer Pfanne mit heissem Wasser.

Auch eine warme Leinsamenkompresse ist gut geeignet. Wie Sie sie zubereiten, steht auf Seite 74. Vor dem Auflegen Temperatur prüfen!

Augentrost, Ringelblume, Hamamelis

Bewährt haben sich auch warme Kompressen auf dem Augenlid mit frisch überbrühtem Tee (keinesfalls Tinktur!) dieser Heilpflanzen: Übergiessen Sie für den Tee jeweils 1 TL Augentrostkraut, Ringelblumenblüten oder Hamamelisblätter mit 2,5 dl kochendem Wasser. 5 Minuten ziehen lassen, abkühlen lassen. Am einfachsten machen Sie die Kompresse mit einem ausgedrückten Wattebausch.

HOMÖOPATHIE

Aus der homöopathischen Kinderapotheke (Seite 351):

Apis (Honigbiene) D12

Geeignet bei geschwollenen Augenlidern und tränenden Augen.

Weiteres Mittel:

Staphysagria (Stephanskorn, Rittersporn) D12

Wenn Gerstenkörner immer wiederkehren und bei trockenen Lidrändern.

ZUM ARZT, WENN ...

> sich das Urseli nach einigen Tagen nicht von selbst öffnet oder wenn es starke Beschwerden verursacht.

SPAGYRIK

Augentrost wirkt gegen Lidrand- und Bindehautentzündung, ist entstauend und abschwellend.
Walnussbaum gilt als «Lymphmittel», das den Stoffwechsel anregt.

→ Näheres zur Spagyrik siehe Seite 92.

SO HELFEN SIE IHREM KIND

Bitte nicht ausdrücken!

Versuchen Sie keinesfalls, das Urseli mit einem spitzen Instrument aufzustechen oder auszudrücken, die Entzündung könnte sich ausbreiten!

Hygiene

Vorsichtshalber: Hat Ihr Kind ein Gerstenkorn, ist regelmässiges Händewaschen angesagt. Wechseln Sie das Badetuch des Kindes täglich und wischen Sie Schorf oder Sekrete aus seinen Augen mithilfe von Einwegpapiertüchern weg.

4.5 Gelenke, Muskeln

Gelenk- und Muskelschmerzen

Ein leichtes Ziehen, Zwicken oder ein «Ameisenlaufen» in den Armen oder den Beinen verspüren alle Heranwachsenden dann und wann. Vielleicht ist ein Arm eingeschlafen, weil der Kopf darauf gelegen hat und die Blutzufuhr zum Nerv kurzzeitig verringert wurde. Oder das Kind hat einen Muskelkrampf, wie er zum Beispiel nachts oder beim Schwimmen im kalten Wasser oder sonst beim Sport vorkommt. Vielleicht handelt es sich auch um eine vorübergehende Überlastung durch besonders viel Bewegung und Sport. Solcherlei Beschwerden sind meist harmlos und vorübergehend. Klagt Ihr Kind aber regelmässig über Schmerzen in einem Bein, Fuss oder Arm, sollten Sie mit ihm zum Arzt.

Wachstumsschmerzen

Wachstumsschmerzen nennt man das meist in der Nacht auftretende Ziehen oder Kribbeln in Armen und Beinen, das vor allem Kleinkinder immer wieder plagt. Nur: Wahrscheinlich haben die Schmerzen gar nichts mit dem Wachstum zu tun. Denn gerade in dem Alter, in dem die nächtlichen Beschwerden am häufigsten auftreten (zwischen 3 und 6 Jahren), ist das Wachstum des Kindes viel geringer als in den Jahren davor und danach. Typisch ist übrigens, dass die betroffenen Kinder tagsüber völlig beschwerdefrei sind.

Der Grund für die Beschwerden ist ungeklärt. Medizinisch sind die sogenannten Wachstumsschmerzen ungefährlich. Kein Grund also, sich Sorgen zu machen. Was Sie bei Wachstumsschmerzen unternehmen können, steht in der Rubrik *Äusserlich* nebenan.

Symptome

Muskelkrämpfe in der Wade oder im Oberschenkel, belastungsabhängige Schmerzen in einer Extremität, Wachstumsschmerzen (siehe Kasten).

Hintergrund

Skelett, Muskulatur und Bänder sind bei Kindern und Jugendlichen noch im Aufbau und können vorübergehend – selbst durch normale sportliche Belastung – überbeansprucht werden, besonders während des Wachstumsschubs in der Pubertät. Das heisst aber nicht, dass Ihr Kind sich nicht austoben oder anspruchsvollen Sport treiben sollte! Es ist gerade umgekehrt: Erst die Beanspruchung der Knochen, Muskeln und Gelenke lässt diese wachsen und stark werden (siehe Seite 39).

Bei einem Muskelkrampf ziehen sich die Muskeln plötzlich zusammen und bleiben einige Sekunden verkrampft. Dabei treten heftige Schmerzen auf. Häufige Muskelkrämpfe können unter anderem auch auf bestimmte Stoffwechselkrankheiten hindeuten.

ÄUSSERLICH

Bei Muskelkrämpfen, belastungsabhängigen Beschwerden in der Pubertät und Wachstumsschmerzen von Kleinkindern:

Einreiben mit Kräuterölen

Massieren Sie die schmerzende Extremität mit Johanniskrautöl. Sie können das rote Öl fixfertig kaufen oder selber herstellen (siehe Seite 82). Auch wärmendes Malvenöl oder Schlehenblütenöl eignet sich.

Lindernde Salben

Reiben Sie die betroffenen Stellen sanft mit hautfreundlichen und durchblutungsfördernden Salben ein (zum Beispiel mit Ringelblumensalbe oder Hamamelissalbe).

Wärme entkrampft

Sofern die Haut nicht rot oder entzündet ist: Machen Sie dem Kind bei Muskelkrämpfen einen feuchtwarmen Umschlag mit Heilerde, Arnikatinktur oder Kohlblättern (siehe ab Seite 72). Bei nächtlichen Wadenkrämpfen: Lassen Sie dem Kind vor dem Zubettgehen vorbeugend ein warmes Bad einlaufen.

INNERLICH

Muskelkrämpfe bei Ihrem Kind können Sie auch mit Magnesiumsachets aus Drogerie oder Apotheke oder Grossverteiler angehen (Dosierung gemäss Fachperson oder Packungsbeilage.)

HOMÖOPATHIE

Aus der homöopathischen Kinderapotheke (Seite 351):

Arnica (Arnika) D6

Geeignet bei Gelenk- und Muskelschmerzen nach Verletzung oder Überbeanspruchung.

Weitere Mittel:

Magnesium phosphoricum (Magnesiumphosphat) D6

Dieses Mittel wirkt krampflösend und entspannend auf die Muskulatur.

Eupatorium (Wasserhanf) D6

Geeignet bei tief sitzenden Schmerzen in allen Knochen, beim Gefühl von verrenkten Gliedern.

SO HELFEN SIE IHREM KIND

Durchkneten hilft!

Bei Muskelkrämpfen, belastungsabhängigen Beschwerden in der Pubertät und Wachstumsschmerzen von Kleinkindern: Oft ist dem Kind schon mit einer vorsichtigen knetenden Massage des betroffenen Körperteils geholfen. Und weiss Mama oder Papa noch einen lustigen Vers dazu, ist der lästige Schmerz schnell vergessen. Tipps zur Massage siehe Seite 104, Massage-Verse Seite 29.

Dehngriff

Hat Ihr Kind einen akuten Muskelkrampf: Fassen Sie die Zehen des betroffenen Beins und drücken Sie sie – sanft! – Richtung Schienbein. Das lockert die Verkrampfung. Ist der Krampf beim Schlafen eingetreten, soll das Kind nach Möglichkeit aufstehen und einige Schritte umherlaufen.

Muskelkrämpfen vorbeugen

Wadenkrämpfe können unter anderem durch Flüssigkeitsmangel ausgelöst werden. Sorgen Sie deshalb dafür, dass das Kind ausreichend trinkt (siehe Seite 306).

ZUM ARZT, WENN ...

> Ihr Kind immer wieder über Schmerzen in Armen, Beinen, Händen oder Füssen klagt, insbesondere, wenn immer die gleiche Seite betroffen ist.
> das Kind morgens nach dem Aufwachen steife Gelenke hat (Arthritisverdacht).
> Ihr Kind wiederholt Muskelkrämpfe hat.
> Gelenk- oder Muskelschmerzen länger als drei, vier Tage anhalten.

Muskelkater

Nach intensivem Wandern, Velofahren oder anderer (ungewohnter) körperlicher Anstrengung können untrainierte Muskeln schon mal für einige Tage schmerzen. Oft aber entschädigt den kleinen Rennfahrer oder die kleine Gipfelstürmerin der Stolz auf die vollbrachte Leistung!

Symptome

Muskelschmerzen bei Bewegungen und Berührung in Beinen, Armen, Füssen oder anderen Körperregionen. Spätestens nach zwei Tagen verschwindet der Muskelkater wieder.

Hintergrund

Diese beiden Mechanismen spielen sich vermutlich ab: Bei starker Beanspruchung kommt es zu winzigen Rissen in den Muskelfasern (Mikrorissen). Zusätzlich werden die Muskeln möglicherweise durch gewisse Stoffwechselprodukte gereizt, die bei der Muskelkontraktion entstehen (Milchsäure oder sogenannte freie Radikale).

ÄUSSERLICH

Arnikakompresse

Der Klassiker: 1 TL Arnikatinktur in 2,5 dl kaltem Wasser lösen, ein Baumwolltuch damit tränken, auswringen, um die Extremität wickeln, befestigen. Arnika lindert den Schmerz, fördert die Regeneration von Entzündungen. Nicht bei offenen Hautverletzungen anwenden.

Kühlen nimmt den Schmerz

Kälte wirkt schmerzlindernd. Machen Sie dem Kind ein Cold-Pack (siehe Seite 81) oder einen kalten Wickel. Gute Zusätze sind essigsaure Tonerde, Heilerde, Zitronenscheiben, Quark (Anleitungen ab Seite 70).

Wärme entspannt

Lassen Sie das Kind warm baden oder duschen. So entspannen sich die Muskeln, Zirkulation und Stoffwechsel werden angeregt. Oder legen Sie dem Kind einen warmen Wickel an, etwa mit Zitronenscheiben, Kartoffeln oder Heilerde (Anleitungen ab Seite 72).

Heilende Pflanzensalben

Reiben Sie die schmerzenden Stellen sanft mit Salben ein, die Durchblutung und Abtransport der Stoffwechselprodukte fördern (Arnika-, Ringelblumen- oder Hamamelissalbe).

HOMÖOPATHIE

Aus der homöopathischen Kinderapotheke (Seite 351):

Arnica (Arnika) D6

Geeignet bei Überbeanspruchung des Körpers und bei Steifigkeit.

Weiteres Mittel:

Rhus tox (Giftsumach) D12

Bei Anlaufschmerz und drohender Entzündung.

SO HELFEN SIE IHREM KIND

Was sonst noch nützt

Schonung ist angesagt, seinen sportlichen Ehrgeiz sollte das Kind jetzt drosseln. Zu einer raschen Erholung trägt auch vorsichtiges Dehnen, eine leichte Gymnastik oder eine sanfte Massage der betroffenen Muskelpartien bei (Tipps zur Massage auf Seite 104). Zudem: Lassen Sie das Kind ausreichend trinken und früh zu Bett gehen. Schlaf fördert den Heilungsprozess!

Dem nächsten Kater vorbeugen

Steigern Sie das sportliche Familienprogramm nur langsam. Vor dem Klettern, der Bergtour, dem Skifahren: immer gut aufwärmen und hinterher dehnen!

Sehnenscheiden-Entzündung

Sehnen verbinden Muskeln und Knochen. An stark beanspruchten Stellen verlaufen sie in einer Art Schlauch, der sogenannten Sehnenscheide. Bei chronischer Überbeanspruchung können sich die Sehnenscheiden des Handgelenks entzünden – selten auch die der Finger oder am Fuss. Etwa wenn ein Kind oder Jugendlicher sehr lange und häufig am Computer tippt, Geige übt oder Tennis spielt.

Symptome

Ein stechender Schmerz in der betroffenen Hand, dem betroffenen Finger oder Fuss. Bei Bewegungen ist eventuell ein Knirschen hörbar, und der betroffene Bereich ist geschwollen und überwärmt.

ÄUSSERLICH

Kühlung

Kälte nimmt den Schmerz und wirkt entzündungshemmend, besonders in der Akutphase. Machen Sie kalte Wickel um das Gelenk respektive eine kalte Kompresse. Das lindert den Schmerz und hält die Entzündung in Schach. Als Wickelzusätze eignen sich essigsaure Tonerde, Heilerde oder Arnikatinktur (1 TL auf 2,5 dl Wasser). Siehe auch kalte Wickel (Seite 70).

Wallwurzsalbe

Alterprobt bei Sehnenscheiden-Entzündungen! Die Salbe wird aus der Heilpflanze Symphytum officinale hergestellt, auch Beinwell genannt.

Kein Kabis!

Ein paar blanchierte Kohlblätter, ums Handgelenk gewickelt, lindern die Entzündung (Anleitung siehe Seite 74).

HOMÖOPATHIE

Aus der homöopathischen Kinderapotheke (Seite 351):

Apis (Honigbiene) D12

Bei Hitzegefühl, Schwellung und Entzündung mit stechenden Schmerzen im betroffenen Gelenk.

Weiteres Mittel:

Rhus tox (Giftsumach) D12
Bei Entzündung mit Taubheitsgefühl.
Das Kind verspürt trotz Schmerzen einen
Bewegungsdrang.

SPAGYRIK

Arnika wirkt entzündungshemmend
und wundheilend.
Mädesüss lindert Entzündung und
Schmerzen.

→ Näheres zur Spagyrik siehe Seite 92.

SO HELFEN SIE IHREM KIND

Schonen und pausieren
Sorgen Sie dafür, dass das Kind die
belastende Tätigkeit vorübergehend
ganz einstellt: Heilung ist nur bei
Schonung möglich. Sie können das
Gelenk – zwischenzeitlich – auch mit
einer elastischen Binde einbinden.
Ist das Computertippen oder sind die
Schularbeiten schuld: Kontrollieren
Sie, ob die Haltung des Kindes ent-
spannt ist, und ermuntern Sie es zu re-
gelmässigen Lockerungsübungen
(Hände schütteln, kleines Gymnastikpro-
gramm). Ein Handpolster vor der Tastatur
(aus dem Computerfachgeschäft) kann
die Handgelenke entlasten. Und: Lassen
Sie Ihr Kind öfter draussen Spiel oder
Sport treiben.

Vorbeugung beim Sport
Die beste Vorbeugung ist regelmässige
Bewegung. Beim Sporttreiben ist es
wichtig, dass sich das Kind nur dem
eigenen Trainingszustand entsprechend
verausgabt und belastet. Aufwärmen
vor dem Sport ist sinnvoll, ebenso sanftes
Dehnen. Schmerzen sind ein Warnzeichen.
Sport soll Spass machen!

ZUM ARZT, WENN ...

> die Sehnenscheiden-Entzündung
  das Kind stark schmerzt.
> die Beschwerden nicht nach wenigen
  Tagen nachlassen.

4.6 Hals, Nase, Ohren

Hals- oder Mandelentzündung

Halsschmerzen im Rahmen einer Erkältung dürfen Sie – sofern sie das Kind nicht stark plagen – zwei bis drei Tage mit Hausmitteln behandeln. Eine Mandelentzündung (Angina) sollte der Kinderarzt behandeln.

Symptome
Bei einer einfachen Halsentzündung hat das Kind Halsweh, Schluckschmerzen und eventuell auch geschwollene Lymphknoten am Hals und im Kieferwinkel. Oft mag es nichts essen und trinken oder auch nicht sprechen. Bei einer Angina kommen Fieber, Kopfweh und ein schweres Krankheitsgefühl sowie manchmal Bauchschmerzen und Erbrechen hinzu. Die Gaumen- oder Rachenmandeln sind gerötet und eitrig belegt, eventuell hat das Kind Mundgeruch.

Hintergrund
Banales Halsweh ist viral bedingt. Viele Kinder haben gleichzeitig Husten, Schnupfen, Durchfall oder eine Bindehautentzündung des Auges (siehe Seite 178).

An Angina erkranken Kinder meist erst ab drei oder vier Jahren. Hier sind Bakterien, meist Streptokokken, mit im Spiel: Ein Fall für den Kinderarzt! Mögliche Komplikationen: Mittelohr-, Nasennebenhöhlen-, Nierenentzündung oder rheumatisches Fieber – eine sogenannte Autoimmunerkrankung, bei der sich die Abwehrreaktion gegen die Streptokokken fälschlicherweise gegen körpereigene Zellen (z. B. Gelenke oder Herz) richtet. Schluckweh oder Halsschmerzen treten auch bei Masern (Seite 290), Scharlach (Seite 301), Mumps (Seite 292), Pfeifferschem Drüsenfieber (Seite 295), bei der Hand-Fuss-Mund-Krankheit (Seite 286) und bei einer Kehlkopfdeckel-Entzündung (Epiglottitis, Seite 174) auf.

ÄUSSERLICH

Ansteigendes Fussbad
Füllen Sie dem Kind bei den ersten Anzeichen einer Halsentzündung einen

---

Zuber mit 35 Grad warmem Wasser und giessen Sie dann nach und nach sehr vorsichtig heisses Wasser dazu. Was Sie dabei beachten sollten, lesen Sie auf Seite 64. (Ab 4 Jahren.)

Halswickel

Das lästige Kratzen im Hals kann ein warmer Wickel lindern, gegen Schluckweh hilft meist ein kühler Wickel: Das Kind darf selbst entscheiden (siehe Seite 70)! Als kalte Wickel (Seite 70) kommen in Frage: Heilerde-Wickel, Quarkwickel oder Zitronenscheibenwickel. Für einen warmen Wickel (Seite 72) nehmen Sie Heilerde, Eukalyptuspaste (ab 4 Jahren), Zitronenscheiben, gekochte Kartoffeln oder Zwiebeln. Wichtig: Die Wirbelsäule aussparen, nur das Aussentuch geht rund um den Hals herum.

Gurgeln

Das Gurgeln befeuchtet Mund und Rachen. Kräutertee-Gurgelwässer wirken zudem gegen Krankheitserreger im Hals und lindern das Halsweh: Übergiessen Sie wahlweise 1 TL Kamillenblüten, Salbeiblätter, Thymiankraut oder getrocknete Flechten von Isländisch Moos mit 2,5 dl kochendem Wasser und lassen Sie den Tee dann abkühlen. Auch verdünnte Calendulatinktur oder Salzwasser können Sie dem Kind zum Gurgeln reichen. Calendulagurgelwasser: Geben Sie 10 Tropfen Calendulatinktur in 1 dl Wasser. Salzwasser zum Gurgeln: Lösen Sie

1 TL Salz in 2,5 dl Wasser auf. Gurgeln mit Kindern: Informationen siehe Seite 60. (Ab 3–4 Jahren.)

Dampfzelt

Lassen Sie Ihr Kind 2- oder 3-mal täglich unter einem Tuch Dampf inhalieren. Geeignete Dampflieferanten sind: isotonische Kochsalzlösung (siehe Seite 59), Kamillentee oder Ringelblumentee. Wie Sie mit Ihrem Knirps dampfbaden, lesen Sie auf Seite 58. (Ab 3–4 Jahren.)

INNERLICH

Heilkräutertee

Es eignen sich: Kamille, Käslikraut (Malve), Salbei, Thymian oder Isländisch Moos. Jeweils 1 TL Pflanzen- respektive Flechtenteile mit 2,5 dl kochendem Wasser übergiessen, 3–10 Minuten ziehen und abkühlen lassen. Auch Mischungen sind möglich.

Zistrosentee

Eine rosa blühende Heilpflanze, die derzeit ein Comeback feiert – mit wissenschaftlicher Unterstützung: Tee aus Blättern, Stängelchen und Blüten der Zistrose kann bei 4-maligem Gurgeln pro Tag Mandelentzündungen schneller zum Abheilen bringen. Das Kind darf den Tee auch trinken. Zubereitung: 1 TL Pflanzenteile mit 2,5 dl kochendem Wasser übergiessen, 3–10 Minuten ziehen und abkühlen lassen. (Ab 4 Jahren.)

Kapuzinerkresse

Diese Heilpflanze wirkt leicht antibiotisch und regt das Immunsystem an. Die Tinktur der Pflanze wird aus Blättern und Blüten gewonnen und kann innerlich angewendet werden. (Dosierung gemäss Empfehlung in der Apotheke oder 3–5 Tropfen in 1 dl Wasser auflösen, bis zu 3-mal am Tag.) (Ab 4 Jahren.)

→ Zu Heilmitteln wie Zistrosentee oder Kapuzinerkresse-Tinktur, die das Immunsystem anregen, lesen Sie auch Seite 46.

HOMÖOPATHIE

Aus der homöopathischen Kinderapotheke (Seite 351):

Aconitum (Blauer Eisenhut) D12

Das Kind hat plötzlich starke Halsschmerzen, verursacht durch kalten Wind. Und einen trockenen, roten und brennenden Rachen.

Weiteres Mittel:

Phytolacca (Kermesbeere) D12

Das Kind hat einen angeschwollenen Hals, Schluckbeschwerden und einen brennenden Schmerz im Hals.

ANTHROPOSOPHISCHE MEDIZIN

Apis-Belladonna-Mercurio-Globuli

Dieses Komplexmittel mit homöopathischen Inhaltsstoffen eignet sich bei Entzündungen mit Tendenz zur Eiterbildung. Wirkt auch schmerzstillend. Wie Sie homöopathische Globuli richtig anwenden, lesen Sie auf Seite 86.

→ Näheres zur anthroposophischen Medizin siehe Seite 88.

SPAGYRIK

Aronstab und **Salbei** wirken gegen Schmerzen und gegen die Entzündung im Mund- und Rachenraum.

→ Näheres zur Spagyrik siehe Seite 92.

SO HELFEN SIE IHREM KIND

Viel trinken

Bieten Sie dem kranken Kind löffelweise oder mit der Schoppenflasche zu trinken an, neben den oben genannten Kräutertees ist Lindenblütentee, Schlehdornblütentee oder Holunderblütentee gut geeignet. Auch eine warme Milch mit Honig kann guttun. Obstsäfte sind nicht geeignet, da sie den Hals reizen können.

Weiches Essen

Bei Schluckweh sind kleine Mahlzeiten in Form von Brei, Pudding oder Suppe die ideale Krankenverpflegung (siehe auch Seite 278).

Glück im Unglück!

Bonbons und Glace sind erlaubt! Kühlung in Form von Glace (keine Fruchtglace) wirkt schmerzlindernd bei Schluckweh und geschwollenem Rachen. Die naturheilkundliche Variante: Selbstgemachte Eiswürfel aus Heilkräutertee wie Kamillen- oder Käslikrauttee, eventuell mit Honig gesüsst. Lassen Sie ältere Kinder auch ab und zu ein Honig-, Kräuter- oder Früchtebonbon lutschen: Das regt den Speichelfluss an und befeuchtet den Rachen.

Feuchtigkeit

Sorgen Sie für ausreichende Luftfeuchtigkeit (ideal sind 40 bis 50 Prozent relative Luftfeuchtigkeit): Überheizen Sie das Kinderzimmer nicht und benutzen Sie bei trockener Raumluft einen Luftbefeuchter oder hängen Sie als Behelf feuchte Tücher im Zimmer auf. Falls es das Kind mag, können Sie eines der Tücher mit 1 oder 2 Tropfen Lavendelöl beträufeln (nicht auf die Haut!).

Vorbeugung

Schützen Sie den Hals Ihres Sprösslings im Winter immer gut mit seidenen oder wollenen Schals. Wie Sie zu einer guten Abwehr Ihres Kindes beitragen können, lesen Sie auf Seite 44.

ZUM ARZT, WENN …

> Verdacht auf Angina besteht.
> Verdacht auf Scharlach, Kehlkopfdeckel-Entzündung, Masern, Mumps, Pfeiffersches Drüsenfieber oder eine andere schwere Krankheit besteht.
> das Kind den Mund nicht aufmachen kann.
> das Schlucken oder der Hals das Kind stark schmerzt.
> hohes Fieber oder ein verschlechtertes Allgemeinbefinden dazukommt.
> nach zwei, drei Tagen keine Besserung des Halswehs eintritt.
> das Kind einige Tage oder Wochen nach einer Angina plötzlich hohes Fieber bekommt (Verdacht auf rheumatisches Fieber, dann sofort zum Arzt!).
> das Kind einen kleinen Gegenstand verschluckt hat und anschliessend unter Schluckweh leidet (Seite 324).

DIE AMBULANZ 144 RUFEN, WENN…

> das Kind akute Atemnot hat.

→ Siehe auch Fieber (Seite 210).

Heiserkeit

Abgesehen von Erkältungen kann die Stimme Ihres Kindes durch trockene Luft, zu viel Schreien oder Singen oder auch durch Passivrauchen heiser werden, ebenso bei Entzündungen der Mandeln (siehe Seite 192), der Nasennebenhöhlen (siehe Seite 198) sowie bei Pseudokrupp (siehe Seite 174).

ÄUSSERLICH

Kalter Halswickel mit Heilerde
Dieser Wickel lindert die Reizung und kann zu einer rascheren Linderung der Beschwerden beitragen (Zubereitung siehe Seite 71, «Kalte Wickel»). Wichtig beim Halswickel: Die Wirbelsäule aussparen, nur das Aussentuch geht rund um den Hals herum.

INNERLICH

Lindern mit Kräutern
Die Heilkräuter Kamille, Isländisch Moos, Salbei und Schlüsselblume können als Tee getrunken werden. Dosierung: jeweils 1 TL Pflanzenteile mit 2,5 dl kochendem Wasser übergiessen und 3–10 Minuten ziehen lassen. Die Tees eignen sich auch als Gurgelmittel oder zum Inhalieren unter einem Tuch (Kopfdampfbad siehe Seite 58, Gurgeln siehe Seite 60; beides ab 3–4 Jahren).

HOMÖOPATHIE

Aus der homöopathischen Kinderapotheke (Seite 351):

Aconitum (Blauer Eisenhut) D12
Der Rachen ist rot und geschwollen, das Kind verlangt nach kaltem Wasser.

Belladonna (Tollkirsche) D12
Die Stimme des Kindes ist hoch und piepsend, der Hals trocken. Die Ursache der Heiserkeit: zu viel Schreien.

Weitere Mittel:

Carbo vegetabilis (Holzkohle) D6
Das Kind hat eine tiefe Stimme, die bei leichter Anstrengung versagt; am Morgen ist das Kind ohne Stimme, Räuspern bringt keine Besserung.

Hepar sulfuris (Kalkschwefelleber) D6
Bei Heiserkeit infolge von Erkältung oder Angina.

SPAGYRIK

Weihrauch lindert die Heiserkeit, wirkt entzündungswidrig.
Salbei wirkt gegen die Entzündung im Mund- und Rachenraum.

→ Näheres zur Spagyrik siehe Seite 92.

Die Stimme schonen

Damit sich der Stimmapparat erholen kann, sollte Ihr Kind möglichst einige Tage lang nicht schreien. Bei kleineren Kindern lässt sich dieser Rat wohl am besten umsetzen, indem Sie dem Kind Alternativen zum tobenden, lärmenden Spiel schmackhaft machen.

Für Feuchtigkeit sorgen

Lassen Sie das Kind reichlich trinken (siehe Seite 306). Ist die Luft trocken, erhöhen Sie in Räumen, in denen sich das Kind länger aufhält, die Luftfeuchtigkeit auf 40 bis 50 Prozent, und überheizen Sie die Wohnung nicht.

> die Heiserkeit länger als drei Tage dauert.
> die Heiserkeit nicht von Erkältungskrankheiten und nicht von zu viel Sprechen herrührt.

Nasenbluten

Das Bluten wird meist durch eine Verletzung kleiner Blutgefässe ausgelöst oder durchs Nasenbohren, selten durch Krankheiten (etwa Gerinnungsstörungen oder Tumoren) oder Medikamente.

Hintergrund

Das Nasenbohren kann genauso daran schuld sein wie ein Unfall mit einem Schlag auf die Nase, trockene Luft (vor allem in den Wintermonaten) oder ein Schnupfen. Möglicherweise hat Ihr Kind auch ganz einfach eine besonders empfindliche Nasenschleimhaut.

Aus der homöopathischen Kinderapotheke (Seite 351):

Aconitum (Blauer Eisenhut) D12

Bei Nasenbluten wegen trockener Schleimhäute, Kälte, Angst oder Schreck.

Arnica (Arnika) D6

Bei Nasenbluten nach Verletzungen oder wenn sich das Kind körperlich überanstrengt hat.

Kopf nach vorne!

Lassen Sie das Kind seinen Kopf nach vorne beugen (nicht nach hinten), damit es kein Blut schluckt – was unangenehm ist und manchmal Übelkeit auslöst. Halten Sie ihm während einiger Minuten die Nase sanft zu, indem Sie die Nasenflügel leicht gegen die Nasenscheidewand pressen – das Kind atmet dann durch den Mund.

Nachdem die Blutung zum Stillstand gekommen ist, sollte das Kind ungefähr während einer Stunde nicht die Nase schnäuzen.

Kalte Kompressen

Unterstützend können Sie dem Kind einen nasskalten Waschlappen an die Stirn halten und einen weiteren in den Nacken legen.

ZUM ARZT, WENN ...

> die Nasenblutung nicht zum Stillstand gebracht werden kann.

> Ihr Kind wiederholt Nasenbluten, andere Blutungen oder blaue Flecken hat, die auf eine hohe Blutungs-neigung hindeuten. Oder wenn Sie beobachten, dass Ihr Kind bei Verletzungen auffallend lange blutet.

Nasennebenhöhlen-Entzündung

Einer Entzündung der Nasennebenhöhlen (einer sogenannten Sinusitis) geht in den meisten Fällen ein Schnupfen voraus. Die Krankheitserreger können Viren oder Bakte-rien sein. Andere Ursachen sind Schleim-hautschwellungen aufgrund von Allergien, eine verkrümmte Nasenscheidewand oder Nasenpolypen.

Eine Nasennebenhöhlen-Entzündung sollte immer von der Kinderärztin beurteilt wer-den. Denn es besteht die Gefahr, dass die In-fektion durch die dünnen Lamellenknochen in der Nase «durchbricht» und sich weiter ausbreitet.

Symptome

Typische Anzeichen einer Nasennebenhöh-len-Entzündung sind: zähschleimiger, even-tuell eitriger Schnupfen, Kopfschmerzen oder ein Druckgefühl im Kopf, das sich ver-schlimmert, wenn das Kind sich bückt oder hüpft. Zudem: Reizhusten (Schleim, der aus dem Nasen-Rachen-Raum hinunterfliesst, reizt die Bronchien), eventuell Heiserkeit und in schweren Fällen Fieber.

Hintergrund

Eine Nasennebenhöhlen-Entzündung ent-steht, wenn die Nasennebenhöhlen verstopft sind, entweder durch geschwollene Schleim-häute oder durch einen Sekretstau. Die Durchlüftung der Höhlen ist erschwert, Bak-terien und andere Keime machen sich breit. Zu den Nasennebenhöhlen gehören die Stirnhöhlen oberhalb der Augenbrauen, die Kieferhöhlen seitlich der Nasenflügel und die sogenannten Siebbeinhöhlen im Augenin-nenwinkel.

Die Nasennebenhöhlen sind übrigens erst im Alter von etwa neun Jahren voll ausgebil-det – bei kleineren Kindern bestehen teilwei-se noch gar keine Hohlräume.

Warme Kompresse

Eine warme Auflage auf Nase, Wangen und Stirn beschleunigt die Heilung. Wärmen Sie zum Beispiel einen Waschlappen auf einem Pfannendeckel über einer Pfanne mit heissem Wasser. Vor dem Auflegen Temperatur prüfen! Oder bereiten Sie Ihrem Kind eine warme Leinsamen- oder Kamillenkompresse zu (siehe Seite 73, 74). Achtung: Bei hochakuter Nasennebenhöhlen-Entzündung keine warmen Kompressen auflegen! Insbesondere wenn das Kind Fieber oder ein Druckgefühl im Kopf hat oder wenn sich eine lokale Rötung der Haut breitmacht. In der Anfangsphase der Erkrankung oder zum Auskurieren sind warme Kompressen hingegen gut geeignet.

Kopfdampfbad

Das Inhalieren über Dampf (siehe auch Seite 58) wirkt wärmend. Zusätzlich wird die Schleimhaut benetzt, und die Sekrete können leichter abfliessen. Bereiten Sie Kamillenblüten- oder Thymiantee zu oder kochen Sie etwas gehackte Zwiebel in Wasser auf. Keine ätherischen Öle verwenden – diese könnten die Schwellung verstärken. Kein Kopfdampfbad bei hochakuter Nasennebenhöhlen-Entzündung (siehe oben). (Ab 3–4 Jahren.)

→ Weitere äusserliche Anwendungen siehe Schnupfen (Seite 205).

Schlüsselblume

Zusätzlich zu den unter Schnupfen aufgeführten Kräutertees (Seite 206) können Sie Ihrem Kind Schlüsselblumentee zubereiten: 1 TL mit 2,5 dl kochendem Wasser übergiessen, 3–10 Minuten ziehen lassen. Inhaltsstoffe aus Blüte und Wurzel der Schlüsselblume wirken schleimverflüssigend und schleimlösend.

Kapuzinerkresse

Die Tinktur der Pflanze wird aus Blättern und Blüten gewonnen, sie wirkt leicht antibiotisch und stärkt das Immunsystem. Dosierung gemäss den Empfehlungen des Drogisten oder der Apothekerin. (Ab 4 Jahren.)

→ Eine kritische Anmerkung zu immunstimulierenden Heilmitteln wie der Kapuzinerkresse lesen Sie auf Seite 46.

Aus der homöopathischen Kinderapotheke (Seite 351):

Pulsatilla (Küchenschelle) D6

Wenn das Kind ein dickes, gelbgrünes, mildes Nasensekret hat.

Belladonna (Tollkirsche) D12

Bei plötzlichen, pulsierenden Schmerzen im Kiefer- und Stirnhöhlenbereich.

Weiteres Mittel:

Kalium bichromicum (Kalium-bichromat) D6

Bei einem punktförmigem Schmerz im Gesicht und wenn das Kind nicht mehr gut riechen kann.

ANTHROPOSOPHISCHE MEDIZIN

Silicea-Globuli

Dieses Komplexmittel wirkt druckausgleichend, entzündungshemmend und stillt den Schmerz. Enthält Kieselsäure, Belladonna (Tollkirsche) und diverse andere homöopathische Bestandteile. Homöopathische Globuli richtig anwenden siehe Seite 86.

→ Näheres zur anthroposophischen Medizin siehe Seite 88.

SPAGYRIK

Kanadische Gelbwurz löst dicken Schleim.
Kapland-Pelargonie wirkt ebenfalls schleimlösend und stimuliert zusätzlich das Immunsystem.

→ Näheres zur Spagyrik siehe Seite 92.

SO HELFEN SIE IHREM KIND

Genügend Flüssigkeit!

Geben Sie dem kleinen Patienten, der kleinen Patientin reichlich zu trinken. Nur so bleiben die Sekrete flüssig und können – nach innen oder aussen – abfliessen.

Schonung

Das Kind sollte sich während der Erkrankung möglichst schonen und sich psychisch oder körperlich nicht anstrengen, das könnte seine Selbstheilungskräfte beeinträchtigen.

Vorsicht mit Nasentropfen

Falls die Kinderärztin bei Nasennebenhöhlen- oder Mittelohr-Entzündungen Nasensprays mit speziellen abschwellenden Wirkstoffen verschreibt, verwenden Sie diese mit Bedacht. Das heisst: maximal 3- bis 4-mal am Tag während höchstens einer Woche. Ansonsten kann die Nasenschleimhaut des Kindes dauerhaft Schaden nehmen und (noch) anfälliger für Infektionen werden. Unbedenklich sind hingegen Lösungen auf Kochsalzbasis (siehe Seite 59).

Vorbeugen

Halten Sie im Winter speziell die Füsse des Kindes warm. Denn kalte Füsse führen reflektorisch (indirekt) auch zu einer schlechteren Durchblutung der Nase. Mit kalten Füssen erkältet sich Ihr Kind also eher.

Wenn sich bei Ihrem Kind der nächste Schnupfen anbahnt, sollten Sie für eine Befeuchtung der Nasenschleimhaut sorgen, zum Beispiel mit Salzwassernasensprays (siehe unter Schnupfen, Seite 205).

Stärken Sie das Immunsystem Ihres Kindes (siehe Seite 44).

Achten Sie darauf, die Wohnung im Winter nicht zu überheizen. Wenn die Luftfeuchtigkeit weniger als 40 Prozent beträgt: Stellen Sie einen Luftbefeuchter auf oder hängen Sie feuchte Tücher auf – auf eines davon können Sie hin und wieder 1–2 Tropfen reines ätherisches Lavendelöl tröpfeln.

Bei chronischen Nasennebenhöhlen-Entzündungen lohnt sich eventuell ein Versuch mit regelmässigen wechselwarmen Fussbädern oder Saunabesuchen (siehe Seite 64 bzw. 66).

(Fussbäder ab 6, Sauna ab 4 Jahren.)

ZUM ARZT, WENN ...

> das Kind über Kopf- respektive Gesichtsschmerzen beim Vornüberbeugen klagt oder die Entzündung länger andauert als zwei Tage.

> hohes Fieber auftritt, die Schmerzen stärker werden oder sich die Haut um Nase, Augen oder Stirn rötet. In diesen Fällen sollte schulmedizinisch abgeklärt werden, ob eine Antibiotikabehandlung nötig ist.

> das Kind wiederholt an Nasennebenhöhlen-Entzündungen leidet oder es generell eine auffällige Atmung hat oder nachts schnarcht.

> ein Verdacht auf allergischen Schnupfen besteht (siehe ab Seite 138).

→ Siehe auch Fieber (Seite 210).

Mittelohrentzündung

Meistens geht einer Mittelohrentzündung eine Erkältung mit Schnupfen voraus. Auch wenn die Schleimhäute wegen einer Allergie geschwollen sind, wenn die Nasenscheidewand verkrümmt ist oder Nasenpolypen die Durchgänge verstopfen, kann es zu einer Mittelohrentzündung kommen. Weiter können Mittelohrentzündungen als Komplikation bei Masern, Scharlach, Röteln, Angina oder Keuchhusten entstehen, oder wenn ein Kind unter der Refluxkrankheit (siehe Spucken, Seite 123) leidet.

Eine Mittelohrentzündung sollte von der Ärztin, dem Arzt diagnostiziert werden, weil sie schwerwiegende Komplikationen mit sich bringen kann.

Symptome

Einseitiger Ohrenschmerz, Ohrgeräusche. Kleinere Kinder fassen sich immer wieder ans Ohr, lehnen vielleicht das Ohr an die Schulter von Mama oder Papa. Manchmal tritt Fieber als Begleiterscheinung auf. Grössere Kinder klagen über Schmerzen im Ohr.

Ist die Entzündung eitrig und hat sie das Trommelfell durchbrochen, sind zuweilen gelbliche Eiterspuren in der Ohrmuschel oder auf dem Kopfkissen sichtbar. Dieser Vorgang ist nicht so dramatisch, wie er sich anhört: Mit dem Durchbrechen des Eiters verschwinden die Ohrenschmerzen meist schlagartig, weil die angesammelte Flüssigkeit (Eiter und Schleim) abfliessen kann und kein Druck mehr besteht. Das Trommelfell heilt auch wieder.

Oft bemerken Eltern und nahe Bezugspersonen auch eine vorübergehende Schwerhörigkeit beim betroffenen Kind.

Bei Babys und Kleinkindern, die noch nicht sprechen können, sollte auch bei (mehrmaligem) unerklärlichem Aufschrecken aus dem Schlaf an eine Mittelohrentzündung gedacht werden.

Hintergrund

Mittelohrentzündungen sind sehr häufig bei Babys und Kleinkindern, weil ihre eustachische Röhre noch relativ kurz ist. Diese Röhre verbindet Rachenraum und Ohr und lässt Erkältungskeime auf dem inneren Weg ins Ohr dringen. Bei manchen Kindern ist die eustachische Röhre anlagebedingt schmäler als bei anderen – sie erkranken besonders häufig an Mittelohrentzündungen, da die Belüftung der Röhre erschwert ist und sich die Keime somit vermehren können. Ein Trost: Spätestens im Schulalter weitet sich die Röhre.

Ob eine Mittelohrentzündung mit Antibiotika behandelt werden muss, sollten Sie zusammen mit der Kinderärztin entscheiden. Meist kann in einem Anfangsstadium zwei, drei Tage abgewartet werden. Babys mit schweren Verläufen werden meist sofort antibiotisch behandelt. In jedem Fall als Überbrückung sinnvoll, falls das Kind Schmerzen hat: ein von der Kinderärztin empfohlenes Schmerzmittel.

Mögliche Komplikationen einer Mittelohrentzündung sind eine Knochenentzündung (Mastoiditis) oder (sehr selten) eine Hirnhautentzündung (Meningitis).

ÄUSSERLICH

Ansteigendes Fussbad

Bereiten Sie Ihrem Kind beim ersten Anzeichen einer Ohrentzündung ein ansteigendes Fussbad (siehe Seite 64) und legen Sie den kleinen Patienten, die kleine Patientin anschliessend ins vorgewärmte Bettchen. (Ab 4 Jahren.)

Wärme tut gut

Probieren Sie aus, was dem Kind am meisten zusagt: Bettwärme, Kopftuch, Stirnband oder ein warmer Wickel am Ohr.

Warmer Zwiebelwickel

Das Hausmittel bei Mittelohrentzündungen für Gross und Klein – schon unsere Grossmütter kannten und nutzten es. Die Zwiebel besitzt entzündungshemmende und antiseptisch wirksame Inhaltsstoffe. Wie Sie einen Zwiebelwickel richtig zubereiten, steht auf Seite 74.
Vorsicht: Nicht anwenden bei geplatztem Trommelfell.

Warmer Kamillenwickel

Anstelle der Zwiebeln können Sie auch mit kochendem Wasser übergossene Kamillenblüten als Einlage in den Wickel verwenden (mehr dazu auf Seite 73).

Auch Kabis ist kein Kabis!

Blanchieren Sie – kurz – einige Kohlblätter und legen Sie diese warm (nicht heiss) auf das Ohr des Kindes. Mit einem Kopftuch oder einer Baumwollmütze fixieren (mehr dazu auf Seite 74).

Johanniskrautöl

Bei immer wiederkehrenden Mittelohrentzündungen: Massieren Sie Ihrem Kind in der kalten Jahreszeit vor dem Zubettgehen die Füsse und Beine sowie die Partie hinter den Ohren mit wärmendem Johanniskrautöl (aus der Apotheke oder selbstgemacht, siehe Seite 82). Tipps zur Massage siehe Seite 104.

HOMÖOPATHIE

Aus der homöopathischen Kinderapotheke (Seite 351):

Aconitum (Blauer Eisenhut) D12

Bei plötzlich einsetzenden Beschwerden, die durch kaltes Wetter und Zugluft ausgelöst wurden.

Apis (Honigbiene) D12

Bei einer starken Entzündung mit geschwollenen Lymphknoten und stechenden Schmerzen.

Chamomilla (Echte Kamille) D6

Wenn das Kind unerträgliche Schmerzen hat, gereizt ist und getragen werden möchte.

ANTHROPOSOPHISCHE MEDIZIN

Silicea-Globuli

Dieses Komplexmittel mit Kieselsäure, Belladonna und anderen homöopathischen Bestandteilen wirkt druckausgleichend, entzündungshemmend und stillt den Schmerz.
Wie Sie homöopathische Globuli richtig anwenden, lesen Sie auf Seite 86. Näheres zur anthroposophischen Medizin siehe Seite 88.

Ringelblume gilt als «Lymphmittel», entstaut die Verbindung zwischen Innenohr und Nasen-Rachen-Raum.
Kanadische Gelbwurz löst dicken Schleim.
Liebstöckel wirkt sanft durchwärmend und lindert die Mittelohrentzündung. Näheres zur Spagyrik siehe Seite 92.

Schnupfen-Tipps

Eine verstopfte Nase kann die Belüftung im Mittelohr beeinträchtigen. Sorgen Sie deshalb dafür, dass Ihr Kind eine freie Nase hat (siehe nebenan).

Kopf hoch!

Erhöhen Sie bei Ihrem Baby das Kopfende des Kinderbettes, indem Sie ein Kissen unter die Matratze legen. Älteren Kindern können Sie auch ein zweites Kissen ins Bett legen. Der Sinn: Der Kopf liegt höher, und der Schleim kann besser abfliessen. Das Kissen sollte allerdings nicht aus Daunen, sondern aus Wolle sein, denn nachts darf sich keine Stauwärme am Ohr bilden! Falls Sie kein Wollkissen haben, behelfen Sie sich mit einem Wollpullover, den Sie in einen Kissenbezug füllen.

Vorbeugen ist besser als Heilen

Vorbeugend und in der Genesungsphase gilt: Warme Ohren braucht das Kind! Packen Sie die Ohren Ihres Sprösslings deshalb unter Mütze oder Stirnband. Achten Sie darauf, dass bei Ihrem Kind Infekte wie Schnupfen, Heiserkeit oder Husten stets gut ausheilen. Wenn eine Erkältung oder eine Mittelohrentzündung überstanden ist, sollte Ihr Kind nicht gleich stundenlang bei kalter Witterung draussen toben oder ins Schwimmbad gehen.

> das Kind Schmerzen hat (bis zum Arztbesuch geeignetes Kinder-Schmerzmittel geben).
> das Kind Fieber bekommt oder das Allgemeinbefinden beeinträchtigt ist.
> leichte Ohrenschmerzen nach zwei, drei Tagen nicht nachlassen.
> Flüssigkeit aus dem Ohr ausläuft.
> Verdacht auf eine Mittelohrentzündung besteht.

→ Siehe auch Fieber (Seite 210).

Schnupfen

Kinder machen in den ersten Lebensjahren unzählige Schnupfen durch (siehe Seite 14). In manchen Wochen im Winter ist die rote «Schnuddernase» sogar das vorherrschende Bild in Kindergärten, Krippen und auf Spielplätzen. Die an sich harmlose Infektionskrankheit kann zuweilen eine Ohrenentzündung (Seite 201), eine Nasennebenhöhlen-Entzündung (Seite 198) oder eine Bronchitis (Seite 167) nach sich ziehen.

Symptome

Bei viralen Erregern läuft wässriges Sekret aus der Nase, später – meist, wenn Bakterien mit im Spiel sind – nimmt das Sekret eine schleimige Konsistenz und manchmal eine weisse bis gelbgrüne Färbung an. Das Kind hat wegen der verstopften Nase zuweilen Mühe zu atmen, und es mag meist auch nicht recht trinken oder essen. Kleine Kinder wachen nachts vermehrt auf. Manchmal kommt es im Zuge des Schnupfens auch zu einer Bindehautreizung der Augen (siehe Seite 178).

Schnupfen kann auch bei einer allergischen Erkrankung (ab Seite 138) oder als begleitendes Symptom bei Scharlach (Seite 301) oder Masern (Seite 290) auftreten.

ÄUSSERLICH

Nasenspray

Isotonische Kochsalzlösung (Zubereitung siehe Seite 59) eignet sich vorzüglich, um das Sekret flüssig zu halten. Praktisch sind fixfertige Salzwasser-Nasensprays aus der Drogerie oder der Apotheke. Kinder ab etwa drei Jahren können Sie vielleicht (mehrmals am Tag) dazu motivieren, selbst einen Sprühstoss in jedes Nasenloch zu geben. Wichtig: Nasensprays dürfen nicht mit anderen Kindern oder Erwachsenen geteilt werden.

Olivenöl

Benetzen Sie ein Wattestäbchen mit wenig Öl und tragen Sie dieses rund um den Naseneingang auf – hilft bei trockenen Schleimhäuten. Am besten vor dem Schlafengehen anwenden.

Majoransalbe

Ein Klassiker, ders in sich hat. Majoransalbe bei Bedarf dünn zwischen Nase und Oberlippe auftragen (Rezept Seite 82).

Der Zwiebeltrick

Legen Sie ein Schälchen gehackte Zwiebeln unters Kinderbettchen oder hängen Sie ein Zwiebelsäckchen in den Betthimmel.

Dampfzelt

Lassen Sie Ihr Kind maximal 3-mal täglich unter einem Tuch inhalieren. Zum Beispiel mit Kamillentee, Majorantee, isotonischer Kochsalzlösung (1 TL Salz auf 5 dl Wasser) oder etwas fein gehackter Zwiebel, die Sie kurz aufkochen. Das befeuchtet die Nase und erleichtert das Atmen.

Wies geht, lesen Sie unter «Inhalieren» (Seite 58). (Ab 3–4 Jahren.)

Ansteigendes Fussbad

Bereiten Sie dem Kind bei den ersten Anzeichen eines Schnupfens ein ansteigendes Fussbad (siehe Seite 64) und hüllen Sie es anschliessend mollig-warm in Bettdecken ein. (Ab 4 Jahren.)

Johanniskrautöl

Massieren Sie Ihrem Kind Füsse und Beine vor dem Zubettgehen mit wärmendem Johanniskrautöl (aus der Apotheke oder selbstgemacht, siehe Seite 82). Massagetipps siehe Seite 104.

INNERLICH

Meerrettich-Honig

Ältere Kinder, die scharfes Essen gewohnt sind, können dieses Geheimrezept gegen Schnupfen ausprobieren: Mischen Sie etwas frisch geriebenen Meerrettich (oder auch Meerrettich aus der Tube) mit Honig und geben Sie Ihrem Sprössling 1- bis 3-mal täglich einen Teelöffel davon. Beginnen Sie mit sehr wenig Meerrettich und steigern Sie, falls das Kind es verträgt, langsam die Menge. Die Meerrettich-Honig-Kur öffnet die Nase, verflüssigt zähes Nasensekret und beschleunigt die Heilung.

Kräutertees

Lindenblüten-, Holunderblüten-, Schlehdornblüten-, Käslikraut- und Thymiantee unterstützen die Genesung der Triefnase.

Holunderbeeren

Ein bewährtes Heilmittel gegen Schnupfen sind die schwarzen Holunderbeeren: entweder in Form von Sirup oder Saft. Kranke Kinder mögen Holunderbeerensirup oder -saft gerne warm.

Kapuzinerkresse

Der Heilpflanze wird eine immunstärkende Wirkung nachgesagt (siehe «Abwehr stärken», Seite 44).
Details siehe Nasennebenhöhlen-Entzündung. (Ab 4 Jahren.)

HOMÖOPATHIE

Aus der homöopathischen Kinderapotheke (Seite 351):

Pulsatilla (Küchenschelle) D6

Bei sanften und weinerlichen Kindern mit gelbgrünem, mildem Nasensekret.

Weitere Mittel:

Allium cepa (Küchenzwiebel) D6

Bei Fliessschnupfen, wenn die Augen tränen und der Hals kratzt.

Sambucus (Holunder) D6

Ein speziell für Babys gut geeignetes homöopathisches Mittel bei verstopfter Nase und Trinkproblemen.

SPAGYRIK

Schwarzer Holunder gilt als bestes Schnupfenmittel für Kinder, auch bei Erkältungskrankheiten mit Fieber. Augentrost wirkt abschwellend, unterstützt das Lymphsystem im Kopf.

→ Näheres zur Spagyrik siehe Seite 92.

SO HELFEN SIE IHREM KIND

Viel trinken!

Bieten Sie Ihrem Kind immer wieder Getränke an. Das gleicht den Flüssigkeitsverlust aus und hilft, das Nasensekret zu verflüssigen. Teesorten siehe oben.

Warme Füsse

Warme Socken und Finken im Winter sind ein Muss für kleine Kaltnasen.

Feuchtigkeit

Mit einem Luftbefeuchter oder einigen nassen Tüchern über den Heizkörpern können Sie die Luftfeuchtigkeit erhöhen. Eines der Tücher können Sie auch mit 1 oder 2 Tropfen Lavendelöl beträufeln (nicht auf die Haut!). Mit einem Hygrometer kontrollieren Sie die Feuchtigkeit: Etwa 40–50 Prozent sollte sie betragen.

Überheizen Sie die Wohnung nicht: Die Zimmertemperatur im Schlafzimmer des Kindes sollte 18 Grad nicht überschreiten.

Lieber nicht schnäuzen

Wenn das Kind die Nase selbst schnäuzt: Halten Sie es dazu an, jeweils nur ein Loch zuzuhalten. Noch besser ist es, den Rotz hochzuziehen! Wieso das so ist, steht im Kasten auf Seite 208.

FÜR DAS BABY

Kräutertee und Zwiebelsäckchen

Auch Ihrem schnupfenden Baby sollten Sie immer wieder zu trinken anbieten. Nicht zu starker Lindenblüten-, Kamillenblüten-, Holunderblüten- oder Fencheltee eignet sich für die Kleinsten; entweder als Tee oder als Beigabe in den Milchschoppen. Geben Sie den Schoppen nicht im Liegen, sondern mit erhöhtem Oberkörper, denn sonst kann sich Flüssigkeit im Hals stauen, was der Vermehrung von Krankheitserregern Vorschub leistet. Oder probieren Sie dieses altbewährte Hausmittel aus: Stellen Sie eine fein gehackte Zwiebel ans Bettchen oder hängen Sie ein kleines Säckchen mit gehackter Zwiebel in den Betthimmel.

Muttermilch

Ein Nasenbalsam, der nicht nur die Nase öffnet, sondern auch gleich Abwehrstoffe zur Bekämpfung der Schnupfenviren mitliefert, ist die Muttermilch: Geben Sie mehrmals täglich, besonders vor dem Stillen, ein, zwei Tropfen Muttermilch in Babys Nasenlöcher.

Wärme tut jetzt gut

Die Füsslein und (draussen) das Köpflein des schnupfenden Babys warm einpacken. Massieren Sie ausserdem Babys Füsslein sanft, zum Beispiel mit wärmendem Johanniskrautöl (aus der Apotheke oder selbstgemacht, Seite 82), Schlehdorn-blüten- oder Malvenöl. Massagetipps siehe Seite 104.

Beachten Sie: Babys zu warm einzu-packen (z. B. Mützchen in Innenräumen) kann das Risiko für den plötzlichen Kindstod erhöhen (siehe Seite 125). Und: Wenn das Baby kein Fieber hat, darf es auch im Winter nach draussen – die frische Luft unterstützt die Heilung der gereizten Schleimhäute.

Sauger und Ampullen aus der Apotheke

Babys mit Schnupfen können ihren «Schnudder» noch nicht selber hochzie-hen oder ins Taschentuch schnäuzen. Und sie leiden als Nasenatmer beson-ders unter Schnupfen (siehe Seite 25). Sie können bei den Kleinsten deshalb zusammengezwirbelte Watte benutzen. Oder einen speziellen Schleimabsauger aus der Drogerie/Apotheke, falls Sie möchten. Damit sollten Sie allerdings sehr vorsichtig umgehen (Verletzungs-gefahr!).

Anstelle von salzwasserhaltigen Nasen-sprays können Sie bei Babys und kleineren Kindern in jedes Nasenloch einige Tropfen oder direkt einen grossen Spritzer isotonische Kochsalzlösung aus einer sterilen Miniampulle träufeln. Zudem: Halten Sie die Raumluft feucht, überheizen Sie das Babyzimmer nicht. Auch das wirkt einer Austrocknung der Nase entgegen.

Eine Nasenlänge voraus

Sollen kleine Rotznasen die Nase schnäuzen oder den Schleim hochziehen? Für Eltern gewöhnungsbedürftig, doch eindeutig heilsamer: das Nasensekret hochziehen. Denn beim Schnäuzen – besonders wenn das Kind versehentlich beide Nasenlöcher zuhält – kann leicht ein Überdruck entstehen, der einen Teil des Schleims zurückpresst, was womöglich eine Entzündung der Nasennebenhöhlen begünstigt. Ganz anders beim Hochziehen: Hier entsteht ein günstiger Unterdruck, der das Sekret aus den Nebenhöhlen heraussaugt.

> der Schnupfen länger als zehn Tage
> andauert.
> Ihr Kind ständig eine verstopfte Nase
> hat und durch den Mund atmet.
> Ohrenschmerzen, Kopfschmerzen,
> Gesichtsschmerzen oder hohes Fieber
> dazukommen.
> Ihr Baby wegen des Schnupfens nicht
> genügend trinken mag.
> Verdacht auf allergischen Schnupfen
> besteht.

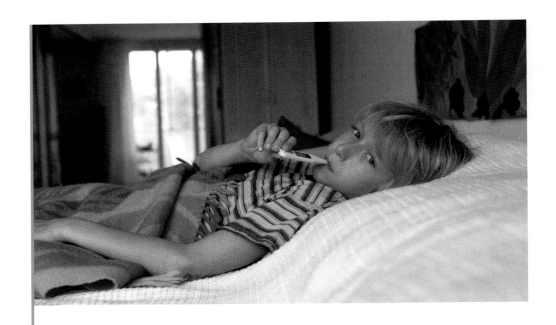

HEILSAMES FIEBER

Fieber ist keine Krankheit, sondern eine wichtige Schutzmassnahme des Körpers. Es tritt meist im Rahmen einer Erkältung oder einer anderen Infektionskrankheit auf. Hat Ihr Kind Fieber, läuft sein Abwehrsystem auf Hochtouren: Es versucht, Krankheitserreger wie Viren oder Bakterien unschädlich zu machen. Anhaltendes oder sehr hohes Fieber kann aber auch ein Signal dafür sein, dass der kindliche Organismus mit einer Krankheit nicht allein zurechtkommt – gehen Sie deshalb im Zweifelsfall zur Ärztin, zum Arzt!

FIEBER NICHT A PRIORI SENKEN

Gemäss neueren wissenschaftlichen Erkenntnissen macht es keinen Sinn, für Kinder eine Obergrenze festzulegen, ab der das Fieber gesenkt werden sollte. Und es ist nicht in jedem Fall sinnvoll, Fieber (medikamentös) zu unterdrücken. Denn erstens lindert man mit fiebersenkenden Medikamenten nur Symptome, heilt aber die Krankheit nicht. Und zweitens reagieren Kinder sehr individuell auf eine Erkrankung: Bei manchen Kindern saust der Fiebermesser schon bei harmlosen Infekten rasch auf 40 Grad, während andere sogar bei schweren Krankheiten nur mässig fiebern.

Die wichtige Frage ist: Wie geht es Ihrem Kind? Trinkt es gut? Schläft es gut? Ist sein Allgemeinzustand gut? Kinderärzte empfehlen, mit einem fiebernden Kind unter 12 Monaten in jedem Fall ärztlichen Rat einzuholen (siehe auch Seiten 110 und 136).

ZWEI FIEBERPHASEN

Setzt das Fieber ein, so friert das Kind in einer ersten Phase, eventuell zittert der Körper. Das Gesicht ist blass, Hände und Füsse sind kalt. Der Grund für das Frösteln: Der Sollwert der Körpertemperatur im Gehirn ist bereits auf einen höheren Wert «eingestellt», als der Körper tatsächlich hat. Jetzt will Ihr Kind gewärmt werden.

Wenn der Körper in einer zweiten Phase dann dazu übergeht, Hitze abzugeben, sind Hände und Füsse warm, das Gesicht oft rötlich, vielleicht schwitzt das Kind. Jetzt können Sie seinen Körper dabei unterstützen, die Temperatur zu senken: Kühlen ist angesagt.

BEI EINSETZEN DES FIEBERS: WÄRMEN

Wenn das Kind friert und die Temperatur noch nicht hoch ist: Bereiten Sie ihm ein ansteigendes Bad (Seite 63, ab 4 Jahren). Als Zusatz ist Kamillen- oder Thymiantee geeignet (siehe Seite 78). Prüfen Sie die Temperatur mit einem Badethermometer und lassen Sie das Kind behutsam ins Bad und wieder hinaus steigen. Dann schnell abtrocknen – und warm eingepackt ab ins Bett, eventuell mit Wärmflasche! Geben Sie dem kleinen Patienten, der kleinen Patientin warmen Tee zu trinken, zum Beispiel Lindenblüten- oder Holunderblütentee.

BEI HOHEM FIEBER: KÜHLEN

Wenn das Kind hohes Fieber hat und schwitzt: Nehmen Sie Bettdecken vom Bett, lassen Sie kühlere Luft ins Kinderzimmer oder ziehen Sie dem Kind die Kleider aus, geben Sie ihm kühlende (nicht eiskalte) Getränke zu trinken. Bei warmen Füssen und Händen dürfen Sie kalte Wadenwickel oder Zitronensocken (siehe Seite 72) machen. Oder waschen Sie seinen Oberkörper mit Pfefferminztee oder Zitronenwasser (2–3 Spritzer auf 2 dl Wasser).

VIEL FLÜSSIGKEIT

Ganz wichtig bei Fieber: Bieten Sie Ihrem Kind regelmässig zu trinken an. Geeignet sind Wasser, verdünnte Fruchtsäfte (insbesondere Holunderbeerensaft), Kräutertee (Lindenblüten, Holunderblüten, Schlehdornblüten, Fenchel) oder die sogenannte Drittelsmischung (siehe Seite 308). In der Fieberhochphase Kräutertee gut abkühlen lassen.

Schnelle Hilfe bietet auch ein Darmeinlauf (siehe Seite 66). Die Methode hat den Vorteil, dass Sie Ihrem kranken Kind nicht nur Flüssigkeit zuführen, sondern gleichzeitig seine Körpertemperatur um etwa ein Grad absenken.

Fieberkrampf: Richtig handeln

Manche Babys und Kleinkinder können, wenn das Fieber rasch steigt, Fieberkrämpfe bekommen: Der Körper verkrampft sich, zuckt oder wird schlaff, die Lippen werden blau. Das Kind verdreht eventuell die Augen, hält den Atem an und ist nicht mehr ansprechbar. Ein Fieberkrampf hält meist einige Sekunden oder Minuten an. Das wirkt zwar sehr beängstigend, ist aber oft nicht weiter schlimm. In der Regel hinterlässt ein solcher Vorfall keine bleibenden Schäden. Dennoch ist es wichtig, richtig zu reagieren: Bleiben Sie ruhig, streicheln Sie Ihr Kind, reden Sie ihm gut zu, halten Sie es nicht mit Gewalt fest und schütteln Sie es nicht, sondern lassen Sie es «sich verkrampfen». Geben Sie dem Kind ein geeignetes fiebersenkendes Zäpfchen. Rufen Sie die Ambulanz (Tel. 144), wenn der Fieberkrampf erstmals auftritt oder wenn er länger als 10 Minuten andauert.

ANGENEHME LUFTFEUCHTIGKEIT

Sorgen Sie für ausreichende Luftfeuchtigkeit (ideal sind 40 bis 50 Prozent relative Luftfeuchtigkeit): Überheizen Sie das Kinderzimmer nicht und benutzen Sie bei trockener Raumluft einen Luftbefeuchter. Sie können auch feuchte Tücher im Zimmer aufhängen und eines davon mit 1 oder 2 Tropfen Lavendelöl beträufeln (nicht auf die Haut!).

ERHOLSAME SCHONUNG

Ein fieberndes Kind braucht Schonung (siehe Seite 23). Hektik, Sonnenbäder oder Spielplatzbesuche sind der Genesung abträglich. Bettruhe ist aber meist nicht notwendig. Wahrscheinlich mag Ihr Kind nicht viel essen. Lassen Sie ihm ruhig Zeit, bis es wieder Appetit entwickelt. Kranke Kinder sollten nur essen, was sie keine Überwindung kostet – und möglichst auch nicht zu viel davon (mehr dazu auf Seite 278).

RICHTIG FIEBER MESSEN

Schaffen Sie sich ein digitales Thermometer an. Es enthält kein giftiges Quecksilber und kann nicht zerbrechen, zudem reduziert sich die Messzeit. Einziger Nachteil: Sofern sie nicht mit Solarzellen arbeiten, brauchen digitale Thermometer Batterien.

Idealer Messort ist der Popo: Hier kommt die Messung der Körperkerntemperatur am nächsten. Ältere Kinder liegen während des Fiebermessens gerne auf der Seite.

Ist Ihrem Sprössling das Messen im After unangenehm, lohnt sich möglicherweise die Anschaffung eines (teureren) digitalen Ohrthermometers. Damit dauert das Messen nur noch eine Sekunde und ist unkompliziert. Wichtig: Während des Messens die Ohrmuschel nach hinten und oben ziehen. Die Messresultate liegen in der Regel um 0,5 Grad unter den im Popo gemessenen Werten und sind weniger genau.

Wird mit einem digitalen Thermometer im Mund gemessen – hinten seitlich unter der Zunge –, liegen die Resultate wiederum um etwa 0,5 Grad unter denen, die man im Popo misst. Wichtig: Vor der Messung darf das Kind keine heissen oder kalten Getränke zu sich nehmen, denn diese könnten das Resultat verfälschen. Für kleinere Kinder ist die Messung im Mund ungeeignet. Bei der Messung in der Achselhöhle sollte bedacht werden, dass sie ungenaue Werte liefert, wenn das Gerät verrutscht.

Bei allen Messgeräten und -techniken beachten Sie bitte jeweils die Hinweise des Herstellers zur praktischen Verwendung.

FÜR DAS BABY

Bei Babys, die fiebern und dadurch viel Flüssigkeit verlieren, besteht die Gefahr der Austrocknung. Anzeichen sind eine verminderte Urinausscheidung (trockene Windel) und Gewichtsverlust. Fortgeschrittene Warnzeichen sind eingefallene Fontanellen (die Knochenlücken im Schädel) und ein stark mitgenommen wirkendes Baby. Stillen Sie Ihr Baby häufiger und verabreichen Sie ihm zusätzliche Flüssigkeit (siehe auch Seite 309). Kühlung verschaffen Sie einem fiebernden Baby am besten, indem Sie mit einem feuchten Waschlappen beide Ärmchen abwaschen und die Feuchtigkeit verdunsten lassen. Ab 6 Monaten können Sie Ihrem Kleinen auch in Wasser getränkte Wadenwickel (siehe Seite 70) anlegen. (Nur sofern Händchen und Füsschen warm sind.) Oder machen Sie einen Darmeinlauf (siehe Seite 66). Ziehen Sie das Baby leichter an und decken Sie es nicht zu dick zu. Zum Fiebermessen

im Popo legen Sie das Baby auf dem Wickeltisch auf den Rücken und heben seine Beine hoch. Bestreichen Sie die Thermometerspitze vor dem Einführen mit etwas Olivenöl oder Vaseline.

ZUM ARZT, WENN ...

> ein Kind Fieber hat, das jünger als 12 Monate ist.
> das fiebernde Kind nicht genügend trinkt, nicht schlafen kann oder schwach und mitgenommen wirkt.
> eine fiebrige Erkrankung nach zwei, drei Tagen nicht abklingt.
> weitere Symptome (Kopf- oder Halsweh, Hautausschlag, Erbrechen) dazukommen.

DIE AMBULANZ 144 RUFEN, WENN...

> ein Fieberkrampf erstmals auftritt oder länger als 10 Minuten andauert.
> das Kind einen steifen Nacken bekommt oder Atemnot hat.

4.7 Harnwege

Bettnässen, Einnässen

Gelegentliche Pipi-Malheurs bei Kindergar-
ten- oder Schulkindern sind kein Grund, sich
Sorgen zu machen: Zuweilen nässen Kinder,
die bereits längere Zeit trocken waren, in belastenden Lebenssituationen wieder ein, zum
Beispiel bei Trennung der Eltern, Umzug oder
Schulanfang (sekundäres Einnässen). Beim
primären Einnässen oder Bettnässen hingegen stecken eher körperliche Gründe wie eine
verzögerte hormonelle Entwicklung oder eine Art «Blasenschwäche» dahinter.

Symptome

Das Kind ist mit ungefähr fünf Jahren noch
nicht trocken und nässt nachts oder tagsüber noch unwillkürlich ein. Oder: Ihr Kind
hat, nachdem es länger als sechs Monate
trocken war, immer wieder Rückfälle.

Hintergrund

Wenn Ihr Kind tagsüber immer noch in die
Hose macht, während viele der Gleichaltrigen schon trocken sind, liegt das meist an
einer Art «Blasenschwäche»: Wenn das Kind
spürt, dass es aufs WC muss, pressiert es
meist schon sehr. Denn das Zusammenspiel
der Muskeln, die für das Entleeren respektive das «Zuhalten» der Blase zuständig sind,
funktioniert noch nicht richtig. Weitere
Gründe für primäres Einnässen: Manche
Kinder haben Angst, aufs WC zu gehen, andere sind zu verträumt, um ans kleine Geschäft zu denken – und es scheint ihnen
nichts auszumachen, nass zu werden.

Der häufigste Grund für das **nächtliche** Bettnässen liegt ebenfalls in einer Reifungsverzö-
gerung: Vor allem Buben machen nachts
noch ins Bett, weil sich wegen einer hormonellen Unreife ihre Urinproduktion in der
Nacht (noch) nicht gesenkt hat, wie dies ab
etwa dem fünften Lebensjahr eigentlich der
Fall sein sollte. Das Kind leidet dann wahrscheinlich an einem vorübergehenden Man-
gel des Hormons ADH – des antidiureti-
schen Hormons.

Selten steckt etwas Organisches hinter dem
Ein- oder Bettnässen wie etwa Fehlbildun-
gen der Harnwege, Diabetes oder eine andere

Krankheit. Eine familiäre Veranlagung zum Ein- und Bettnässen hingegen ist sehr häufig.

ANTHROPOSOPHISCHE MEDIZIN

Austernschale

Die anthroposophische Arznei soll das Kind schützend umhüllen. Das Pulver mit homöopathischer Austernschale (Conchae) wird bei ängstlichen Kindern empfohlen, die sich langsam entwickeln und anfällig für Kälte sind. Siehe auch Homöopathie (Seite 84) und Anthroposophie (Seite 88).

SPAGYRIK

Johanniskraut hat sich bewährt gegen Unruhezustände, wirkt ausgleichend auf die Nerven.

Kava Kava wirkt angstlösend und entspannend.

Zinnkraut festigt das Bindegewebe, wirkt auch im übertragenen Sinn strukturierend und beugt unwillkürlichem Harnabgang vor.

→ Näheres zur Spagyrik siehe Seite 92.

SO HELFEN SIE IHREM KIND

Aus der Mücke keinen Elefanten machen …

Der Urinfleck in der Hose oder auf dem Bettlaken beschämt die meisten Kinder, es steckt nie Absicht oder Nachlässigkeit dahinter. Machen Sie kein grosses Aufheben um das Ein- oder Bettnässen. Sehen Sie lieber gelassen über die kleinen Unfälle hinweg, auch wenn es für Sie mit Aufwand verbunden ist. Und lassen Sie den Sprössling ruhig – in Teamarbeit – beim frisch Beziehen des Bettes mithelfen, so beugen Sie einem schlechten Gewissen vor. Aber tabuisieren Sie das Thema auch nicht. Geben Sie dem Kind zu verstehen, dass Sie spüren, dass ihm seine «Schwäche» zu schaffen macht. Vielleicht erinnern Sie sich an Ihr eigenes Einnässen als Kind und erzählen es Ihrem Sohn oder Ihrer Tochter? Bei nächtlichem Einnässen: Legen Sie eine wasserdichte Bettunterlage aufs Kinderbett, und schaffen Sie sich einen Vorrat an Pyjamas und Bettwäsche an.

… sondern aus dem Problem eine Fähigkeit!

Wenn keine körperliche Ursache dahintersteckt, hilft bei gelegentlichem Einnässen vielleicht ein Motivierungsprogramm: Jede trockene Nacht/jeden trockenen Tag darf das Kind ein Blümlein in einen Kalender eintragen, bei zehn Blümlein winkt ein kleines Geschenk, etwa ein Radiergummi, eine schöne Postkarte etc. Am besten strahlen Sie selbst Zuversicht aus, dass es bald gut kommt! Motivieren Sie Ihr Kind, das Trockenwerden zu «erlernen»: Es wird im Laufe seiner Entwicklung immer wieder vor neuen Herausforderungen stehen – und diese meistern.

Was sonst noch hilft

Vor dem Schlafengehen auf die Toilette gehen. Möglichst eine halbe Stunde vor dem Zubettgehen nichts mehr trinken. Bei «Blasenschwäche» hilft ein Beckenbodentraining für Kids bei der Physiotherapeutin, während Entspannungsmethoden oder Yogaübungen Kindern helfen können, seelische Nöte besser zu meistern und zu einem neuen Selbstbewusstsein zu finden (siehe Seite 96).

INFO

> Eiholzer, Urs: Bettnässen? Über das Bettnässen und wie man es los wird. PDF-Broschüre des Pädiatrisch-Endokrinologischen Zentrums Zürich. www.pezz.ch
> Lehmkuhl, Gerd: Ratgeber Einnässen. Ratgeber Kinder- und Jugendpsychotherapie. Hogrefe, Göttingen 2012

Windel oder Hafen?

Mit der Sauberkeitsentwicklung ist es so eine Sache: Manche Kinder wollen zwar schon mit knapp zwei Jahren keine Windel mehr anziehen, vergessen sich aber immer wieder beim Spielen – und Sie müssen vielleicht schon zum zweiten Mal am gleichen Tag eine neue Kleidergarnitur aus dem Schrank ziehen. Andere sind tagsüber schon lange trocken, während sie nachts noch gerne eine Windel anziehen. Wieder andere lassen sich extra fürs grosse Geschäft schnell, schnell eine Windel anlegen.

Die meisten Kinder werden im Alter von rund zweieinhalb Jahren zuerst tagsüber, dann nachts trocken. Der Weg von der Windel zum Hafen oder zur Toilette kann schulbuchmässig verlaufen oder auch ganz anders und später, als Sie sich das vorgestellt haben.

Wichtig: Achten Sie auf die Signale des Kindes und setzen Sie es nicht unter Druck – und auch sich selbst nicht! Fragen Sie bei Unsicherheiten die Mütterberaterin oder den Kinderarzt.

ZUM ARZT, WENN ...

> Ihr Kind mit rund fünf Jahren noch nicht trocken ist, insbesondere wenn das Einnässen das Kind einschränkt, etwa weil es nicht an Schullagern teilnimmt oder nicht bei Freunden übernachtet.
> es plötzlich immer wieder einnässt, obwohl es schon trocken ist.
> es auffallend grossen Durst hat, müde ist und viel Wasser lässt (Verdacht: Diabetes).
> es Schmerzen beim Wasserlassen hat oder oft auf die Toilette muss, ohne dass es zuvor viel getrunken hat (Verdacht: Blasenentzündung).

Blasenentzündung

Hauptverursacher einer Blasenentzündung (Zystitis) sind Bakterien aus dem Stuhl. Mädchen sind wegen der kürzeren Harnröhre eher betroffen als Knaben, denn Bakterien können bei ihnen schneller in die Blase aufsteigen. Blasenentzündungen können auch bei Nierenfehlbildungen entstehen. Eine Zystitis kann «aufsteigen» und zu einer Nierenbecken-Entzündung führen.

Symptome

Schmerzen und Brennen beim Wasserlassen, häufiger Harndrang mit spärlichen Mengen Urin, dunkler Urin, manchmal auch Fieber. Blasenentzündung bei Babys: eventuell nur unklares Fieber, Bauchschmerzen oder Erbrechen. Eine Nierenbecken-Entzündung macht sich mit Fieber und eventuell auch Rückenschmerzen bemerkbar.

ÄUSSERLICH

Warmes Sitzbad

Bereiten Sie Ihrem Kind ein warmes Sitzbad. Die Wärme wirkt krampflösend und schmerzlindernd. Als Zusätze eignen sich: Zinnkrautteee oder Tee aus Thymiankraut (siehe Seite 78). Auch ein entzündungshemmendes, beruhigendes Haferstrohbad hilft (Seite 63).

Warmer Unterleibswickel

Falls es dem Kind behagt, können Sie einen Wickel um Bauch und Hüfte anlegen: Auf die Blasenregion (Unterbauch) legen Sie als erste Lage das Innentuch mit Wirkstoffzusatz, das Aussentuch geht rund um den Körper herum. Beste Wickelzusätze bei Blasenentzündung sind heisse Kartoffeln (siehe Seite 74), Eukalyptuspaste (ab 4 Jahren, Seite 73) oder Schafgarbentee (1 TL Pflanzenteile mit 2,5 dl kochendem Wasser übergiessen, siehe Seite 78).

Ansteigendes Fussbad

Wärmt von unten. Wies geht und wie heiss es sein darf, lesen Sie auf Seite 64. (Ab 4 Jahren.)

Fussmassage

Tragen Sie auf die Füsse des Kindes einige Tropfen Johanniskrautöl (selbstgemacht, siehe Seite 82) auf und kneten, klopfen und walken Sie die Füsslein, bis sie schön durchgewärmt sind. Sie selbst sollten hierzu warme Hände haben. Anschliessend Wollsocken (wenns kratzt mit Baumwollsocken drunter) anziehen. Oder ins warme Bett. Massagetipps siehe Seite 104.

INNERLICH

Preiselbeer- oder Cranberrysaft

Geben Sie Ihrem Kind 2-mal täglich ein kleines Glas Saft (Grossverteiler, Drogerie) oder kaufen Sie getrocknete oder frische Beeren. Wirkt vorbeugend oder wenn die Entzündung schon da ist. Der Mechanismus: Wirkstoffe in den

Säften machen es den Bakterien schwer, sich in den Harnwegen festzusetzen. Auch andere Fruchtsäfte schaffen in den Harnwegen ein bakterienfeindliches Milieu: Kirschsaft, Randen- oder Traubensaft.

Himbeeren, Brombeeren, Stachel- und Johannisbeeren

Mit Beeren soll man Blasenentzündungen zu Leibe rücken können, besagen manche alten Hausmittelsammlungen.

Hagebutten-, Thymian- oder Brennnesseltee

Diese Tees sind gut geeignet als Getränk durch den Tag. Übliche Dosierung: 1 TL mit 2,5 dl kochendem Wasser übergiessen, 3–10 Minuten ziehen lassen, absieben. Bis zu 4 Tassen täglich.

Nieren-Blasen-Tees

Fertige Mischungen enthalten oft Bärentraubenblätter, die für Kinder nicht geeignet sind. Kaufen Sie deshalb einzelne Teesorten: Brennnesselblätter, Goldrutenkraut oder Hauhechel wirken antibakteriell und kurbeln die Wasserausscheidung an. Bis zu 4 Tassen täglich.

Kapuzinerkresse

Diese Tinktur aus Blättern und Blüten der Kapuzinerkresse wirkt leicht antibiotisch und regt das Immunsystem an. Zu immunstimulierenden Heilmitteln lesen Sie

Seite 46. Übliche Dosierung: 3–5 Tropfen in 1 dl Wasser, bis zu 3-mal täglich. Oder fragen Sie in der Apotheke nach der altersgerechten Dosierung. (Ab 4 Jahren.)

HOMÖOPATHIE

Aus der homöopathischen Kinderapotheke (Seite 351):

Apis (Honigbiene) D12

Das Kind hat brennende, stechende Schmerzen beim Wasserlassen – die letzten Tropfen sind die schlimmsten.

Aconitum (Blauer Eisenhut) D12

Bei plötzlichem Beginn der Beschwerden als Folge von Angst oder Kälte.

Weitere Mittel:

Dulcamara (Bittersüss) D12

Wenn die Entzündung von Nässe und Kälte herkommt.

Colocynthis (Koloquinte) D12

Wenn sich das Kind vor Schmerzen krümmt.

ANTHROPOSOPHISCHE MEDIZIN

Cantharis-Globuli

Dieses Komplexmittel enthält u. a. die Spanische Fliege Cantharis – einen smaragdgrünen, schillernden Käfer, ausserdem Schafgarbe und Schachtelhalm (alle Inhaltsstoffe in homöopathischer Form). Das Mittel wirkt bei Harnwegsinfekten entzündungshemmend und lindert brennende Schmerzen. Wie Sie homöopathische Globuli richtig anwenden, steht auf Seite 86. Näheres zur anthroposophischen Medizin siehe Seite 88.

Das A und O

Bei Blasenentzündung gilt: trinken, trinken, trinken, auch wenn das Wasserlassen schmerzhaft ist! Nur so werden die Harnwege durchgespült. Geeignete Getränke: zimmerwarmes stilles Wasser, Kräutertee oder Säfte (siehe oben).

Des Tigers Finken

Halten Sie während der Erkrankung Füsse und Unterleib des Kindes warm, etwa mithilfe einer Wärmflasche oder eines Schals um den Bauch. Auch vorbeugend ist Kälteschutz wichtig: Neigt Ihr Kind zu Blasenentzündungen, soll es sich möglichst nicht auf kalte Steinböden setzen, zu Hause Finken tragen und nach dem Schwimmen rasch trockene Kleider oder einen trockenen Badeanzug anziehen.

Hygieneregeln

Penis oder Scheide und der Popo sollten täglich am besten mit reinem Wasser – ohne Seife, höchstens mit wenig un-

parfümiertem Waschsyndet – gewaschen werden.

Wechseln Sie den Waschlappen Ihres Kindes täglich und waschen Sie ihn heiss. Bringen Sie Ihrer Tochter bei, sich auf der Toilette von vorne nach hinten abzuwischen, damit möglichst keine Bakterien vom Darmausgang in die Harnröhrenöffnung gelangen. Bei Mädchen kann es eine grosse Hilfe sein, verkehrt auf die WC-Schüssel zu sitzen. Damit liegt die Scheide frei, und das Putzen ist deutlich besser möglich.

Stärken Sie die Abwehr Ihres Kindes

So können Sie einer nächsten Blasenentzündung vorbeugen (mehr dazu auf Seite 44).

> Ihr Kind starke Schmerzen beim Wasserlösen hat.
> leichte Beschwerden nach zwei Tagen nicht nachlassen oder wenn das Kind Fieber bekommt.
> Ihr Kind auffallend häufig auf die Toilette muss, ohne dass es zuvor viel getrunken hat.
> Ihr Kind nicht genug trinkt.
> Ihr Kind immer wieder an Harnwegsentzündungen leidet.

4.8 Haut

Akne

Akne ist eine entzündliche Hauterkrankung, die vor allem in der Pubertät auftritt, im Zuge der hormonellen Umstellung. Jungen sind meist stärker betroffen als Mädchen. Akne ist vor allem ein (meist vorübergehendes) ästhetisches Problem – ein Problem, das in einer Zeit auftaucht, in der viele Teenies sowieso schon mit sich und der Welt hadern, und das deshalb nicht belacht werden sollte. Akne kann auch bei Neugeborenen auftreten (siehe Seite 120).

Symptome

Akne zeigt sich in Form von «Bibeli», Mitessern oder eitrigen Pusteln im Gesicht, auf dem Oberkörper und auf den Oberarmen. Zum Teil hinterlässt die Akne Narben.

Hintergrund

Die Talgproduktion ist erhöht, die Poren der Haut verstopfen und entzünden sich. Neben dem Einfluss des Geschlechtshormons Testosteron (bei beiden Geschlechtern) können auch Stress, Magen-Darm-Störungen oder Nahrungsmittel-Unverträglichkeiten Akne begünstigen.

ÄUSSERLICH

Naturkosmetik

Als Pflegeprodukte (Gesicht oder Körper) kommen zum Beispiel solche mit Teebaumöl- oder Aloe-vera-Zusätzen in Frage.

Teebaumöl

Der Jugendliche kann die Bibeli auch mit reinem Teebaumöl (10%ig) abtupfen.

Apfelessig

Hautunreinheiten mit einem Wattebausch oder einem Wattestäbchen betupfen, den der Teenie vorher in Apfelessig getaucht hat.

Bunter Heilkräuterstrauss

Diverse Heilkräuter können die Entzündung hemmen und bei der Abheilung helfen. Zum Beispiel kann eine warme

Kamillenkompresse aufgelegt werden. Oder empfehlen Sie Ihrem Kind Gesichtswaschungen mit Thymian-, Stiefmütterchenkraut-, Salbei- oder Zinnkrauttee (siehe Seite 78). Auch eine Eichenrindenkompresse ist vielversprechend: Eichenrinde enthält Stoffe, die antibiotisch wirken, Gerbstoffe verbessern zudem die Widerstandsfähigkeit der Haut. 1 TL Rinde in 2,5 dl kaltem Wasser kurz aufkochen, dann 10 Minuten ziehen lassen, absieben. Mit dem lauwarmen Absud die betroffenen Hautstellen abtupfen. Achtung: Eichenrinde macht Flecken auf Textilien. Reinigen Sie auch das Waschbecken und verwendete Töpfe sofort.

Calendulakompresse

Eine warme Kompresse mit Ringelblumentinktur hilft ebenfalls (1 TL Tinktur auf 2,5 dl abgekochtes Wasser). Siehe auch «Warme Wickel» (Seite 72) oder «Ringelblumentinktur» selber herstellen (Seite 81).

Dampfbad fürs Gesicht

Ein Dampfbad unterm Frotteetuch hilft, die Entzündung in den Griff zu bekommen. Zusätze: Kamillentee oder verdünnter Apfelessig (siehe Seite 58). Maximal 2-mal wöchentlich.

Badezusätze

Für ein Vollbad eignen sich Stiefmütterchenkraut-, Zinnkraut- oder Thymiantee (jeweils 3 EL Pflanzenteile mit kochend heissem Wasser übergiessen, 10 Minuten ziehen lassen und dem Badewasser beigeben). Auch ein Weizenkleiebad (siehe Seite 63) beruhigt die Haut.

Joghurtmaske

Diese Maske reinigt und verbessert gleichzeitig die Hautflora. Einige Teelöffel Naturjoghurt eventuell mit etwas Honig anrühren und auf das Gesicht auftragen, eintrocknen lassen und mit viel warmem Wasser abwaschen. Anschliessend die Haut mit einem geeigneten Produkt eincremen. 2-mal wöchentlich.

Heilerde-Maske

Eine warme Heilerde-Maske (siehe «Warme Wickel», Seite 73) eignet sich für das Gesicht oder andere betroffene Körperstellen. Sie wirkt reinigend und entzündungshemmend. Nach 15 Minuten Einwirkzeit mit viel warmem Wasser abwaschen und anschliessend die Haut mit einem geeigneten Produkt eincremen. 2-mal wöchentlich.

INNERLICH

Brennnessel und Löwenzahn

Brennnesselblättertee regt den Stoffwechsel an und wirkt unterstützend bei Akne: 1 TL Blätter mit 2,5 dl kochendem Wasser übergiessen, 3–10 Minuten ziehen lassen.
Auch Tee von Löwenzahnwurzeln kurbelt die Körpervorgänge an. Sie können die

getrockneten Wurzeln kaufen und gemäss Anleitung auf der Verpackung einen Tee daraus zubereiten. Oder schälen Sie eine frische Löwenzahnwurzel und raspeln Sie diese. Dann setzen Sie 1 TL Wurzeln mit 2,5 dl Wasser kalt an, lassen das Ganze aufkochen und 10 Minuten ziehen. Absieben und trinken.

HOMÖOPATHIE

Hepar sulfuris (Kalkschwefelleber) D6
Bei lokaler eitriger Entzündung, Berührungsempfindlichkeit. Zur beschleunigten Reifung und Abheilung der Pickel.

SPAGYRIK

Stiefmütterchen unterstützt bei verschiedenen chronischen Hautkrankheiten, wirkt ausleitend über die Nieren.
Walnussbaum gilt als «Lymphmittel», regt den Stoffwechsel an.
Mönchspfeffer reguliert den Hormonhaushalt.

→ Näheres zur Spagyrik siehe Seite 92.

SO HELFEN SIE IHREM KIND

Hautpflege
Die Haut regelmässig und nur mit geeigneten Kosmetika reinigen und cremen. Leichte Akne darf auch ab und zu einem Peeling unterzogen werden, das hilft, Verhornungen abzutragen, und wirkt dem Verstopfen der Poren entgegen. Pickel und Mitesser möglichst ruhen lassen und nicht ausdrücken oder aufkratzen, gegebenenfalls von der Kosmetikerin behandeln lassen.

Gesund leben
Zwar ist die Ansicht, dass Pickel von einer Ernährung mit zu viel Fett und Zucker herrühren, überholt. Dennoch: Eine abwechslungsreiche, gesunde Ernährung kann der Haut nicht schaden, liefert sie doch alle Nährstoffe, die eine schöne Haut braucht (mehr dazu auf Seite 34).
Auch regelmässige Bewegung an der frischen Luft ist für Teenies wichtig – um die Durchblutung der Haut anzukurbeln (siehe Seite 39). Und das A und O: Hände weg von Zigaretten! Denn das Qualmen schadet nicht nur der Gesundheit, sondern ist auch Gift für den Teint.

ZUM ARZT, WENN ...

> die Akne Narben hinterlässt oder sich grössere Eiteransammlungen (Furunkel) bilden.

Fusspilz

Fusspilz wird von speziellen Hautpilzen ausgelöst, die sich gerne im feuchtwarmen Klima der Zehenzwischenräume tummeln. Typische Erreger sind Fadenpilze. Auch Kinder werden von dem lästigen Leiden nicht verschont. Turnschuhe und Gummistiefel leisten dem Befall wahrscheinlich Vorschub. Pilzsporen werden meist durch am Boden liegende kleinste Hautschüppchen von Mensch zu Mensch übertragen. Zum Beispiel im Badezimmer, in Schwimmbädern oder Sporthallen.

Pilzinfizierte Haut ist besonders anfällig für bakterielle Hautentzündungen.

Symptome

Die Haut der Fusssohle oder in den Zehenzwischenräumen schuppt sich, ist rot und juckt. Oft ist sie auch wund und hat Risse, oder es entstehen kleine Blasen.

ÄUSSERLICH

Teebaumöl, Salbeiöl

Befallene Stellen am Fuss mehrmals täglich mit ätherischem Öl abtupfen (entweder reines Salbeiöl oder 10%iges Teebaumöl), am besten mit einem Wattestäbchen.

Fussbad mit Thymian- oder Zinnkrauttee, Molkefussbad

Baden Sie die Füsse des Kindes 2-mal täglich 10 Minuten in warmem Wasser mit Thymiantee oder Tee aus Blättern des Ackerschachtelhalms (auch Zinnkraut genannt). Dosierung für den Aufguss: 1 EL Pflanzenteile mit kochendem Wasser übergiessen, nach Anleitung auf der Verpackung ziehen lassen, absieben, dem Badewasser zugeben. Auch Molkefussbäder haben Aussicht auf Erfolg: Der Pilz mag die Säure des Bades nicht (Anleitung siehe Seite 62).

Eichenrindeabsud

Einen Badezusatz, der gegen Fusspilz wirkt und das Trocknen der Haut fördert, können Sie aus Eichenrinde brauen (Anleitung siehe Seite 63).

Ringelblumen- oder Birkenrindensalbe

Cremen Sie die Füsse des Kindes regelmässig mit Ringelblumen- oder Birkenrindensalbe (aus der Drogerie) ein.

Aloe-vera-Gel

Gel aus dem Dicksaft der stacheligen Heilpflanze Aloe vera eignet sich zur Nachbehandlung.

HOMÖOPATHIE

Aus der homöopathischen Kinderapotheke (Seite 351):

Arsenicum album (Weisses Arsen) D12

Bei kalten Füssen, trockener Haut und spröden Zehennägeln.

Weiteres Mittel:

Sulfur (Schwefelblüte, Schwefel) D6
Wenn die Fusssohle heiss ist und die Haut juckt und brennt.

SO HELFEN SIE IHREM KIND

Saubere, trockene Füsse
Bringen Sie Ihrem Kind bei, nach dem Baden oder Duschen die Zehen gründlich abzutrocknen – besonders in den Zwischenräumen. Und lassen Sie es möglichst keine Turnschuhe, Gummistiefel oder anderes Fusswerk tragen, in denen die Kinderfüsse schwitzen. Socken sollten aus Baumwolle oder Wolle sein.

Die Abwehr des Kindes stärken
Bei einem geschwächten Immunsystem haben die Pilze besonders leichtes Spiel. Deshalb kann eine gestärkte Abwehr (Tipps siehe Seite 44) der Pilzinfektion vorbeugen. Besonders geeignet: Fusswechselbäder. Sie stärken die Durchblutung der Füsse (Anleitung siehe Seite 64).

Ansteckung vermeiden
Kinder mit Fusspilz sollten im Schwimmbad, in öffentlichen Duschen und anderen Einrichtungen Badeschuhe tragen. Und in der Wohnung bis zum Abheilen nicht

Hautpilz und Kopfpilz

Pilze auf der Haut äussern sich in rundlichen oder ringförmigen, roten, leicht erhabenen Flecken mit zum Teil mehreren Zentimetern Durchmesser. Eine Infektion der Kopfhaut zeigt sich in Ekzemen, Schuppen und Haarausfall oder auch in kurzen Haarstoppeln, die auf abgebrochene Haare hindeuten. Wenn Sie vermuten, dass Ihr Kind einen Hautpilz oder einen Pilz auf der Kopfhaut hat, sollten Sie zum Arzt.
Kinder mit Haut- oder Kopfpilz sollten Frotteetücher nicht gemeinsam mit anderen Familienmitgliedern benutzen, keine synthetischen Kleider tragen und bei Kopfpilz Kämme und Bürsten auswechseln.

barfuss laufen. Socken, Fussmatten und Frotteetücher möglichst oft wechseln und heiss waschen.

ZUM ARZT, WENN ...

> sich ein Fusspilz stark ausbreitet oder wenn sich zwischen den Zehen Entzündungen bilden.

Insektenstiche

Auf der Mauer, auf der Lauer sitzen sie: Wanzen, Mücken, Bienen, Wespen, Hornissen, Flöhe und andere Sechsbeiner. Wegen der unangenehmen Folgen ihrer Stiche sind sie bei Kindern meist nicht so beliebt. Und wenn gar ein Augenlid durch einen Mückenstich anschwillt, kann das ziemlich mitleiderregend aussehen. Krankheiten übertragen Insekten aber keine in unseren Breitengraden. Manche Kinder reagieren allerdings allergisch auf Insektenstiche (siehe Insektengift-Allergie, Seite 145).

Zecken haben zwei Beine mehr als Insekten und können in seltenen Fällen schwere Krankheiten übertragen (siehe Seite 236).

Symptome

Die Haut um den Stich juckt, rötet sich, schwillt an und schmerzt. Manchmal kann der Juckreiz so stark sein, dass er dem Kind den Schlaf raubt.

ÄUSSERLICH

Miniwickel

Einen kalten Miniwickel können Sie zum Beispiel mit essigsaurer Tonerde, Heilerde, verdünnter Arnikatinktur (1 TL auf 2,5 dl Wasser) oder unverdünntem Apfelessig zubereiten. Statt eines Stücks Stoff reicht eventuell ein Wattebausch, den Sie mit Pflaster oder Klebeband (aus der Apotheke) auf der Stichstelle befestigen.

Zwiebelpflaster

Legen Sie eine Zwiebelscheibe auf die Haut – wenn möglich mit einem Pflaster, einem Klebeband aus der Apotheke oder einem kleinen Verband befestigen. Das kühlt die Haut und wirkt der Entzündung entgegen.

Peterli für Peterli

Hacken Sie Petersilie klein und machen Sie dem Kind damit einen Hautverband auf der Stichstelle. Oder kleben Sie direkt auf das gehackte Grünzeug ein Pflaster oder ein Klebeband.

Kalter Kabis

Blanchieren Sie – kurz – ein paar Kohlblätter und legen Sie diese gut abgekühlt um die Stichstelle. Mit einem Tuch, einer selbsthaftenden Gazebinde oder einem Klebeband (aus der Apotheke) fixieren, etwa 30 Minuten einwirken lassen. Das alte Hausmittel hat entzündungshemmende, schmerzlindernde und abschwellende Eigenschaften. Es eignen sich: Weisskohl (die Pflanze hat glatte Blätter und wird auch Kabis genannt) oder Wirz (mit dunkleren, schrumpeligen Blättern).

Noch mehr Hexenrezepte

Weitere pflanzliche Hausmittel, die wirken, sind das Salbeiblatt-Pflaster (ein ganzes Salbeiblatt mit der rauen Seite auf der Haut befestigen),

das Melissenblatt- oder das Spitzwege-
richblatt-Pflaster. Oder legen Sie eine
Apfelhälfte auf den Stich. Ebenfalls
bewährt: Löwenzahnmilch direkt auf
den Stich auftragen.

Wenn sich ein Stich infiziert

Tragen Sie Calendulatinktur unverdünnt
auf die Stichstelle auf. Das kühlt,
wirkt abschwellend und beschleunigt
die Heilung.

HOMÖOPATHIE

Aus der homöopathischen Kinderapotheke (Seite 351):

Apis (Honigbiene) D12

Bei brennenden, stechenden Schmerzen
und einer roten, weichen und warmen
Schwellung der Stichstelle.

Weitere Mittel:

Carbo vegetabilis
(Pflanzen-Holzkohle) D6

Das Kind schwitzt kalt und hat einen
labilen Kreislauf mit Ohnmachtstendenz.

Ledum palustre
(Sumpfporst) D6

Bei kühler Schwellung und starken
Schmerzen, bei durch Kratzen infiziertem
Stich oder bläulicher Verfärbung.

ANTHROPOSOPHISCHE MEDIZIN

Arnika-Brennnessel-Gel oder -Spray

Das Mittel wirkt juckreizmildernd und
abschwellend. Es kühlt die Haut und
lindert die Entzündung. Das Arzneimittel
ist anthroposophisch, hat pflanzliche
Inhaltsstoffe und wird äusserlich aufgetragen. Es ist als Spray oder Gel erhältlich
oder auch als Essenz für Umschläge und
Waschungen (1 TL Essenz auf 2,5 dl
Wasser). Anwendung: mehrmals täglich
nach Bedarf.

→ Näheres zur anthroposophischen
   Medizin siehe Seite 92.

SO HELFEN SIE IHREM KIND

Stachel raus!

Steckt der Bienenstachel noch, entfernen
Sie ihn vorsichtig mit einer Pinzette
und achten Sie darauf, dass Sie dabei den
Giftsack nicht ausdrücken.

Stichen vorbeugen

Ab Spätsommer bis Herbst, wenn viele
Wespen fliegen: Vorsicht beim Picknick!
Das Kind sollte keine hastigen Bewegungen machen; Insekten stechen nur, wenn
sie bedrängt werden.
Und: Lassen Sie keine Süssigkeiten,
süsse Getränke, Bier oder Fleisch offen
stehen.

Weisen Sie die Kids an, bevor sie einen
Bissen in den Mund nehmen, zuerst einen
Blick auf ihre Gabel oder ihren Löffel zu
werfen.

Lassen Sie Ihr Kind im Sommer nicht
barfuss durch Wiesen oder Gras streifen,
damit es vor Bienen- und Wespenstichen
geschützt ist. Bienen- und Wespennester
durch die Feuerwehr entfernen lassen.
Stechmücken halten Sie Ihren Liebsten
am wirkungsvollsten mit einem Moskito-
netz vom Leibe. Dieses können Sie
zum Beispiel vor dem Fenster oder als
Betthimmel anbringen. Gegen die
abendliche Mückenplage: Kinder Hosen
mit langen, eng anliegenden Beinen und
Pullover mit langen Ärmeln tragen lassen,
sodass die Haut möglichst vollständig
bedeckt ist. Und: am Abend unter die
Dusche oder in die Wanne! So sind die
Kinder nachts weniger attraktiv für
Stechmücken.

Bitte nicht kratzen!

Kratzen verstärkt die Hautreaktion und
den Juckreiz. Aber «Bitte nicht kratzen»
ist leichter gesagt als getan! Vielleicht
helfen diese Tricks: Das Kind darf
stattdessen die Haut rings um den Stich
reiben, kneten oder kratzen. Oder ein
bisschen Spucke auf den Stich streichen
und dann blasen. Ablenkung wirkt
manchmal ebenfalls. Oder: Wieso nicht
statt der eigenen Haut das Plüschtier
kratzen? Oder statt kratzen auf den Boden
stampfen?

DIE AMBULANZ 144 RUFEN, WENN…

> der Stich im Rachen sitzt – es besteht
> Lebensgefahr! In der Zwischenzeit:
> Eiswürfel lutschen, um die Schwellung
> zu lindern.

> bei einem Bienen- oder Wespenstich
> Atemnot, Kreislaufprobleme, Blässe,
> Schwindel, Zittern auftreten (siehe
> Insektengift-Allergie, Seite 145).

Kopfläuse

Bringt Ihr Kind Läuse mit nach Hause, ist
das äusserst lästig, denn nicht selten kratzt
sich bald die ganze Familie auffallend häufig
am Kopf. In der Krippe tragen dann wahrscheinlich wieder alle Erzieherinnen Kopftuch, in der Schule kommt die Laustante
vorbei, und unter Eltern werden die besten
Anti-Läuse-Tipps herumgereicht. Alle Jahre
krabbelt es wieder, meist treten die Läuse-
«Epidemien» im Herbst und Winter auf.
Kopfläuse jucken stark, sind aber ansonsten
harmlos. Sie machen es sich im menschlichen Haar gemütlich und saugen Blut aus
der Kopfhaut. Krankheiten übertragen sie
nicht.

Symptome

Die ausgewachsenen Tierchen sind etwa
drei Millimeter lang und hellgrau, sie sind
aber selten zu sehen. Auffällig hingegen sind
ihre Eier, die Nissen. Diese sind weiss und
tropfenförmig und kleben gewinkelt am

Haar, vor allem hinter den Ohren und im Nacken. Im Gegensatz zu Schuppen, die bisweilen lose im Haar sitzen, kleben Nissen fest am Haar.

Läuse jucken. Wenn stark gekratzt wird, kann sich die Kopfhaut entzünden.

Hintergrund

Kopfläuse kursieren immer wieder da, wo Kinder ihre Köpfe zusammenstecken, also in Kinderkrippen, Kindergärten und Schulen. Wichtig zu wissen: Ein Läusebefall hat nichts mit mangelnder Hygiene zu tun. Normales Kämmen, Duschen und Haarewaschen vertreibt die Parasiten nicht.

ÄUSSERLICH

Öl ins Haar!

Zu den gängigen chemischen oder biologischen Insektiziden, die teilweise bedenkliche Giftstoffe enthalten und gegen die die Läuse zum Teil bereits resistent sind, gibt es wirksame Alternativen: Präparate auf Kokosöl- oder Silikonölbasis. Diese wirken mechanisch, indem sie die Atemwege der Insekten verkleben, sodass diese ersticken. Wissenschaftliche Studien bescheinigen die Effektivität solcher Präparate, die mehrmals, im Abstand von einigen Tagen, angewendet werden. Zudem sind sie gut verträglich (Packungsbeilage beachten). Ebenfalls erfolgversprechend: pures Olivenöl oder Kokosfett im Haarboden und im Haar verteilen, einwirken lassen, danach Haare (eventuell mehrmals) waschen.

Neembaumöl-Shampoo

Das Neemöl (vom Neembaum oder Niembaum) stammt aus der ayurvedischen Medizin. Es vermiest den Läusen die Fortpflanzung. Das Shampoo wird mehrmals, im Abstand von einigen Tagen, angewendet (Packungsbeilage beachten). (Ab 4 Jahren.)

SO HELFEN SIE IHREM KIND

Bei Läusen in der Umgebung

Falls in der Spielgruppe oder Klasse Ihrer Sprösslinge Läuse vorkommen: Inspizieren Sie 2-mal wöchentlich den Haarschopf der Kinder, am besten mit dem Läusekamm (siehe Kasten). Alle Familienmitglieder sollten auf Kopflausbefall untersucht werden. Führen Sie keine vorbeugende Behandlung mit chemischen Mitteln durch! Das würde die Betroffenen unnötig mit Giftstoffen belasten. So schützen Sie sich vor Ansteckung: Binden Sie Ihre Haare zusammen oder tragen Sie eine Kopfbedeckung.

Wenn Sie Kopfläuse entdecken

Von der Radikalkur des Kahlkopfes sehen Eltern heutzutage glücklicherweise meist ab. Rücken Sie den Tierchen besser mit Lausen zu Leibe, so wie die Affen im Zoo: Suchen Sie den befallenen Kopf konsequent immer wieder auf Nissen und Läuse ab und entfernen Sie diese. Am besten geht das 2-mal wöchentlich mit einem Läusekamm (siehe Kasten). Mit dem Lausen, so zeigen Studien, wird man die Krabbeltiere sogar eher los als mit (bedenklichen) Insektiziden wie etwa Pyrethrum oder Lindan. Denn zum einen sind bereits viele Läuse gegen die Gifte resistent, und zum andern werden die Nissen mit den Giftshampoos oft verschont.

Wenn Sie nur Nissen finden

Nissen allein machen keine Behandlung mit Insektiziden nötig. Entfernen Sie die Nissen 2-mal wöchentlich mit einem speziellen Kamm (siehe Kasten).

Lausfreie Wohnung

Dieses Ziel erreichen Sie am schnellsten, indem Sie Sofas, Teppiche, Matratzen und Decken staubsaugen und die Bettwäsche bei mindestens 60 Grad waschen. Kleider der Lausopfer, Schmusetiere und Ähnliches können Sie auch über Nacht in die Kühltruhe legen oder für zwei Wochen in einem verschnürten Plastiksack versorgen. Allerdings: Die indirekte Lausübertragung ist im Vergleich zu der von Kopf zu Kopf eher unwahrscheinlich. Machen Sie sich also nicht verrückt mit der Sanierung Ihrer Wohnung!

Kontrolle mit dem Läusekamm

So gehts: Kaufen Sie in der Apotheke oder Drogerie einen feinzinkigen Kamm für die Läusekontrolle. Waschen Sie die Haare des Kindes und verteilen Sie eine gewöhnliche Haarspülung im Haar. Untersuchen Sie nun den Kopf bei gutem Licht: Kämmen Sie das nasse Haar und scheiteln Sie es vom Nacken bis zur Stirn im Abstand von etwa zwei Zentimetern. Achten Sie besonders auf den Haaransatz und beginnen Sie dicht an der Kopfhaut. Streifen Sie hängengebliebene Nissen oder Läuse mit einem Stück Haushaltspapier regelmässig vom Kamm oder spülen Sie ihn. Die Nissen können Sie auch mit den Fingernägeln aus den Haaren ziehen.

Reden ist Gold

Statt Läuse verschämt zu verheimlichen, informieren Sie möglichst rasch alle Kontaktpersonen des Kindes und besonders die Kindergärtnerin oder den Lehrer. So können weitere potenzielle Lausträger informiert werden und schnell reagieren. Denn: Je eher die Läuse entdeckt werden, desto leichter ist das Beseitigen der Parasiten.

ZUM ARZT, WENN ...

> Sie die Läuse nicht loswerden.
> sich aufgekratzte Haut oder Kopfhaut entzündet.

Nagelbett-Entzündung (Umlauf)

Wenn sich das Nagelbett oder die Haut um den Nagel herum entzündet, wird das auch Umlauf genannt.

Symptome

Die Haut um den Finger- oder (seltener) Zehennagel schwillt an und rötet sich, wird heiss. Es kommt zu klopfenden Schmerzen. Eventuell staut sich Eiter. Es besteht die Gefahr, dass sich die Entzündung auf Knochen und Gelenke ausweitet.

Hintergrund

Durch kleine Verletzungen am Nagel können Bakterien oder auch Pilze unter die Haut gelangen. Zum Beispiel durch Nägelkauen, Spreissel, Verletzungen, eingerissene Haut oder durch zu kurz geschnittene Fingernägel.

ÄUSSERLICH

Wichtig: Ein Umlauf sollte desinfiziert werden, zum Beispiel mit PVP-Jod. Um Eiter oder eventuell Fremdkörper «herauszuziehen», lassen Sie das Kind mehrmals täglich den Finger während 10 Minuten in lauwarmem Wasser baden, anschliessend gut trocken tupfen.

Fingerbad

Als «Badewanne» für die Fingerspitze eignet sich ein Schnapsglas oder ein Eierbecher. Das Badewasser: lauwarmes Salzwasser (1 EL Salz auf 1 dl Wasser), lauwarmer Salbei- oder Kamillentee, Eichenrindenabsud oder verdünnte Calendulatinktur (10 Tropfen auf 1 dl Wasser). Für den Eichenrindenabsud 1 TL getrocknete Eichenrinde (aus der Apotheke) in 2,5 dl Wasser kalt ansetzen, das Ganze aufkochen lassen, etwa 10 Minuten ziehen lassen. Absieben und abkühlen lassen. Achtung: Eichenrinde färbt Kleider und Waschbecken. Kleider schützen und das Waschbecken sowie Pfannen/Geschirr gleich nachher säubern!

Um den Finger gewickelt

Tragen Sie eine Zugsalbe auf den verletzten Finger auf und wickeln Sie einen Verband drüber. Ein, zwei Stunden oder über Nacht einwirken lassen. Siehe Zwiebelhonigpaste (unten) oder Bingelkrautsalbe (nebenan).

Zwiebelhonigpaste

Schälen Sie eine Zwiebel, reiben Sie diese durch eine Bircherraffel und lassen Sie den Zwiebelsaft in einem Sieb abtropfen. Mischen Sie dann den Saft mit Honig. Streichen Sie die Paste auf den Finger des Kindes und wickeln Sie einen kleinen Verband darum.

Aus der homöopathischen Kinderapotheke (Seite 351):

Apis (Honigbiene) D12
Bei brennenden, starken Schmerzen
und einer roten Schwellung.

Belladonna (Tollkirsche) D12
Bei pulsierenden Schmerzen und
Berührungsempfindlichkeit.

Weiteres Mittel:

Hepar sulfuris (Kalkschwefelleber) D6
Bei schmerzhafter Eiterbildung – das
Mittel hilft, Fremdkörper auszustossen,
und fördert die Eiterresorption.

Bingelkrautsalbe
Eine eiterziehende und desinfizierende
Zugsalbe (Drogerie/Apotheke). Tragen
Sie nur eine erbsengrosse Menge auf.
Anschliessend einen Verband anlegen.

→ Näheres zur anthroposophischen
Medizin siehe Seite 88.

Maniküre für Kids
Schneiden Sie die Fingernägel Ihres
Kindes nicht zu kurz und die Fussnägel
nicht zu rund. Verletzt sich Ihr Kind
an der Nagelhaut: Desinfizieren Sie die
Wunde und schützen Sie die heikle
Stelle mit einem Pflaster.
Lassen Sie Ihr Kind – besonders im
Winter – nach dem Händewaschen seine
Hände auch mal eincremen. Das
schützt die Haut vor dem Austrocknen
und vor Verletzungen.

> der Umlauf das Kind stark schmerzt.
> sich eine Rötung in Richtung Hand-
  oder Fussrücken ausbreitet (Verdacht
  auf entzündete Lymphgefässe – «Blut-
  vergiftung», dann sofort zum Arzt!).
> der Umlauf nach zwei, drei Tagen nicht
  verschwunden ist.

Sonnenbrand

Ein Sonnenbrand ist eine Verbrennung ersten Grades. Betroffen sind die obersten
Hautschichten.

Symptome
Die Haut ist rot und heiss, sie spannt oder
schmerzt. Bei schweren Sonnenbränden bilden sich Blasen, und das Kind kann eventuell auch nicht gut schlafen.

Hintergrund
Die UV-Strahlen im Sonnenlicht schaden der
Kinderhaut: Mit jedem Sonnenbrand steigt

das Risiko, dass das Kind später im Leben an Hautkrebs erkrankt (mehr zum Thema Kinderhaut siehe Seite 240).

ÄUSSERLICH

Sofort kühlen!

Bereiten Sie Ihrem Kind einen kühlenden Wickel mit Heilerde, Quark oder essigsaurer Tonerde zu. Auch kalte Wickel oder Kompressen mit Kamillen-, Ringelblumen-, Pfefferminz-, Grün- oder Schwarztee (Bio-Qualität) oder Ringelblumentinktur mehrmals am Tag während etwa 10 Minuten eignen sich gut. Alle Infos zu kalten Wickeln finden Sie ab Seite 70, wie Sie Ringelblumentinktur selber machen, steht auf Seite 81. Schnelle Alternative: Kalt duschen oder baden wirkt der Entzündung ebenfalls entgegen.

Après-Soleil-Lotionen für Kids

Buttermilch oder Naturjoghurt auf die verbrannte Haut des Kindes auftragen und eintrocknen lassen: Das kühlt und regeneriert den Säureschutzmantel der Haut. Anschliessend lauwarm bis kalt abduschen.
Aloe-vera-Gel (aus der Apotheke) kühlt ebenfalls und fördert die Heilung.
Auch Gurkensaft tut der gereizten Haut gut: Raffeln Sie eine halbe kühlschrankkalte Gurke und benetzen Sie mit dem Saft die betroffenen Hautstellen.

HOMÖOPATHIE

Aus der homöopathischen Kinderapotheke (Seite 351):

Apis (Honigbiene) D12
Das Kind hat eine hellrot glänzende Haut und fühlt stechende, brennende Schmerzen.

Arnica (Arnika) D6
Die Haut schmerzt das Kind bei der geringsten Berührung und fühlt sich wund an. Es bilden sich keine Blasen.

Belladonna (Tollkirsche) D12
Bei heisser Haut und klopfenden Schmerzen.

Weiteres Mittel:

Cantharis (Spanische Fliege) D12
Wenn die Haut stark brennt und sich Blasen bilden.

ANTHROPOSOPHISCHE MEDIZIN

Arnika-Brennnessel-Gel oder -Spray
Diese anthroposophische, pflanzliche Arznei wird äusserlich aufgetragen, sie ist als Spray oder Gel erhältlich. Oder auch als Essenz für Umschläge oder Waschungen (1 TL Essenz auf 2,5 dl Wasser). Das Mittel wirkt juckreizmildernd,

abschwellend. Es kühlt die Haut und lindert die Entzündung. Anwendung: mehrmals täglich nach Bedarf.

→ Näheres zur anthroposophischen Medizin siehe Seite 88.

gen, machen Sie es beim nächsten Schwimmbadbesuch, bei der nächsten Bergwanderung besser und schützen Sie die zarte Kinderhaut vor den aggressiven Sonnenstrahlen. Zum Thema Sonnenschutz siehe «Kinderhaut» (Seite 240).

SO HELFEN SIE IHREM KIND

Viel Flüssigkeit

War Ihr Kind zu lange an der Sonne? Gehen Sie mit ihm in den Schatten und lassen Sie es sofort reichlich trinken, damit der Feuchtigkeitsverlust von Haut und Körper ausgeglichen werden kann.

Vorbeugen ist besser als Heilen!

Hat Ihr Kind trotz aller Vorsichtsmassnahmen einen Sonnenbrand eingefan-

---

ZUM ARZT, WENN ...

> der Sonnenbrand dem Kind starke Schmerzen verursacht.
> sich viele Blasen bilden oder wenn sich aufgeplatzte Blasen entzünden.
> dem Kind zusätzlich übel ist oder es Fieber hat.

→ Siehe auch «Sonnenallergie» (Seite 157).

Sonnenstich und Hitzschlag

Wenn sich Kinder zu lange und ohne angemessenen Kopfschutz an der Sonne aufhalten, können sie leicht einen **Sonnenstich** bekommen. Dieser äussert sich in Kopfschmerzen, Blässe, Schwäche, kaltem Schweiss und Frösteln. Eventuell erbricht das Kind auch. Gehen Sie mit ihm in ein abgedunkeltes, kühles Zimmer, kühlen Sie seine Stirn mit nassen Tüchern. Geben Sie ihm zu trinken und sorgen Sie für einen Ausgleich des Salzverlustes (das ideale Getränk ist eine Glukose-Elektrolyt-Lösung, siehe Seite 308). Auch ein Arztbesuch ist angezeigt.

Falls Ihr Kind verwirrt scheint, Krampfanfälle oder hohes Fieber bekommt oder gar bewusstlos wird, handelt es sich eventuell um einen lebensbedrohlichen **Hitzschlag**: Rufen Sie die Notfallnummer 144 an! Kühlen Sie das Kind in der Zwischenzeit mit kaltem Wasser. Wichtig: Lassen Sie nie ein Baby oder ein Kleinkind allein im Auto. Denn im Innern kann es schnell mal über 40 Grad heiss werden, was zu einem Hitzschlag führen kann.

Warzen

Warzen sind ungefährliche Hautwucherungen, die durch Viren ausgelöst werden. Es gibt verschiedenste Formen und Erreger. Die meisten Warzen verschwinden nach ein, zwei Jahren von selbst wieder.

Dellwarzen (auch Flugwarzen genannt) befallen vorwiegend Kleinkinder; sie sind ansteckend. Kinder mit Neurodermitis (siehe Seite 150) sind besonders anfällig dafür.

Symptome

Warzen spriessen meist an Händen und Füssen. Es gibt unterschiedlichste Typen in verschiedenen Formen: Dellwarzen, gewöhnliche Warzen, Flachwarzen oder Dornwarzen. Die meisten sind rundlich und haben eine raue Oberfläche. Dornwarzen wachsen an den Fussohlen und dringen wie ein Dorn in die Haut ein.

Dellwarzen sind runde Knötchen mit glatter, glänzender Oberfläche, die in der Mitte meist eine kleine Delle aufweisen. Sie kommen vor allem bei Kindern und bei jungen Erwachsenen vor und heilen bei manchen Kindern von selbst wieder ab.

Bei anderen Betroffenen entstehen mehr und mehr Dellwarzen am ganzen Körper. Dann besteht die Möglichkeit, die Dellwarzen vom Arzt (mithilfe einer betäubenden Creme meist nahezu schmerzfrei) entfernen zu lassen.

Hintergrund

Warzen entstehen, wenn Warzenviren durch kleine Hautverletzungen in die obere Hautschicht eindringen und dort zu einer Hautwucherung führen. Bei Berührung sind Warzen ansteckend.

ÄUSSERLICH

Die Volksheilkunde kennt unzählige Methoden, Mittelchen und Mythen, die Warzen den Garaus machen sollen. Probieren Sie folgende aus (nicht bei Dellwarzen):

Zauberextrakte

Flüssigkeiten, mit denen die Warzen betupft werden können: Rhizinusöl oder unverdünnte Ringelblumentinktur. (Ringelblumentinktur selber machen: siehe Seite 81.)

Zwiebel, Knoblauch

Warzen mit frisch angeschnittener Zwiebel oder mit Knoblauch sanft einreiben. Oder über Nacht ein Stückchen Zwiebel oder Knoblauch auf die Warze binden oder mit einem Pflaster befestigen.

Apfel- oder Zitronenschnitz

Weitere Hausmittel – Probieren geht über Studieren: Binden Sie einen dünnen Schnitz Apfel oder Zitrone auf die Warze.

Schöllkraut

Der orange Milchsaft des Schöllkrauts gilt schon seit Jahrhunderten als Warzenheilmittel. Im Sommer mit dem Stängel einige Tropfen Saft auf die Warze auftragen und eintrocknen lassen. Vorsicht: Der Saft ist giftig, eignet sich nicht bei Gesichtswarzen oder Genital- warzen, aber etwa bei solchen am Fuss. Nach dem Auftragen ein Pflaster draufkleben. (Ab 6 Jahren.)

Thuja

Bepinseln Sie die Warzen mit unver- dünnter Tinktur des Thujabaumes. Vorsicht: Nicht im Gesicht oder im Schleimhautbereich anwenden. Anschliessend ein Pflaster drauf- kleben. (Ab 6 Jahren.)

HOMÖOPATHIE

Thuja (Lebensbaum) D12

Bei gewöhnlichen Warzen, die glatt, rissig oder fleischig sind und das Kind brennen oder stechen.

Causticum (Ätzstoff, Hahnemanns Tinctura) D6

Bei harten, hervorstehenden Warzen, oft in der Nähe von Nägeln.

SPAGYRIK

Lebensbaum entgiftet über das Lymph- system und ist bewährt bei Warzen.

Schöllkraut unterstützt die Leberfunktion und ist bestens erprobt bei Warzen. **Herzsame** ist ein sinnvoller Zusatz, wenn die Warzen jucken.

→ Näheres zur Spagyrik siehe Seite 92.

SO HELFEN SIE IHREM KIND

Keine Wunder erwarten

Wenn Ihr Kind eine Warze dringend loshaben möchte: Versprechen Sie ihm nicht zu viel von den obigen Hausmitteln, denn oft braucht es bis zum Verschwinden Geduld. Gehen Sie das Ganze spielerisch an: Erfinden Sie gemeinsam einen Zauberspruch, ein spezielles Zauberritual oder basteln Sie einen Zauberstab.

Nicht kratzen oder drücken

Sekret aus aufgekratzten Warzen kann zu weiteren Warzen führen. Ausserdem: nach dem Berühren der Warzen immer die Hände waschen.

Hautpflege

Cremen Sie Körper und Gesicht des Kindes regelmässig ein. Baden oder duschen Sie es nicht öfter als 2-mal in der Woche (mit rückfettendem Zusatz) und cremen Sie seine Haut anschliessend ein.

Ansteckung vermeiden

Kinder mit Warzen an den Füssen sollten im Schwimmbad, beim Turnen oder gemeinschaftlichen Duschen Bade- bzw. Turnschuhe tragen, um die Viren nicht weiterzugeben. Kinder mit Dellwarzen sollten wegen der Ansteckungsgefahr ihr Handtuch nicht mit anderen teilen.

Abwehr stärken

Die körperliche Abwehr des Kindes zu stärken, wirkt auch vorbeugend gegen Warzenviren (siehe Seite 44). Allerdings: Sorgen Sie dafür, dass Hände und Füsse Ihres Sprösslings möglichst nicht zu lange auskühlen, denn schlecht durchblutete Körperteile sind leichte Beute für die Viren.

ZUM ARZT, WENN ...

> Warzen stören, etwa weil Kleidung oder Schuhe daran scheuern.
> Verdacht auf Dellwarzen besteht, besonders bei Kindern mit Neurodermitis.

Zeckenstich

Zecken sind Spinnentiere, die mit ihrem Rüssel in die Haut stechen, um Blut zu saugen. Mithilfe kleiner Widerhäkchen halten sie sich an der Haut fest.
Wenn Zecken stechen, sondern sie einen betäubenden Stoff ab, deshalb wird ein Zeckenstich vorerst kaum je bemerkt. Manche Ze-

cken übertragen die Lyme-Borreliose und/oder die (seltenere) Frühsommer-Hirnhautentzündung (FSME). Beide Krankheiten sind gefährlich, FSME aber eher für Erwachsene.

Symptome

Lyme-Borreliose: Erstes Krankheitszeichen, das sich aber nicht bei allen Betroffenen zeigt, ist eine Hautrötung um die Stichstelle, die sich zu einem Ring ausdehnt (Wanderröte). Wichtig: Der Ausschlag muss nicht dort sein, wo der Zeckenstich war. Er kann auch an anderer Körperstelle auftreten respektive wandern!
Zudem können oft grippeähnliche Symptome vorkommen sowie Müdigkeit. Später dehnt sich die Erkrankung bei ungefähr 15 Prozent der Betroffenen auf andere Organe aus: Gelenke, Gehirn, Haut und ab der Pubertät auch auf das Herz.
Die Krankheit kann zu verschiedensten Symptomen und bleibenden Schäden führen, wenn nicht rechtzeitig Antibiotika eingenommen werden. Bei Kindern heilt die Krankheit – nach Antibiotikatherapie – meist völlig aus. Eine Impfung gegen Lyme-Borreliose gibt es nicht.

Frühsommer-Hirnhautentzündung: Ein bis zwei Wochen nach dem Zeckenstich zeigen sich grippeähnliche Symptome. Bei rund jedem zehnten infizierten Kind tritt eine akute Hirnhautentzündung auf. Bei Kindern (besonders unter 6 Jahren) hinterlässt diese aber extrem selten eine bleibende Schädigung. Es gibt eine Impfung gegen FSME (siehe Seite 47).

Hintergrund

Die Gefahr, von Zecken befallen zu werden, ist von Februar bis Oktober grösser als in den restlichen Monaten. Zecken leben in Laubwäldern bis zu einer Höhe von etwa 1500 Metern über Meer.

> Zecken mit Lyme-Borreliose-Bakterien kommen in allen Regionen der Schweiz vor. Durchschnittlich jede dritte Zecke in der Schweiz kann Borreliose übertragen.
> Das FSME-Virus kommt insbesondere in der Nordostschweiz, aber auch in anderen Regionen der Schweiz innerhalb gewisser Herde vor (siehe unten). In diesen Gebieten trägt etwa ein Prozent der Zecken die Viren in sich. Diese Zecken lösen bei einigen (nicht allen) Gestochenen FSME aus. Oberhalb von 1000 m ü. M. sind FSME-übertragende Zecken unwahrscheinlich. Die Anzahl der FSME-Erkrankungen hat in den letzten Jahren zugenommen.

SO HELFEN SIE IHREM KIND

Zeckenabwehrtricks:

Risikogebiete meiden

Informieren Sie sich über die Endemiegebiete der Frühsommer-Meningitis FSME. In lokalen Herdgebieten, in denen FSME-übertragende Zecken häufig sind, sollten Sie den Aufenthalt im Wald wenn möglich meiden. Infos erhalten Sie zum Beispiel bei Ihrem Hausarzt oder im Internet (siehe Info auf Seite 239).

Schutz im Wald

Lassen Sie Ihr Kind nicht barfuss, mit offenen Schuhen oder kurzen Hosen im Wald oder am Waldrand spielen. Bedecken Sie die Haut möglichst vollständig – lange Hose, langarmiges T-Shirt. Zecken halten sich im Unterholz, also in Bodennähe auf – nicht auf Bäumen. Deshalb: geschlossene Schuhe tragen und Hosenbeine am besten in die Socken stecken, da enganliegende Kleidung besser schützt.

Zitronell- und Lavendelöl

Zusätzlich können Sie reines Zitronell- oder Lavendelöl einsetzen, um die Blutsauger fernzuhalten. Allerdings vorsichtshalber nicht direkt auf die Kinderhaut auftragen, sondern an Schuhen oder Hosensaum oder ähnlichen Stellen – und auch nur tropfenweise. Auf die Wirkung der ätherischen Öle verlassen dürfen Sie sich freilich nicht; schützen Sie Ihr Kind zusätzlich immer mit geeigneter Kleidung.

Von Kopf bis Fuss

Suchen Sie Ihr Kind nach jedem Waldspaziergang gründlich nach Zecken ab. Zunächst die Kleider, dann (zum Beispiel unter der Dusche) den ganzen Körper: besonders die Kniekehlen, Achselhöhlen, den Bauch und andere feinhäutige Körperstellen sowie den Kopf. Falls sich eine Zecke in die Haut gebohrt hat, entfernen Sie diese möglichst rasch (siehe unten). Das ist wichtig, weil das Risiko der Krankheitsübertragung (FSME, Borreliose) mit der Zeit, während der die Zecke saugt, ansteigt.

Impfung gegen FSME

Das Bundesamt für Gesundheit empfiehlt allen Menschen über 6 Jahren, die in einem Endemiegebiet wohnen und sich zeitweilig im Grünen aufhalten, eine Impfung gegen FSME (siehe Seite 47). Die Kosten werden von der Grundversicherung der Krankenkasse übernommen.

Nach dem Zeckenstich:

So entfernen Sie die Zecke

Hat sich eine Zecke in die Haut gebohrt, entfernen Sie den Parasiten möglichst rasch. Packen Sie die Zecke mit einer Pinzette möglichst nahe an der Haut und ziehen Sie sie gerade, langsam und mit konstantem Druck heraus. So haben Sie die besten Chancen, dass die Zecke loslässt. Desinfizieren Sie die Wunde. Bleibt dabei ein Stück der Zecke in der Haut zurück, ist das nicht schlimm. Achtung: Verwenden Sie zum Entfernen

der Zecke weder Öl, Benzin oder Feuer noch andere Hilfsmittel, egal welche Tricks auch immer kursieren!

Stichstelle kontrollieren

Notieren Sie den Zeitpunkt des Stiches in Ihrer Agenda und beobachten Sie während einiger Tage, wie sich die Haut um den Stich herum entwickelt. Entsteht ein roter Ring, gehen Sie unverzüglich zum Kinderarzt. Denn Ihr Kind hat sich wahrscheinlich mit Lyme-Borreliose angesteckt. Tipp: Fotografieren Sie die Hautveränderung. Denn diese ist oft nur flüchtig und bis zum Arztbesuch vielleicht schon wieder verschwunden!

Behandlung der Stichstelle

Nachdem Sie den Parasiten entfernt haben, tun desinfizierende Hausmittel und Kühlung gut (siehe Seite 225, Insektenstiche).

Den Arzt informieren

Treten Wochen oder Monate nach einem Zeckenstich Symptome auf, die der Kinderarzt einzuordnen versucht, berichten Sie ihm von dem Zeckenstich.

ZUM ARZT, WENN ...

> sich nach einem Zeckenstich auf der Haut Ihres Kindes ein roter Ring abzeichnet.

> Sie nach einem Zeckenstich bei Ihrem Kind Krankheitszeichen wahrnehmen, wie sie oben (unter Symptome) beschrieben sind.
> das Kind starke Kopfschmerzen und Fieber, einen steifen Nacken oder Lähmungen im Gesicht hat.

INFO

> **www.admin.bag.ch** Bundesamt für Gesundheit (→ Themen → Krankheiten und Medizin → Infektionskrankheiten A–Z, Zeckenübertragene Krankheiten) Karte mit Endemiegebieten der Schweiz und Informationen zu den durch Zecken übertragenen Krankheiten.
> **www.borreliose.ch** Forum der Lyme-Borreliose-Selbsthilfegruppen Schweiz
> **www.zecken.ch** Website eines Arztes

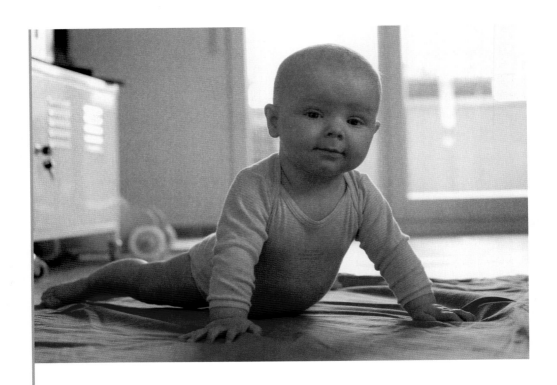

KINDERHAUT

Ein Wunderwerk der Natur ist sie, die Haut: Als Sinnesorgan lässt sie das Kind Kälte, Wärme, Druckreize fühlen und Zärtlichkeit erfahren. Als Schutzhülle bewahrt sie es vor schädlichen Umwelteinflüssen und Krankheitserregern und reguliert seine Körpertemperatur. Allerdings: Kinderhaut ist noch in der Entwicklungsphase, ihre Schutzfunktion ist noch nicht voll ausgereift. Auch ist sie dünner und empfindlicher als die Haut von Erwachsenen. So sind Kinder viel sensibler bezüglich Hitze, Kälte, UV-Strahlen und anderen Reizen.

BABYHAUT: ZART UND EMPFINDLICH

Die Zartheit eines Babypopos ist sprichwörtlich. Babys Haut hat noch keinen hauteigenen Sonnenschutz. Die Schweissdrüsen müssen sich noch entwickeln, und die Talgdrüsen produzieren erst wenig Talg, um die Haut zu fetten. Babyhaut besitzt auch noch kein voll entwickeltes Fettgewebe, deshalb reagieren die Kleinsten besonders empfindlich auf Kälte.

Kommt dazu: Im Verhältnis zum Körpergewicht ist Babys Haut doppelt so gross wie bei einem Erwachsenen. Auch dadurch frieren Babys leichter. Und: Schadstoffe, die über die Haut eindringen, haben bei Babys eine verhältnismässig grössere Angriffsfläche. Zudem können Babys über die Haut auch besonders viel Flüssigkeit verlieren.

PFLEGE DER BABYHAUT

Babys setzen sich meist begeistert zu den Quietschenten ins Wasser. Die Wassertemperatur sollte 37 Grad betragen (doppelte Kontrolle mit Badethermometer und mit der eigenen Haut!). Das Badezimmer sollte angenehm warm sein, ideal sind rund 24 Grad.

Gesunde Babyhaut muss nicht eingecremt werden und braucht auch keine Badezusätze. Hat Ihr Kleines trockene Haut, können Sie Badezusätze verwenden und die Haut nach dem Bad einölen oder eincremen. Verwenden Sie für Babys entweder spezielle Badezusätze aus Apotheke oder Drogerie, ohne Duft- und Konservierungsstoffe, oder geben Sie ein paar Tropfen Mandelöl ins Badewasser. Sie können auch selber eine Emulsion aus Mandelöl, Muttermilch und Wasser herstellen (siehe Neurodermitis, Seite 155). Im Winter oder bei trockener Haut können Sie nach dem Baden Mandel-, Jojoba- oder Olivenöl in die noch etwas feuchte Haut einmassieren. Keine Seife verwenden! Haarwäsche: Wasser genügt meist, falls nötig Babyshampoo benützen.

Bei Wind und kaltem Wetter cremen Sie Gesicht, Händchen und Öhrchen mit einer entsprechenden Schutzcreme ohne Wassergehalt ein. Fragen Sie den Kinderarzt oder die Apothekerin nach geeigneten Produkten.

So pflegen Sie den Popo: Wickeln Sie Ihr Kind häufig, verwenden Sie atmungsaktive Windeln, lassen Sie es möglichst nach Lust und Laune «plüttle». Verwenden Sie zum Reinigen des Popos (reissfeste) Wegwerftücher, die Sie mit Wasser oder Mandel- bzw. Olivenöl benetzen. Anschliessend die Haut leicht einölen. Verwenden Sie keine parfümierten Fertigfeuchttücher und keine Puder. Bei Hautreizungen: siehe Windeldermatitis (Seite 126).

PFLEGE DER KINDERHAUT

Sie brauchen nicht auf der täglichen Dusche zu bestehen: Es genügt, wenn sich Ihr Kind täglich mit dem Waschlappen wäscht und ein- bis zweimal in der Woche badet oder duscht. Kinderhaut ist oft trocken. Abhilfe schaffen Reinigungsbäder (maximal 37 Grad warm, nicht zu lange) mit rückfettendem Ölzusatz, Weizenkleie- und Molkebäder (siehe Seite 63) oder ein rückfettendes Duschmittel. Möchten Sie den Badezusatz jeweils selber zubereiten? Mischen Sie Oliven-, Mandel- oder Jojobaöl mit wenig Milch oder Rahm.

Cremen Sie Körper und Gesicht des Kindes regelmässig ein, besonders nach dem Duschen und Baden sowie im Winter. Fragen Sie die Mütterberaterin oder Apothekerin/Drogistin nach Produkten ohne Duft- und Konservierungsstoffe, die nicht zu fett oder zäh sein sollten, denn dicke Cremeschichten führen eventuell zu einem Wärmestau und zu Hautreizungen. Parfüms und Deos gehören nicht auf die Kinderhaut.

HAUTPFLEGE IN DER PUBERTÄT

Ermutigen Sie Ihren Teenager zu einer sorgfältigen Hautpflege, mit einer Rückfettung der Haut nach dem Baden oder Duschen. Aber ohne dabei zu übertreiben, denn in der Pubertät wird die Haut fettiger und muss weniger gesalbt werden. Ab und zu ist ein Peeling erlaubt. Siehe auch Akne (Seite 220).

SONNENSCHUTZ – KINDERLEICHT!

Zu viel Sonne im Kindesalter erhöht das Risiko für spätere Hautkrebserkrankungen markant. Deshalb: Bleiben Sie mit Ihrem Baby im ersten Jahr generell im Schatten. Auch im Schatten tankt der Körper Ihres Babys genügend Licht, um zu gedeihen und ausreichend Vitamin D herzustellen. Voraussetzung ist allerdings, dass Sie sich mit Ihrem Baby genügend lange im schattigen Freien aufhalten. Auch ältere Kinder dürfen nur kurz in der prallen Sonne spielen: Besonders zwischen 11 und 15 Uhr sollten sie sich generell im Schatten aufhalten!

Schützen Sie empfindliche Kinderhaut (ab 12 Monaten) mit Sonnencreme. Benutzen Sie ein Produkt mit physikalischem UV-Filter, das einen Lichtschutzfaktor von mindestens 25 hat. Verzichten Sie bei Kindern – wegen einer möglichen Hormonwirkung – auf Sonnencremen mit chemischen UV-Filtern. Zudem: möglichst Kleider aus dichtem Stoff in kräftigen Farben mit langen Ärmeln und Hosenbeinen wählen und eine Kopfbedeckung, die Nacken, Nase, Ohren und Augen beschattet. Eine Kindersonnenbrille sollte 100 Prozent UV-Schutz bis 400 Nanometer bieten.

Sonnenschutz beim Baden: wasserfeste Sonnencreme benutzen, nach dem Baden Sonnenschutz erneuern. Kaufen Sie für das Baby am besten einen Badeanzug mit UV-Schutz oder lassen Sie Ihr Kind im T-Shirt baden. Besonders wichtig ist der Sonnenschutz auch in den Bergen: Dort erhöht sich die schädliche UV-Strahlung mit jedem Höhenmeter. Bedenken Sie: Die meisten Schweizerinnen und Schweizer haben mittelhelle bis sehr helle Haut (Hauttypen 1–3). Deren Selbstschutz dauert kaum 30 Minuten. Bei Kindern ist er noch tiefer, denn ihre Melaninproduktion – Melanin ist für den Sonnenschutz in der Haut zuständig – ist noch nicht voll angekurbelt.

Wenn sich Ihr Kind dennoch an der Sonne verbrannt hat, Sie einen Sonnenstich vermuten oder wenn Ihr Kind eine Sonnenallergie hat: siehe Seiten 231, 233, 157.

INFO

> **www.bag.admin.ch** Bundesamt für
Gesundheit BAG, Broschüre «Sonnen-
schutz für Säuglinge, Kleinkinder und
Kinder»

> **www.melanoma.ch** Schweizerische
Gesellschaft für Dermatologie und
Venerologie, Informationen zur
Hautkrebsprävention

> **www.uv-index.ch** Bundesamt für
Gesundheit BAG, MeteoSchweiz: Infos
zu UV-Strahlen, zu Sonnenschutz und
mehr

4.9 Psychische und psychosomatische Beschwerden

Kranke Kinderseele

Mehr noch als Erwachsene reagieren Kinder bei seelischen Spannungen häufig mit körperlichen Symptomen. Man spricht von **psychosomatischen Beschwerden**. Häufig bei Kindern sind etwa Kopfschmerzen wegen Stress, Schlafstörungen oder das Sorgenbauchweh.

Zu den **psychischen Störungen** bei Kindern gehören Angststörungen, Depressionen oder Verhaltensauffälligkeiten wie ADHS (Aufmerksamkeits-Defizit-Hyperaktivitäts-Syndrom). Psychische Störungen fussen oft in ungünstigen Wechselwirkungen zwischen dem Kind und seiner sozialen Umwelt, manchmal haben aber auch körperliche Faktoren einen Einfluss. Und die Gene spielen ebenfalls mit.

In diesem Unterkapitel sind einige typische psychosomatische und psychische Beschwerden versammelt. Aber natürlich haben auch andere Krankheiten, die in diesem Buch beschrieben sind, einen möglichen seelischen Hintergrund: In belastenden Situationen (Schulprobleme, Trennung der Eltern etc.) können Kinder zum Beispiel nicht nur schlecht ein- oder durchschlafen, sie machen vielleicht auch wieder ins Bett, und Kinder mit Neurodermitis oder Asthma erleiden einen besonders heftigen Krankheitsschub. Wie Sie das Selbstvertrauen Ihres Kindes stärken und es vor seelischen Störungen schützen, lesen Sie auf Seite 34.

ADHS, ADS

ADHS ist die Abkürzung für das sogenannte Aufmerksamkeitsdefizit-Hyperaktivitäts-Syndrom. Die betroffenen Kinder haben Probleme, länger aufmerksam zu sein. Zusätzlich sind sie eventuell motorisch unruhig und können ihre Impulse nur schwer steuern.

Störungen ohne Hyperaktivität werden als Aufmerksamkeitsdefizit-Syndrom (ADS) bezeichnet. Etwa fünf Prozent aller Kinder sind betroffen, von ADHS vorwiegend Jungen, von ADS eher Mädchen.

Symptome

Aufmerksamkeitsdefizit: Das Kind wirkt verträumt und abwesend, es ist impulsiv und handelt häufig unüberlegt. Bei Gesprächen scheint es nicht zuzuhören, es hat eine kurze Aufmerksamkeitsspanne und grosse Schwierigkeiten, sich länger auf eine Tätigkeit zu konzentrieren oder sich alleine zu beschäftigen. Tätigkeiten bringt es oft nicht zu Ende. Das Kind verlegt oder vergisst häufig etwas.

Hyperaktivität: Das Kind kann kaum still sitzen, zappelt in Situationen, in denen es ruhig sein sollte, mit Händen und Füssen oder springt herum, redet übermässig viel, unterbricht andere im Gespräch, kann nur schwer warten, bis es an der Reihe ist, hat häufig Wutanfälle. Ausserdem haben Kinder mit ADHS oft ein gestörtes Einschlafverhalten.

Hintergrund

Die oben beschriebenen Symptome treten – in verschiedenen Kombinationen – vorübergehend auch bei gesunden Kindern auf. Doch wann ist ein Kind nicht nur aktiv, sondern hyperaktiv? Und wann hat ein verträumtes Kind ein echtes Aufmerksamkeitsdefizit?

ADHS/ADS ist eine anerkannte Störung, die es möglichst frühzeitig zu erkennen gilt – so kann den betroffenen Kindern adäquat begegnet werden. Ansonsten geraten sie nämlich oft in einen Teufelskreis von Misserfolg/Missverstandenwerden und noch auffälligerem Verhalten – als Folge einer Beziehungsproblematik, die sich inzwischen herausgebildet hat.

Allerdings: ADHS/ADS ist auch zu einer Art Modediagnose geworden, mit der besonders lebhafte, «schwierige» oder aggressive Kinder voreilig etikettiert werden. Meist liegt erst dann ADHS/ADS vor, wenn das Verhalten des Kindes nicht nur den Eltern, sondern auch den Lehrerpersonen auffällt – und wenn andere Störungen ausgeschlossen werden können.

Die Hauptursache von ADHS wird in einer Veränderung im Gehirn vermutet. Diese ist zumindest teilweise genetisch bedingt. Die neurobiologischen Veränderungen betreffen eine Verminderung des Botenstoffs Dopamin im Gehirn. Dopamin ist für koordinierte Bewegung, emotionale Steuerung und zielgerichtete Aufmerksamkeit zuständig. Zum Teil wirken aber neurobiologische und psychosoziale Faktoren auch zusammen. Bei den psychosozialen Faktoren geht es um die kindliche Umwelt – insbesondere auch darum, ob auf die «Besonderheit» des Kindes angemessen reagiert wird.

Die diagnostische Abklärung sollte durch spezialisierte Psychologinnen oder Psychiater erfolgen. Dabei füllen Eltern und Lehrpersonen des Kindes Fragebögen aus. Die Spezialisten beobachten ausserdem das Verhalten des Kindes und lassen es Tests zur Aufmerksamkeit und anderem machen.

ÄUSSERLICH

Einreibungen mit Johanniskrautöl

In der Naturheilkunde gelten Einreibungen mit Johanniskrautöl als nervenstärkend und belebend und werden auch

bei ADHS empfohlen. Reiben Sie den
Körper des Kindes – oder auch nur
Oberkörper, Arme oder Beine – einmal
wöchentlich sanft mit Johanniskrautöl
ein, zum Beispiel nach dem Baden.
Sie können dabei das Kind auch massieren, wenn es das mag (siehe Seite 104).
Das rote Johanniskrautöl gibt es fixfertig
zu kaufen. Oder Sie können es selber
herstellen: Wies geht, steht auf Seite 82.

INNERLICH

Tee trinken

Ab und zu, oder als etwa einwöchige Kur,
aber nicht täglich, kann ein beruhigender
Heilkräutertee mithelfen, dass das Kind
ausgeglichener wird (siehe auch Schlafstörungen, Seite 259).

→ Beachten Sie: Heilpflanzentees und
Massagen können unterstützend
eingesetzt werden. Bei andauernden
Problemen oder wenn Ihnen das
Verhalten Ihres Kindes Sorge macht,
besprechen Sie sich mit dem Kinderarzt oder mit der Schulpsychologin.

SO HELFEN SIE IHREM KIND

Den Alltag strukturieren

Mehr als andere Kinder brauchen Zappel-
philipp und Anna-guck-in-die-Luft einen
klar gegliederten Alltag: mit festen

Essens- und Schlafzeiten, Spiel- und
Sportzeiten, Entspannungszeiten und
solchen für die Hausaufgaben. Ent-
schlacken Sie das Programm, falls es zu
viele Stimulationen für das Kind enthält.
Verhindern Sie, dass das Kind abgelenkt
wird: Entfernen Sie Störquellen wie zu
viel Spielzeug, dauernde Hintergrundmu-
sik, zu häufige Besuche usw. Schränken Sie
den TV-Konsum des Kindes ein.
Die Regeln des Zusammenlebens in der
Familie und die für das Kind geltenden
Grenzen sollten klar sein und bestimmt
– aber nicht mit Drohungen oder Strafen
– eingefordert werden.

Gesunde Ernährung

Sorgen Sie dafür, dass Ihr Kind sich gesund
ernährt (siehe Seite 34). Bevorzugen
Sie unverarbeitete frische Produkte. Ein
Zusammenhang zwischen Nahrungs-
mittel-Allergien respektive -unverträglich-
keiten und ADHS besteht in sehr seltenen
Fällen. Besprechen Sie sich mit dem
Kinderarzt, wenn Sie eine Nahrungsmittel-
Allergie bei Ihrem Kind vermuten (mehr
dazu auf Seite 148).

Das Kind verstehen lernen

Auf den ersten Blick erscheinen die
Unaufmerksamkeit, das Zappeln des
Kindes als trotzig oder unerzogen.
Informierte Eltern und Lehrpersonen
wissen es besser: ADHS-Kinder können

meist nicht anders. Eltern brauchen vor allem Geduld und die richtige, will heissen: verständnisvolle und positive Einstellung zu ihrem Kind. Punkto Regeln oder gemeinsam getroffenen Abmachungen beispielsweise müssen Eltern von ADHS-betroffenen Kindern wahrscheinlich öfter nachhaken und dranbleiben.

Konzentration und Ruhe üben

In Kursen kann das Kind eine Entspannungsmethode wie progressive Muskelentspannung, autogenes Training oder Yoga erlernen (mehr dazu ab Seite 96).

INFO

Links

> **www.sfg-adhs.ch** Schweizerische Fachgesellschaft ADHS

> **www.adhs-doku-zentrum.de** Informationsplattform der Bundesarbeitsgemeinschaft zur Förderung der Kinder, Jugendlichen und Erwachsenen mit Teilleistungs-/Wahrnehmungsstörungen

Bücher

> Lauth, Gerhard W.; Schlottke, Peter F.; Naumann, Kerstin: Rastlose Kinder, ratlose Eltern. Hilfen bei ADHS. Dtv, München 2007

> Hüther, Gerald; Bonney, Helmut: Neues vom Zappelphilipp. ADS verstehen, vorbeugen und behandeln. Beltz, Weinheim 2012

ZUM ARZT, WENN ...

> Sie glauben, dass Ihr Kind an ADS oder ADHS leidet.
> Ihr Kind Schlafstörungen hat.

Angst, Prüfungsangst

Ängste gehören zur normalen Entwicklung des Kindes, schliesslich schützen sie es auch vor wirklichen Gefahren. Angst kann aber auch lähmen. Vor einer Prüfung etwa ist eine zu grosse Anspannung kontraproduktiv. Und wenn eine andauernde Angst – zum Beispiel eine Trennungsangst – das Kind daran hindert, Freunde zu besuchen, schränkt dies den Alltag des Kindes und womöglich auch seine Entwicklung ein. Bei wenig ausgeprägten, vorübergehenden Ängsten kann die Hilfe und Unterstützung der Familie und des Umfeldes einiges bewirken.

Hausmittel, Phytomedizin, Homöopathie, anthroposophische Medizin und Spagyrik können unterstützend eingesetzt werden. Bei andauernden Problemen oder wenn Ihnen das Verhalten Ihres Kindes Sorge macht: Besprechen Sie sich mit dem Kinderarzt oder der Schulpsychologin.

Symptome

Das Kind äussert in bestimmten Situationen starke Angst und zeigt ein Vermeidungsverhalten. Dazu können kommen: Herzklopfen, Kopfschmerzen, Bauchweh, Durchfall, Schwindel oder Schlafstörungen.

Hintergrund

Abgesehen von ganz normalen sporadischen Ängsten, die bei allen Kindern auftreten und meist von alleine wieder verschwinden, kann ein Kind auch wegen ungünstiger Umweltbedingungen ein regelmässig wiederkehrendes Angstgefühl entwickeln. Etwa wenn durch Trennung ein Elternteil wegzieht und dieser dem Kind «verlorenzugehen» droht. Oder wenn das Kind durch die Geburt eines Geschwisterchens verunsichert wird. Dies legt sich im Allgemeinen wieder – dann nämlich, wenn das Kind im Laufe der Zeit erfährt, dass seine Ängste unbegründet sind. Wenn sich aber beispielsweise die Eltern häufig streiten oder wenn Erziehende unberechenbar in ihrem Verhalten sind, führt dies zu anhaltender Verunsicherung und Angst. Auch wenn die Eltern ängstlich und übervorsichtig sind, kann sich dies auf das Kind übertragen.

Was Sie beachten sollten: Eher ängstlich oder eher draufgängerisch zu sein, ist auch eine Eigenschaft des Kindes. Die Angst Ihres Kindes kann vererbt oder erlernt oder beides sein, genau klären kann man das selten. Und: Gänzlich unerschrockene Kinder haben im Leben auch Probleme, zum Beispiel, weil sie Gefahren unterschätzen.

ÄUSSERLICH

Ansteigendes Armbad

Wirkt entspannend und entkrampfend. Als Zusatz eventuell einen Tropfen reines Lavendelöl, vermischt mit 1 EL Rahm, ins Badewasser geben. Genaue Anleitung siehe Seite 62. (Ab 4 Jahren.)

Warmes Haferstrohbad

Vor dem Zubettgehen entspannt ein Haferstrohbad optimal (siehe Seite 63).

Feuchtwarme Kamillenauflage

Diese Kompresse wird auf den Bauch gelegt. Darüber wickelt man ein Aussentuch (um Bauch und Rücken) – das wirkt entspannend und beruhigend, besonders auch vor dem Zubettgehen (siehe Seite 73).

Warmer Pulswickel mit Arnika

Dieser Wickel ist eigentlich ein Doppelwickel: Er wird an beiden Handgelenken angebracht. Geben Sie 1 TL Arnikatinktur in 2,5 dl heisses Wasser, tauchen Sie zwei Tücher darin, wringen Sie sie aus und legen Sie sie (auf eine angenehme Wärme abgekühlt und nicht zu eng) um die Handgelenke. Anschliessend zwei Baumwolltücher darumwickeln (siehe Seite 73).

INNERLICH

Von B wie Baldrian bis O wie Orangenblüte

Manche Heilpflanzentees mit beruhigender Wirkung eignen sich auch für Kindern. Siehe unter «Schlafstörungen» (Seite 259).

Aus der homöopathischen Kinderapotheke (Seite 351):

Aconitum (Blauer Eisenhut) D12
Bei plötzlicher Angst des Kindes,
wenn es sich nicht alleine ins Dunkel
getraut.

Belladonna (Tollkirsche) D12
Das Kind erwacht in Angst und Schrecken,
ängstigt sich vor teilweise unwirklichen
Dingen – Gespenstern, Räubern und
Ähnlichem.

Weiteres Mittel:

Gelsemium (Gelber Jasmin) D12
Bei Prüfungsangst, Lampenfieber und
bei Angst, zu versagen.

Austernschale
In der anthroposophischen Medizin
wird ein Pulver mit homöopathisch
verdünnter Austernschale (Conchae) bei
Ängsten verwendet, speziell bei
Trennungsängsten. Das Mittel hat einen
schützenden, umhüllenden Effekt.
Siehe «Homöopathie richtig anwenden»
(Seite 86).

→ Näheres zur anthroposophischen
   Medizin siehe Seite 88.

Kava Kava wirkt angstlösend und
entspannend.

→ Näheres zur Spagyrik siehe Seite 92.

Ängste ernst nehmen
Egal, ob das Monster hinter dem Vorhang
Ihr Kind ängstigt, das aggressive Gspänli
oder das Alleinsein, wenn die Mutter
zum Briefkasten geht: Nehmen Sie die
Angst ernst, bestätigen Sie ihm, dass Sie
um seine Gefühle wissen («Gell, das macht
dir Angst?» ist besser als «Du musst
keine Angst haben!»). Bleiben Sie selber
ruhig und gelassen und halten Sie Ihr Kind
im Arm. Verharmlosen oder Ausreden
hilft dem Kind nicht.

Dem Schreckgespenst ein Gesicht geben
Manchmal genügt zur Bewältigung einer
Angst etwas Zeit und Geduld oder ein
verständnisvolles Wort der Eltern. Wenn
eine Angst immer wieder kommt, kann es
sinnvoll sein, sie konkret anzugehen:
Lassen Sie das Kind von seiner Angst
erzählen, das Monster, den grossen Hund
malen etc. Suchen Sie gemeinsam nach
Strategien, wie das Kind die Angst besser
aushalten oder sie überwinden kann.
Zum Beispiel mithilfe des 15-Schritte-
Programms von Ben Furman, einer Art

Miniverhaltenstherapie für Kinder, die unter anderem bei Ängsten angewendet werden kann (siehe Anhang). Der Ansatz des Programms: Das Kind konzentriert sich auf die zu erlernende Fähigkeit anstatt auf das zu bekämpfende Problem. Die Fähigkeit erlangt es Schritt für Schritt. Ihm helfen dabei: selbst ausgedachte «Helferfiguren», das konkrete Formulieren des Ziels und dessen, was es dem Kind bringt, bis hin zum Planen eines Festes oder Rituals, wenn es das Kind geschafft hat. Und zum Schluss kann es sich überlegen, wie es die erworbene Fähigkeit gegebenenfalls an andere weitergeben will.

Spieltipp: Wie wärs, wenn die ganze Familie ein «Angstbüchlein» gestalten würde – jedes Mitglied der Familie gestaltet eine Seite, auf das es seine ganz persönlichen Schreckgespenster malt? Jonas malt den grossen Bruder seines Freundes Lars, der angeblich jeden verprügelt, der böse zu Lars ist. Lisa malt das grüne Monster mit den scharfen Zähnen und rundherum die Dunkelheit. Papa zeichnet einen Autounfall und ein Erdbeben, Mama eine Spinne.

Prüfungsangst

Prüfungsangst darf sich das Kind ruhig eingestehen: Es ist normal und angemessen, sich vor einer schwierigen Prüfung zu fürchten oder angesichts der vielen Anforderungen nervös zu werden. Helfen Sie Ihrem Sprössling dabei, herauszufinden, was ihm besonders zu schaffen macht und wie er diese Schwierigkeiten bewältigen könnte – manchmal helfen Nachhilfestunden, in anderen Fällen hilft vielleicht auch das «Arbeiten» an (zu) hohen Erwartungen. Negatives Denken zu durchbrechen ist wichtig – das Kind soll sich nicht sagen: «Sicher mache ich wieder alles falsch!», sondern: «Ich bin gut vorbereitet. Und werde wahrscheinlich den Grossteil meines Wissens abrufen können. Vielleicht kommen Fragen, auf die ich keine Antwort weiss, und vielleicht mach ich den einen oder andern Fehler. Das ist o.k.»

Trennungsangst

Um Trennungsangst bei Ihrem Kind vorzubeugen, ist es wichtig, dass Eltern verlässlich und berechenbar für ihr Kind sind. Trennungen wollen im Kleinen geübt sein, damit sie im Grossen klappen: «Ich geh mal in die Garage und bin gleich wieder zurück.» Ausserdem ist es wichtig, ein beständiges Betreuungsnetz (Oma, Götti, Nachbarin, Babysitterin) für Ihr Kind aufzubauen, von dem Sie genauso überzeugt sind wie Ihr Kind. Bei einer Trennung der Eltern sollten Sie Ihrem Kind – altersgemäss – erklären, dass diese nicht mit ihm zusammenhängt. Versichern Sie ihm, dass es die Beziehung zu beiden Elternteilen aufrechterhalten darf, dass es auf Papa und Mama stolz sein darf und dass Sie beide das Kind sehr lieb haben. So ersparen Sie ihm Loyalitätskonflikte und beugen der Angst vor, der zweite Elternteil könnte es eines Tages ebenfalls «verlassen».

Mutig und waghalsig sein

Unterstützen Sie Ihr Kind, wenn es Neues wagt, zum Beispiel, wenn es erstmals den hohen Kletterturm auf dem Spielplatz erklimmt, wenn es den Weg in den Kindergarten alleine gehen will etc.

Entspannung üben

In Kursen kann das Kind eine Entspannungsmethode wie das autogene Training, Yoga oder die progressive Muskelentspannung erlernen – so gewinnt es in schwierigen Situationen mehr Gelassenheit (siehe Seite 96).

INFO

> Markway, Gregory P.: Kinderängste und Schüchternheit überwinden. Ein Praxisratgeber für Eltern. Beltz, Weinheim 2012

ZUM ARZT, WENN ...

> Sie schon viel ausprobiert haben, um Ihrem Kind seine Angst zu nehmen, bisher aber erfolglos waren und sich deshalb Sorgen machen.

> bei Ihrem Kind eine Angst ohne erkennbaren Grund auftritt.
> Ihr Kind immer wieder Ängste hat und dadurch in seinem Alltagsleben stark eingeschränkt ist oder wenn das Vermeiden der Angstgefühle gar seine Entwicklung beeinträchtigt.
> Ihr Kind Schlafstörungen hat.

Depressive Verstimmung

Bereits Kindergartenkinder können depressiv verstimmt sein oder an einer leichten bis schwereren Depression leiden.

Echte Depressionen sollten von einer Kinderpsychologin oder einem Kinderpsychiater behandelt werden. Bei leichten Verstimmungen kann die Hilfe und Unterstützung der Familie und des Umfeldes einiges bewirken.

Hausmittel, Phytomedizin und Homöopathie sollten lediglich unterstützend eingesetzt werden.

Symptome

Niedergeschlagenheit, Schwermut, Kraftlosigkeit, sozialer Rückzug, Bauch- oder Kopfschmerzen, Leistungsabfall in der Schule, mangelnder oder gesteigerter Appetit, Schlafstörungen, in schweren Fällen: Selbsttötungsgedanken. Auch aggressives Verhalten kann Ausdruck einer Depression sein, vor allem bei älteren Kindern.

Hintergrund

Mögliche Ursachen: Vernachlässigung oder Ablehnung durch die Eltern, familiäre Konflikte, Überforderung, schulische Misserfolge oder belastende Lebensereignisse (Tod eines nahestehenden Menschen, Trennung der Eltern, Verlust von Freunden durch Umzug). Zudem ist die Neigung zu depressiver Verstimmung zum Teil genetisch bedingt.

ÄUSSERLICH

Kneipp für Kinder

Naturheilkundler raten zu durchblutungsfördernden Anwendungen, um die diversen Körpervorgänge anzuregen. Besonders geeignet sind Saunabesuche (ab 4 Jahren) und wechselwarme Fussbäder (ab 6 Jahren). (Mehr zu beiden Anwendungen siehe Seite 66 bzw. 64.)

INNERLICH

Johanniskraut

Die antidepressive Wirkung der Heilpflanze macht sich auch die Kinderheilkunde zunutze. Zur Selbstmedikation bei Kindern mit leichten Beschwerden eignet sich Tee. Das Kind kann täglich 2 Tassen trinken: ½ TL des Krauts mit 2,5 dl kochendem Wasser übergiessen und 3–10 Minuten ziehen lassen. Der Tee hat – im Gegensatz zu Tabletten oder Kapseln – keine Nebenwirkungen. (Ab 4 Jahren.)

Hafer, Melisse, Rose

Tee des grünen Haferkrauts wird ebenfalls traditionell bei depressiver Verstimmung angewandt. Auch mit Melissenblättertee, der stoffwechselwirksam ist, und mit duftendem Rosenblütenblättertee tun Sie Ihrem Kind Gutes. Dosierung wie beim Johanniskrauttee.

→ Beachten Sie: Depressionslindernde Kräutertees eignen sich bei Kindern nicht als Alltagsgetränk. Beschränken Sie sich bei einer Teekur auf eine gewisse Zeit!

HOMÖOPATHIE

Aus der homöopathischen Kinderapotheke (Seite 351):

Pulsatilla (Küchenschelle) D6

Das Kind ist für Trost zugänglich, hat ein nachgiebiges Gemüt. Seine Stimmung wechselt, es ist gekränkt oder ärgert sich still.

Weitere Mittel:

Natrium muriaticum (Natriumchlorid) D12

Das Kind will nicht angesprochen werden, trauert weinend, ist überempfindlich gegenüber äusseren Eindrücken.

Unterstützung in Krisen

Bei diesen Stellen erhalten Sie und Ihre Kinder Unterstützung:

> **Beratungstelefon für Kinder und Jugendliche** von Pro Juventute unter der Telefonnummer 147 oder im Internet unter www.147.ch (auch SMS- und Chat-Kontakte mit Beraterinnen und Beratern)
> **Online-Beratung für Jugendliche** unter www.tschau.ch
> **Informationen zu Gesundheits- und Alltagsfragen, Sexualität, Gewalt etc. sowie einen Beratungsstellenüberblick** bietet die Plattform www.feel-ok.ch. Für den Inhalt verantwortlich ist die Schweizerische Gesundheitsstiftung Radix in Zusammenarbeit mit Fachorganisationen.
> **Pinocchio,** Beratungsstelle für Eltern und Kinder im Vorschul- und Primarschulalter, unter www.pinocchio-zh.ch (Elterngruppen, Kindergruppen, Beratung – persönlich, telefonisch, online)
> **Elternnotruf** Beratung per E-Mail oder Telefon. Internet: www.elternnotruf.ch, Telefon: 0848 35 45 55 (Festnetztarif)
> **Internetseelsorge** per SMS an Kurznummer 767 (Handytarif) oder unter www.seelsorge.net
> **www.psychologie.ch** oder **www.psychotherapie.ch** Vermittlung von Therapieplätzen, Psychotherapeuten, Psychologinnen

Ignatia (Ignatiusbohne) D6

Bei feinfühligem Gemüt, gewissenhafter Natur und stiller, ernster Melancholie. Das Kind traut sich nichts zu, seufzt oft scheinbar grundlos tief auf.

→ Beachten Sie: Aussichtsreicher ist die homöopathische Behandlung von depressiver Verstimmung, wenn eine erfahrene Homöopathin ein Konstitutionsmittel für das Kind bestimmt.

SO HELFEN SIE IHREM KIND

Draussen toben

Bewegung und Sport tun Ihrem Kind jetzt gut, am besten gemeinsam mit anderen Kindern. Das lenkt nicht nur von negativen Gedanken ab, sondern hebt nachhaltig die Stimmung (siehe Seite 39). Wichtig ist auch, dass sich das Kind jeden Tag im Freien aufhält, möglichst ein, zwei Stunden. Wenn das Wetter nicht mitmacht: in Gummistiefeln und Pellerine!

Struktur im Leben

Sorgen Sie für einen regelmässigen Schlaf-Wach-Rhythmus Ihres Kindes, auch am Wochenende. Der Tagesablauf des Kindes und der ganzen Familie sollte strukturiert sein – und jeden Tag ein Highlight für das Kind beinhalten, auf das es sich freut: der Spielplatzbesuch mit den Nachbarskindern, das Auswallen und Belegen des Pizzateigs, eine kurze vorabendliche Velofahrt mit den Eltern. Tipps zum Thema Schlafen unter «Schlafstörungen» (Seite 259).

«Was dir wichtig ist, zählt!»

Kinder in einem depressiven Tief verfallen leicht in ein negatives Denkmuster: «Ich kann nichts, alles läuft schief, niemand mag mich!» etc. Helfen Sie ihm, sein einseitiges Selbstbild zu korrigieren: Loben Sie Ihr Kind, geben Sie ihm die Möglichkeit, Neues zu lernen. Nehmen Sie seine Ansichten und Wünsche ernst: Es soll wissen, dass seine Gefühle und Gedanken zählen und richtig sind, so wie sie sind. Und: Anliegen, die dem Kind wichtig sind, soll es umsetzen dürfen.

Spiel- und Basteltipps

> Vermuten Sie, dass Ihr Kind etwas bedrückt? Wie wärs, wenn es ein «Kummerbüblein» oder ein «Sorgenmeitli» bastelt (aus Korken, Ton oder Pfeifenputzern etc.), dem es alles erzählen kann, was es traurig macht, ärgert oder ängstigt?

> Quietschvergnügt oder schaurig traurig? Jedes Familienmitglied malt auf einen Karton ein Gesicht – vorne ein lachendes, auf der Rückseite eines mit «Lätsch». Schnur dranmachen und an die Türfalle hängen. Je nach aktueller Stimmung kann dann jeder das lachende oder das traurige Gesicht sichtbar machen. Vielleicht lädt das Stimmungsbarometer dazu ein, zu erzählen, wie man sich fühlt. Oder das traurige Gesicht kann heissen: «Ich möchte eine Weile in meinem Zimmer alleine sein.»

Yoga, autogenes Training & Co.

Entspannung tut wohl und wappnet das Kind vor Stress und Gefühlen der Überforderung. Lassen Sie das Kind einen Kurs besuchen, in dem es eine Entspannungstechnik erlernt (siehe Seite 96).

ZUM ARZT, WENN …

> das Stimmungstief Ihres Kindes länger als zwei Wochen anhält.

> Ihr Kind Schlafstörungen hat.

> Ihr Kind Gedanken an eine Selbsttötung äussert.

Kopfschmerzen, Migräne

Schon im Kleinkind- oder im Kindergartenalter können erstmals Kopfschmerzen auftreten. Am häufigsten sind Spannungskopfschmerzen: Etwa 70 Prozent aller Kinder
haben schon daran gelitten, manche von ihnen öfter. Von Migräne sind ungefähr fünf
Prozent der Kinder betroffen. Diese bringt
weitere Symptome mit sich und schränkt
das Kind zum Teil stark ein.

Symptome

Der typische **Spannungskopfschmerz** ist
beidseitig (Schraubstockgefühl), eventuell
verbunden mit leichtem Schwindel oder
leichter Übelkeit. Spannungskopfschmerzen
können bei leichter körperlicher Bewegung
nachlassen.

Eine **Migräne** kommt anfallartig und über-
rascht das Kind im Turnunterricht, auf Reisen oder in anderen Situationen. Bei Kindern
dauert eine Migräne meist nicht so lang wie
bei Erwachsenen, sondern oft nur wenige
Stunden. Anders als bei erwachsenen Migrä-
nebetroffenen ist der Schmerz bei Kindern
auch meist nicht einseitig.

Die Migräne verschlimmert sich bei körperlicher oder geistiger Anstrengung. Häufige
Begleiterscheinungen sind Übelkeit und Erbrechen, eine Überempfindlichkeit auf Geräusche, auf Gerüche und auf Licht. Etwa ein
Drittel der Kinder, die an Migräne leiden, hat
eine sogenannte Aura, bevor das Kopfweh
kommt, also Sensibilitätsstörungen oder
Sehstörungen (eingeschränktes Blickfeld,
Flimmern oder Zickzacklinien vor den Augen). Wenn kleinere Kindern müde wirken,
bleich aussehen, vielleicht über Schwindel
oder Bauchschmerzen klagen und erbrechen, kann ebenfalls eine Migräne dahinter
stecken.

Als **Bauchmigräne** bezeichnet man eine
spezielle Migräneform bei Kindern, die sich
in diffusen Bauchschmerzen und anfallarti-
gem, nicht enden wollenden Erbrechen bemerkbar macht (Tipps gegen Übelkeit und
Erbrechen siehe Seite 271).

Hintergrund

Kopfschmerzen und Migräne sind meist Fol-
gen einer harmlosen und vorübergehenden
Störung in der Regulation der Hirngefässe.
Oft spielen psychische Faktoren mit: Sorgen,
Stress und Ärger können dem Kind Kopfweh

bereiten (siehe Seite 259, «Wenn Sorgen die Ursache sind»). Wenn Kindergarten- oder Schulkinder über Kopfschmerzen klagen, sollte man immer auch an einen unerkannten Sehfehler denken: Vielleicht braucht es eine Brille. Spannungskopfschmerz wird oft durch psychische Anstrengung oder durch Verspannungen der Schultern und des Nackens ausgelöst. Auch zu wenig Schlaf, mangelnde körperliche Aktivität, hormonelle Veränderungen in der Pubertät, Wetterwechsel oder schlechte Luft können schuld sein. Nur selten sind die Schmerzen Ausdruck einer ernsten Gehirnerkrankung, etwa einer Gehirnentzündung oder eines Tumors. Die Neigung zu Migräne wird vererbt. Zusätzlich braucht es einen Auslösereiz: etwa blendendes Licht, Lärm, Gerüche, bestimmtes Wetter, Hormonveränderungen, zu viel oder zu wenig Schlaf, Stress, Hunger, körperliche Anstrengung, Nahrungsmittel wie Käse oder Schokolade, der Geschmacksverstärker Glutamat oder Wurstwaren.

ÄUSSERLICH

Lieber kalt ...

Ein kalter Waschlappen oder ein Cold-Pack aus dem Tiefkühler auf Stirn, Schläfen oder Nacken tut den meisten Kindern gut. Wissenschaftliche Studien attestieren kalten Kompressen eine schmerzlindernde Wirkung bei Migräne und Kopfschmerzen. Am besten wirken sie, wenn sie bei den ersten Anzeichen der Migräne oder des Kopfwehs auf die Stirn gelegt werden. Manchmal kann man damit sogar bewirken, dass die Migräne beim Kind milder verläuft (kalte Wickel siehe Seite 70).

... oder lieber warm?

Ob Kälte oder Wärme besser wirkt, ist individuell sehr unterschiedlich. Manche Kinder mögen statt des kühlenden Waschlappens lieber eine warme Zwiebelkompresse auf Stirn, Schläfen oder Nacken (Zwiebelwickel siehe Seite 74).

Minzmassage

Die Wirkung von Pfefferminz bei Kopfschmerzen ist wissenschaftlich belegt und soll sogar Schmerzmitteln ebenbürtig sein: Die Schläfen mit 1 Tropfen reinem ätherischem Öl der Pfefferminze kreisend massieren. Mit zwei Fingern in einer vertikalen Strichbewegung in der Mitte der Stirn beginnen und dann seitlich neben der Nase hinunterfahren. Sie können das Öl auch um den ganzen Kopf herum am Haaransatz einstreichen. Achtung: Das Öl sollte dabei nicht in die Augen kommen. Und: Nie bei Babys oder Kleinkindern anwenden (siehe Seite 79)! Als Alternative, besonders wenn das Kind homöopathische Heilmittel einnimmt, eignet sich auch ätherisches Lavendelöl. Übrigens: Die Pfefferminzmassage wirkt auch vorbeugend! (Ab 4 Jahren.)

Ansteigendes Fussbad

Bei akuten Beschwerden einen Versuch wert! Wies geht, lesen Sie auf Seite 64. (Ab 4 Jahren.)

Vorbeugen mit Kneipp

Kühlende Wadenwickel (Seite 70), kalte Armbäder (Seite 65; ab 6 Jahren), wechsel-warme Fussbäder (Seite 64; ab 6 Jahren) und andere Wasseranwendungen trainieren das Gefässsystem und können langfristig die Anfälligkeit für Kopf-schmerzen verringern.

INNERLICH

Mutterkrauttee

Diese alte, fast vergessene Heilpflanze hilft – vorbeugend oder im Akutfall – gegen Kopfschmerzen und Migräne. Dosierung wie unter Heilkräutertee gleich unten beschrieben.

Heilkräutertee

Weitere Kräuter sind gegen Kopfweh und Migräne gewachsen: Pfefferminz und Lavendel, Johanniskraut, Baldrian, Melisse, Goldmelisse, Rosmarin und Schlüssel-blume. Übergiessen Sie 1 TL Pflanzenteile (Johanniskraut: ½ TL) mit 2,5 dl kochen-dem Wasser, lassen Sie den Tee 3–10 Minuten ziehen.

Ingwertee

Ingwer ist ein probates Mittel gegen Kopfweh. Tee aus getrockneter Wurzel können Sie kaufen oder auch selbst zubereiten: Schälen und reiben Sie dann die frische Wurzel. Setzen Sie ½ TL Wurzel mit 2,5 dl kaltem Wasser auf, lassen Sie das Ganze aufkochen, dann 10 Minuten ziehen lassen und die Stückchen absieben. Bei Bedarf süssen und mit Zitrone abschmecken.

Gewürznelke und Zimt

Würzen Sie Ragouts, Desserts oder Getränke ab und zu mit Nägeli und Zimt! Die beiden Gewürze lindern bei manchen Menschen Migräneanfälle. Mit Nägeli dürfen Sie es allerdings nicht übertreiben: Sie eignen sich nicht als Gewürz für jeden Tag.

HOMÖOPATHIE

Aus der homöopathischen Kinder-apotheke (Seite 347):

Belladonna (Tollkirsche) D12

Bei Kopfschmerzen als Folge von zu viel Sonne. Das Kind hat plötzlich heftige Kopfschmerzen und ein heisses, rotes Gesicht.

Weitere Mittel:

Argentum nitricum (Silbernitrat, Höllenstein) D12

Bei Kopfschmerzen als Folge von Erwartungsangst oder Nervenüber-reizung.

Gelsemium (Gelber Jasmin) D12

Bei Migräne mit Sehstörungen oder bei Kopfschmerzen als Folge von Nervosität, Prüfungsangst oder Grippe. Das Kind hat schwere Augenlider.

SO HELFEN SIE IHREM KIND

Ernstfall Migräne

Kündigt sich eine Migräne an, schaffen Sie Ihrem Kind eine reizarme Umgebung (Gerüche, Geräusche, Licht), dunkeln Sie das Zimmer ab. Lassen Sie das Kind sich hinlegen. Auch Schlaf kann helfen.

Ernstfall Kopfweh

Bei Spannungskopfweh bringt leichte sportliche Betätigung oft Besserung. Danach hinlegen und entspannen. Wenn Sport nicht möglich ist, kann die progressive Muskelrelaxation nach Jacobson, die auch daheim durchführbar ist, helfen (siehe unten).

Spannungskopfweh vorbeugen

Kinder, die sich regelmässig bewegen, sind eher vor Kopfweh gefeit. Regelmässiger Sport sowie Dehnungsübungen von Hals und Nacken können einer Anspannung vorbeugen und helfen, die Körperhaltung zu verbessern.
Sorgen Sie dafür, dass Ihr Kind zu Hause zum Malen und Basteln respektive für die Schularbeiten einen auf seine Grösse eingerichteten Arbeitstisch und -stuhl hat (siehe Seite 42). Überprüfen Sie zudem das Kinderbett (Härte der Matratze, Kissen). Einen Versuch wert ist eventuell auch ein Kaugummiverzicht. Denn das ständige Kauen kann die Kiefermuskulatur verspannen und zu Spannungskopfweh führen. Trinkt Ihr Kind eventuell zu wenig? Auch Flüssigkeitsmangel kann zu einem schmerzenden Kopf führen (siehe «Trinken ist wichtig», Seite 306).

Migräne vorbeugen

Migränegeplagte Kids sollten viel an die frische Luft und sich in ausreichend gelüfteten Räumen aufhalten. Über die Migräneattacken Buch zu führen, kann helfen, individuelle Auslöser ausfindig zu machen: Schreiben Sie – eventuell gemeinsam mit dem Kind – auf, wann und unter welchen Umständen die Migräne aufgetreten ist (Nahrungsmittel, besondere Umstände etc.). Spornen Sie Ihr Kind dazu an, selbst herauszufinden, was ihm guttut und was nicht.

Lebensrhythmus

Sorgen Sie dafür, dass Ihr Kind einen regelmässigen Schlaf-Wach-Rhythmus hat und diesen auch am Wochenende einhält. Denn insbesondere Migräne tritt vor allem in ausgeprägten Entspannungsphasen auf – wie sie typisch sind am Wochenende. Auch ein gleichmässiger

Rhythmus von Mahlzeiten und kleineren Zwischenmahlzeiten kann sich auszahlen: So vermeiden Sie Hungerast, der Kopfweh auslösen kann. Und: Hat Ihr Kind genug freie, unverplante Zeit, in der es sich entspannen kann?

Wenn Sorgen die Ursache sind

Wenn Sie vermuten, dass zum Beispiel Schwierigkeiten in der Schule oder beim Lernen oder Konflikte in der Familie hinter dem Schmerz im Kopf stecken: Nehmen Sie sich Zeit für Ihr Kind, sprechen Sie mit ihm und hören Sie ihm zu. Gehen Sie möglichen seelischen Ursachen – eventuell mit fachmännischer Hilfe – auf den Grund.

Eine Entspannungstechnik kann Kindern ab dem Kindergartenalter helfen, Belastungen (wie zum Beispiel Schulprüfungen) besser zu meistern, und lindert auch häufiges Kopfweh. Es eignen sich etwa progressive Muskelentspannung, autogenes Training oder Yoga (siehe Seite 96).

ZUM ARZT, WENN ...

> Ihr Kind öfters an Kopfschmerzen oder Migräne leidet.
> das Kind nach einer Kopfverletzung starke Kopfschmerzen hat oder erbricht (Verdacht: Gehirnerschütterung) – dann sofort zum Arzt.
> die Kopfschmerzen plötzlich auftreten und ungewöhnlich stark sind.

> die Häufigkeit von Kopfschmerzen zunimmt, Sie eine Wesensveränderung beim Kind bemerken oder das Kind am Morgen nüchtern erbricht.

DIE AMBULANZ 144 RUFEN, WENN ...

> das Kind zusätzlich Fieber hat, einen steifen Nacken, einen Krampfanfall oder Lähmungen bekommt.

INFO

> **www.dmkg.org** Deutsche Migräne- und Kopfschmerzgesellschaft
> **www.headache.ch** Schweizerische Kopfwehgesellschaft
> **www.migraine-action.ch** Förderverein Migraine Action

Schlafstörungen

Bis zu einem Viertel aller Kleinkinder und fast die Hälfte aller Schulkinder erwachen immer wieder in der Nacht oder haben Mühe, abends einzuschlafen. Im Vorschulalter werden Kinder manchmal von Alpträumen geplagt, oder sie schrecken verängstigt aus dem Schlaf auf (siehe Kasten Seite 263). Auch das wesentlich seltenere Schlafwandeln tritt erstmals meist im Kindergartenalter auf – es ist harmlos, einzig die Unfallgefahren sollten Sie bedenken (kein Hochbett! Fenster und Wohnungstür abschliessen).

Hintergrund

Die Schlafdauer bei Babys beträgt anfangs im Durchschnitt 16 Stunden pro 24 Stunden. Aber: Das Schlafbedürfnis ist individuell und variiert zum Teil stark von Kind zu Kind: Manche Babys wollen 20 Stunden schlummern, andere begnügen sich mit 12 Stunden. Ein zweijähriger «Durchschnittsschläfer» schläft rund 13 Stunden, mit fünf Jahren sind es etwa 11 Stunden, mit neun Jahren durchschnittlich 10 Stunden.

Wie bei den Erwachsenen gibt es auch bei Kindern Lang- und Kurzschläfer sowie Eulen (Nachtmenschen) und Lerchen (Frühaufsteher). Oft sind vermeintliche kindliche Schlafstörungen nur ein Problem für die Eltern, die in ihrem eigenen Schlaf gestört werden – Ablösung bei der Kinderbetreuung tut hier not!

Wenn Sie den Eindruck haben, Ihr Kind sei nach dem Schlafen nicht ausgeruht, sollten Sie dies mit dem Kinderarzt besprechen. Gewisse Schlafstörungen können die Entwicklung des Kindes beeinträchtigen und zu Schulproblemen oder Verhaltensauffälligkeiten führen. So leiden etwa manche Kinder, die regelmässig schnarchen, am Schlafapnoesyndrom: Während des Schnarchens haben diese Kinder immer wieder Atemaussetzer und wachen kurz auf – tagsüber fühlen sie sich dann müde und unausgeruht.

ÄUSSERLICH

Hausmittel, die das Ein- und Durchschlafen erleichtern:

Warmer Bauchwickel

Legen Sie dem Kind zum Einschlafen eine flache und angenehm warme Kamillenauflage auf den Bauch (siehe «Warmer Heilkräuterwickel», Seite 73). Darüber wickeln Sie – rund um Bauch und Rücken und nicht zu fest – ein Aussentuch. Bettschwere garantiert.

Warmes Vollbad oder Fussbad

Vor dem Zubettgehen während 5–10 Minuten zu baden, entspannt nachhaltig: Als Zusatz eventuell 1 Tropfen reines Lavendelöl, gemischt mit 1 EL Rahm, beigeben (siehe Seite 61). Auch ein Haferstrohbad ist bei Schlafproblemen genau das Richtige (siehe Seite 63).

Fussmassage

Kalte Füsse hindern Ihr Kind am Einschlafen. Bauen Sie eine Fussmassage ins Gute-Nacht-Ritual ein! (Siehe auch Massage, Seite 104.)

Kneipp für Kids

Regelmässig angewendet, verhelfen Kindern auch folgende Kneippanwendungen zu einem besseren Schlaf:

das wechselwarme Fussbad (ab 6 Jahren; siehe Seite 64) oder das Schwitzen in der Sauna (ab 4 Jahren; siehe Seite 66).

INNERLICH

Schlaftee

Heilkräutertees können das Ein- und Durchschlafen von Kindern fördern. Zur Auswahl stehen: Lavendelblüten, Melissenblätter, Haferkraut, Passionsblumenkraut, Orangenblüten und Rosenblüten, einzeln oder gemischt. Grundrezept für Kinder: Übergiessen Sie 1 TL Pflanzenteile mit 2,5 dl kochendem Wasser und lassen Sie den Tee 3–10 Minuten ziehen. 1 Tasse vor dem Schlafengehen.

→ Beachten Sie: Beruhigende Kräutertees eignen sich nicht als allabendliches Getränk. Begrenzen Sie eine Teekur auf eine gewisse Zeit respektive machen Sie dem Kind nur in Ausnahmesituationen einen Schlaftee – wenn es Juckreiz oder Schmerzen hat oder mal besonders aufgeregt ist. Und: Besprechen Sie sich mit dem Kinderarzt, wenn Ihnen das Schlafverhalten Ihres Kindes Sorge macht.

Heisse Milch mit Honig

Das Lieblingshausmittel vieler Kinder! Sie können die Milch auch mit Mandelmus aus dem Reformladen zubereiten. Danach das Zähneputzen nicht vergessen!

Magnesium im Essen

Der Mineralstoff wirkt entkrampfend und fördert die Schlafbereitschaft. Eine gesunde Ernährung (siehe Seite 34) ist zwangsläufig reich an Magnesium: Es findet sich in Vollkornprodukten wie Haferflocken, Hirse, Vollreis, in Gemüse, Trockenfrüchten (am besten sind ungeschwefelte), Soja, Nüssen und Fisch.

HOMÖOPATHIE

Aus der homöopathischen Kinderapotheke (Seite 351):

Chamomilla (Echte Kamille) D6

Das Kind ist gereizt, schmerzempfindlich, zahnt eventuell.

Weitere Mittel:

Argentum nitricum (Silbernitrat, Höllenstein) D12

Bei Schlafstörungen wegen Prüfungsangst oder wegen Angst vor kommenden Ereignissen.

Ignatia (Ignatiusbohne) D6

Das Kind ist überempfindlich, hat Sorgen, kümmert sich wegen eines Tadels.

ANTHROPOSOPHISCHE MEDIZIN

Austernschale

In der anthroposophischen Medizin wird Kindern, die nicht schlafen können, oft ein

Pulver mit homöopathisch verdünnter Austernschale empfohlen – speziell bei nächtlicher Angst vor Tieren oder Gespenstern. Der Arznei wird ein schützend-umhüllender Effekt nachgesagt. Siehe «Homöopathie richtig anwenden», Seite 86.

→ Näheres zur anthroposophischen Medizin siehe Seite 88.

SPAGYRIK

Klatschmohn hat sich bewährt als spagyrisches Beruhigungsmittel bei Kindern. **Baldrian** beruhigt und unterstützt zusätzlich den Schlaf-Wach-Rhythmus.

→ Näheres zur Spagyrik siehe Seite 92.

SO HELFEN SIE IHREM KIND

Sieben Tipps für Siebenschläfer

1. Finden Sie während der Ferien heraus, wie gross das individuelle Schlafbedürfnis Ihres Kindes ist – und orientieren Sie sich daran.
2. Abends sollte sich das Kind eher ruhigen Tätigkeiten widmen (Baden, Malen, Gespräche, Musikhören usw.) und möglichst nicht bis kurz vor dem Zubettgehen toben. Auch kein Fernsehen und keine allzu spannenden Räubergeschichten am Abend!
3. Führen Sie jeden Abend die gleichen Zubettgehrituale in derselben Reihenfolge durch (z. B. Geschichte vorlesen, Schoppen trinken, Zähne putzen, Katzenwäsche, Pyjama anziehen).
4. Lassen Sie das Kind immer zur gleichen Zeit ins Bett gehen und halten Sie diesen Wach- und Schlafrhythmus möglichst auch am Wochenende ein.
5. Das Schlafzimmer sollte gut gelüftet und nicht zu warm sein. Ängstigt sich das Kind in der Dunkelheit: Lassen Sie ein Nachtlicht brennen.
6. Bewegung, Sport und frische Luft tagsüber fördern einen erholsamen Schlaf (siehe Seite 39).
7. Zu einem besseren Schlaf kann auch das Erlernen von kindergerechten Entspannungstechniken wie Yoga, progressiver Muskelentspannung nach Jacobson oder autogenes Training beitragen (mehr dazu ab Seite 96).

FÜR DAS BABY

In den ersten Lebenswochen ist Babys Schlaf noch ganz ähnlich wie im Mutterleib: Es wacht – tagsüber wie nachts – alle zwei bis vier Stunden auf und ist dann für jeweils ein, zwei Stunden wach. Erst mit etwa drei Monaten spielt sich ein Tag-Nacht-Rhythmus ein, und das Baby schläft vor allem nachts. An ein regelrechtes Durchschlafen ist aber – zum Leidwesen der Eltern – meist nicht zu denken: Babys Anpassungsprozess ist noch nicht so weit. Die meisten Kinder schlafen ab einem Alter von 6 Monaten oder später durch. Von diesem Zeitpunkt an braucht das Baby keinen Milchnachschub mehr in der Nacht – zumindest von seinem Stoffwechsel her und gemäss der Schulbuchtheorie. Ein regelmässiger Tagesablauf erleichtert es dem Kind, seinen Schlafrhythmus zu finden. Lassen Sie Ihrem Baby tagsüber viel Bewegungsfreiheit, gehen Sie mit ihm nach draussen, schenken Sie ihm Körperkontakt, massieren Sie es von Zeit zu Zeit (Tipps siehe Seite 104).

Auch regelmässige Schläfchen tagsüber müssen in den Tagesrhythmus eingebaut werden. Denn wenn das Baby tagsüber gut schläft, schläft es meist auch in der Nacht. (Also: Keinesfalls das Baby den ganzen Tag lang wach halten, weil Sie sich ruhigere Nächte wünschen!) Bei ausgeprägt «nachtaktiven» Babys, die tagsüber schlafen, lohnt es sich, die langen Schlafphasen am Tag zu unterbrechen und dem Kind zu zeigen, dass sich das Familienleben bei Tag abspielt.

Abends können Sie Einschlafrituale einführen (Lieder vorsingen, Baden, Kuschelzeiten etc.). Und achten Sie jeweils auf Anzeichen der Müdigkeit bei Ihrem Baby. Legen Sie es dann am besten gleich (noch wach) ins Bett, vorher geben Sie ihm beide Brüste (respektive die Flasche). Wickeln Sie es möglichst nicht während der Nacht und sorgen Sie für eine ruhige

Atmosphäre, wenn es nachts aufwacht (Flüstern, gedämpftes Licht).

→ Siehe auch Dreimonatskoliken (Seite 113), Angst (Seite 247), Schlafen lernen (Seite 102).

ZUM ARZT, WENN ...

> Sie glauben, dass Ihr Kind nicht zu genügend erholsamem Schlaf kommt.
> Ihr Kind schnarcht oder öfter aus dem Schlaf erwacht und tagsüber müde ist.
> Ihr Kind länger als zwei Wochen unter nächtlicher Angst leidet.

Keine Panik vor dem Nachtschreck!

Dieser nächtliche Spuk kann Eltern gehörig in die Knochen fahren: Er beginnt meist mit einem Wimmern oder einem panischen Schrei. Die Eltern finden ihr Kind dann stark verängstigt und verwirrt, eventuell schweissgebadet vor. Pavor nocturnus, Nachtschreck oder Schlafterror nennt sich dieses ziemlich häufige, aber meist harmlose Phänomen. Oft sind die betroffenen Kinder zwischen 2 und 6 Jahre alt. Im Gegensatz zu einem Kind, das aus einem Alptraum erwacht, ist ein Kind im Nachtschreck nicht ansprechbar und während Minuten kaum zu beruhigen; es scheint sich immer noch in einer Art Schlafzustand zu befinden. Wenn der Spuk vorbei ist, schläft das Kind wieder ein. Am nächsten Morgen weiss es von nichts mehr.

4.10 Verdauungstrakt

Blähungen

Blähungen äussern sich in häufigem Abgang von Darmgasen und einem geblähten Bauch. Ursachen können blähende und schwer verdauliche Speisen sein oder auch (nervöses) Luftschlucken, Stress, hektisches Essen, selten Krankheiten des Verdauungstraktes.

ÄUSSERLICH

Wohligwarmer Bauch

Legen Sie das Kind ins Bett und legen Sie ihm eine wärmende Kompresse auf den Bauch (siehe «Warme Wickel», Seite 72). Decken Sie es leicht zu. Die feuchte Wärme wirkt krampflösend und durchblutungsfördernd. Als Einlage eignen sich Kamillenblütenköpfe.

Bauchmassage

Massieren Sie den Bauch des Kindes (immer im Uhrzeigersinn). Als Massageöl eignen sich käufliche Ölmischungen, die aus Pflanzenölen (Olivenöl, Mandelöl) sowie ätherischem Melissen- oder Kümmelöl bestehen. Tipps zum Massieren und zur Bauchmassage siehe Seite 104.

INNERLICH

Teeklassiker

Teemischungen mit Anis, Kümmel, Fenchel, Kamille, Pfefferminze und Melisse helfen bei geblähtem Bauch, auch vorbeugend. Kümmel fördert die Durchblutung der Schleimhäute, wirkt blähungstreibend und krampflösend. Anis hat zusätzlich einen antibakteriellen Effekt (1 TL Samen mit 2,5 dl Wasser aufsetzen, kurz aufkochen, 10 Minuten ziehen lassen, absieben, abkühlen lassen). Kümmel eignet sich auch als Gewürz zu Kohl oder zu Bohnen.

Kümmel- oder Anismilch

Einen Teelöffel Kümmel oder Anis 10 Minuten in Milch kochen, ziehen lassen und absieben.

Kürbis- und Sonnenblumenkerne

Die Kerne sind reich an wasserunlöslichen Ballaststoffen und wirken blähungshemmend. Lassen Sie Ihr Kind immer wieder von den Kernen knabbern. Auch als Mini-Zwischenmahlzeit oder Teil des Znünis für das Kindergartentäschli geeignet.

Ingwer

Lassen Sie das Kind käuflichen Ingwertee aus getrockneten Wurzeln trinken. Frisch bereiten Sie Ingwertee so zu: Schälen Sie eine frische Wurzel und reiben Sie ½ TL ab. Setzen Sie die Wurzelstückchen mit 2,5 dl kaltem Wasser auf, lassen Sie das Ganze aufkochen, dann 10 Minuten ziehen lassen und die Stückchen absieben. Bei Bedarf süssen und mit Zitrone abschmecken.

Kräuterhexe

Fast alle Gewürzkräuter können in frischer wie in getrockneter Form Blähungen austreiben, die Produktion von Verdauungssäften anregen und die Gedärme entkrampfen. Neben den Teeklassikern gegen Blähungen (siehe oben) sind dies zum Beispiel Bohnenkraut, Koriander, Rosmarin, Thymian, Basilikum, Goldmelisse oder Dill.

HOMÖOPATHIE

Aus der homöopathischen Kinderapotheke (Seite 351):

Pulsatilla (Küchenschelle) D6

Wenn das Kind alles Mögliche durcheinander gegessen hat: Früchte, Gebäck, Glace.

Chamomilla (Echte Kamille) D6

Wenn das Kind zahnt, Durchfall hat, gereizt ist und einen aufgetriebenen Leib hat.

Weitere Mittel:

Carbo vegetabilis (Pflanzen-Holzkohle) D6

Das Kind hat einen geblähten Bauch, einfachstes Essen ist ihm unbekömmlich.

Argentum nitricum (Silbernitrat, Höllenstein) D12

Das Kind hat Blähungen wegen einer Erwartungsangst, wegen Prüfungsangst, wegen Unruhe und Nervosität oder von zu viel Süssigkeiten.

ANTHROPOSOPHISCHE MEDIZIN

Kümmelzäpfchen

Anthroposophisches Phytopräparat, teilweise auch mit homöopathischen Bestandteilen. Entkrampft den Bauch, beugt Blähungen vor und wärmt. Anwendung: Bei Bedarf 1–2 Zäpfchen täglich. Näheres zur anthroposophischen Medizin siehe Seite 88, zur Homöopathie Seite 84.

Musse am Katzentisch

Sorgen Sie dafür, dass das Essen mit der Familie geruhsam und entspannt zu- und hergeht: Kinder (und Erwachsene) sollten möglichst nicht schlingen, sondern gut kauen und kleine Portionen schlucken.

Was darf auf den Tisch?

Hat Ihr Kind akute Blähungen, tischen Sie ihm vorübergehend keine Hülsenfrüchte, kein Kohlgemüse, kein Lauchgemüse, keinen Rettich, kein frisches Steinobst, keine frischen Früchte und kein frisches Brot auf. Auch Fertiggerichte, Konservenkost oder kohlensäurehaltiges Mineralwasser sollten Sie eher meiden.

Was sonst noch hilft

Sport und Bewegung im Alltag unterstützen die Darmbewegungen. Gegebenenfalls den Gürtel des Kindes lockerer schnallen: Enge, einschneidende Kleider fördern Blähungen.

Zu hastiges Trinken an der Brust oder am Schoppen kann dazu führen, dass das Baby Luft schluckt und Blähungen bekommt. Wichtig ist, dass Sie es korrekt an die Brust ansetzen: Das Baby sollte Brustwarze und Warzenhof in den Mund nehmen. Auch ein zu grosses Loch am Sauger der Schoppenflasche kann schuld sein. Häufig spuckt («gütscht» oder kötzelt) das Kind auch (siehe Seite 123). So helfen Sie Ihrem Baby: Geben Sie ihm zwischendurch einen Melissenblättertee (1 TL Blätter auf 2,5 dl Wasser) oder einen Fenchel-, Kümmel- oder Anistee zu trinken (½ TL Samen mit 2,5 dl Wasser aufsetzen, kurz aufkochen, 5 Minuten ziehen lassen, absieben, abkühlen lassen). Wenn Sie stillen, können Sie den Tee auch selbst trinken, die Inhaltsstoffe gelangen via Muttermilch zum Kind. Weitere Tipps siehe Dreimonatskoliken (Seite 113).

> die Blähungen von starken Bauchschmerzen begleitet sind.
> das Kind häufig unter Blähungen leidet.
> kein Stuhlgang oder Abgang von Winden mehr möglich ist oder das Kind erbricht, starke Bauchschmerzen hat, sein Bauch sich hart anfühlt und es nicht trinken und essen mag. Oder wenn der Stuhl blutig ist (Verdacht: Darmverschluss, dann sofort zum Arzt).
> es einem Kind mit akuten Bauchschmerzen immer schlechter geht und es eventuell zusätzlich Fieber hat (Verdacht: Blinddarmentzündung, dann sofort zum Arzt).

Durchfall, Brechdurchfall

Durchfall (eventuell zusammen mit Erbrechen) ist oft Zeichen einer Infektion mit Krankheitserregern; man spricht dann von Magen-Darm-Grippe (siehe Kasten Seite 270). Auch Unverträgliches oder Giftiges kann Durchfall verursachen – so etwa bei verdorbenem Essen oder Nahrungsmittel-Unverträglichkeiten respektive Allergien (mehr dazu auf Seite 148). Durchfall kann ferner auf verschiedene Magen-Darm-Störungen oder psychische Belastungen (Angst, Stress) zurückzuführen sein.

Wichtig: Ein Kind, das erbricht, verliert viel Flüssigkeit und Mineralsalze. Diesen Verlust sollten Sie raschestmöglich ausgleichen (siehe Seite 307)!

Symptome

Bei Durchfall ist die Darmschleimhaut gereizt oder entzündet. Das führt zu folgenden Symptomen: dünnflüssiger, übelriechender Stuhl, häufiger Stuhlgang, Bauchschmerzen, eventuell gleichzeitig mit Übelkeit und Erbrechen. Bei Infektionskrankheiten eventuell auch Fieber.

ÄUSSERLICH

Wärme

Eine Wärmeflasche oder die wärmende Hand eines Erwachsenen auf dem Bauch entkrampft den Darm und entschärft die Schmerzen.

Warmer Bauchwickel

Wie Sie warme Wickel zubereiten, steht auf Seite 72. Als Zusätze eignen sich Ringelblumen-, Schafgarben-, Lavendel- oder Kamillentee (jeweils 1 TL mit 2,5 dl kochendem Wasser übergiessen, 10 Minuten ziehen lassen). Der Wickel sollte gut sitzen, aber nicht einengen. Prüfen Sie unbedingt die Temperatur: Das Kind darf mitbestimmen, wie warm der Wickel sein darf. Liegedauer (im warmen Bett): etwa 20 Minuten.

Darmeinlauf

Sie können Ihrem Kind auch einen Einlauf mit lauwarmem Salzwasser machen, um dazu beizutragen, dass sich Flüssig- keits- und Salzverluste wieder ausgleichen. Was Sie dabei beachten müssen und wies funktioniert, lesen Sie auf Seite 66.

INNERLICH

Erdbeer-, Brombeer-, Himbeerblätter

Übergiessen Sie 1 TL Pflanzenteile mit 2,5 dl kochendem Wasser, lassen Sie den Tee etwa 5–10 Minuten ziehen. Die Pflanzen enthalten Gerbstoffe, die die Schleimhaut des Darms zusammen- ziehen, also «abdichten».

Oolong-, Schwarz- oder Grüntee

Übergiessen Sie 1 TL Teeblätter mit 2,5 dl kochendem Wasser, lassen Sie den Tee 10–15 Minuten ziehen – so lösen sich die Gerbstoffe, und der Tee verliert seine anregende Wirkung. Verdünnen Sie ihn anschliessend mit der gleichen Menge abgekochten Wassers.

Heidelbeertee

Getrocknete Heidelbeeren sind ein altes Hausmittel gegen Durchfall: Der Farbstoff Myrtilin ist ein natürliches Antibiotikum und hilft, bakterielle Erreger in Schach zu halten. Gleichzeitig dichtet die Heidelbeere die Darmschleimhaut ab. 1 TL getrocknete Heidelbeeren (Apotheke) in 2,5 dl kaltem Wasser ansetzen und 10 Minuten kochen lassen, absieben und abkühlen lassen. Bei Bedarf – aber nicht tagelang! – maximal eine Tasse davon zu trinken geben. Der Tee wirkt antibakteriell, schleimhautzusammenziehend und stopfend. Oder geben Sie dem Kind ein, zwei getrocknete Heidelbeeren, damit es darauf herumkauen kann.

HOMÖOPATHIE

Aus der homöopathischen Kinderapotheke (Seite 351):

Arsenicum album (Weisses Arsen) D12

Bei Durchfall als Folge von kalten Getränken, Glace, verdorbener Nahrung, ungewohnter Kost. Das Kind ist erschöpft und hat brennende Magen-, Darm- und Afterschmerzen.

Weiteres Mittel:

Veratrum album (Weisser Germer) D12

Bei grossen Mengen wässrigen, grünen Stuhls, völliger Erschöpfung, Durchfall mit Erbrechen und kaltem Schweiss.

ANTHROPOSOPHISCHE MEDIZIN

Rosmarinsalbe

In der anthroposophischen Medizin wird, um den Popo zu schützen, Rosmarinsalbe verwendet.

→ Näheres zur anthroposophischen Medizin siehe Seite 88.

SPAGYRIK

Schwalbwurz hat sich bewährt bei viralen und bakteriellen Infekten, wirkt zudem entgiftend.
Okoubaka lindert Magen-Darm-Infektionen, wirkt ebenfalls entgiftend.

→ Näheres zur Spagyrik Seite siehe 92.

SO HELFEN SIE IHREM KIND

Viel trinken!

Das A und O bei Durchfall (wie auch bei Erbrechen): Bieten Sie dem kranken Kind immer wieder zu trinken an, denn insbesondere kleinere Kinder können rasch lebensgefährlich austrocknen. Bei starkem Durchfall oder auch wenn das Kind längere Zeit nichts essen mag, sollte das Getränk Salz und Glukose enthalten, zum Beispiel können Sie ihm die Drittelsmischung anbieten (weitere Informationen und Getränkrezepte siehe Seite 308).

Bananen, Äpfel, gekochte Rüebli

Reife, zerdrückte Bananen sind leicht verdaulich und gut geeignet, um den Salzhaushalt wiederherzustellen, denn sie enthalten viel Kalium. Auch mit der Schale geriebener Apfel hilft bei Durchfall: Das im Apfel enthaltene Pektin nimmt Wasser auf und sorgt für ein Eindicken des Stuhls. Gekochte Rüebli schonen Magen und Darm und sind die ideale Krankenkost bei Durchfall, am besten in Form der Rüeblisuppe nach Professor Moro (Rezept siehe Seite 280).

Cola und Salzstangen

Glückliche Kinderseelen sind Ihnen sicher! Schütteln Sie vorher die Kohlensäure aus der Cola heraus. Allerdings: Das moderne Hausmittel ist – wegen Zucker und Koffein – nichts für Kleinkinder. Auch bei schwerem Durchfall oder Brechdurchfall eignet sich diese Diät nicht: Geben Sie Ihrem Kind besser ein Getränk, das Salz und Glukose enthält, etwa die Drittelsmischung (Rezept siehe Seite 308).

Gestillte Babys haben oft dünnen oder flockigen gelblichen Stuhl, der auch besonders häufig sein kann: Selbst sieben-, achtmal am Tag ist normal und kein Grund, sich Sorgen zu machen. Häufigkeit und Konsistenz des Stuhls können sich während des ersten Lebensjahres immer wieder verändern. (Ebenso ist bei Brustkindern auch sehr seltener Stuhlgang völlig normal, siehe Verstopfung Seite 274.) Das beste Erkennungsmerkmal von Durchfall: Der Stuhlgang des Babys ist wässrig und riecht stark.
Babys mit Durchfall sollten Mamas Brust respektive das gewohnte Fläschchen weiterhin – und öfter – erhalten. Zusätzlich – nicht anstelle der Brust oder des Milchschoppens – geben Sie bei wenig ausgeprägtem Durchfall Kamillentee oder schwachen Fencheltee, damit das Kind mehr Flüssigkeit zu sich nimmt. Bei anhaltendem Durchfall oder Brechdurchfall ist eine Glukose-Elektrolyt-Lösung (Apotheke) angezeigt. Denn es ist äusserst wichtig, dem Baby die Flüssigkeit und das Salz, die der Durchfall ihm «rauben», wieder zuzuführen (siehe Seite 306)! An Babys, die bereits Beikost erhalten, dürfen Sie Reisschleimsuppe verfüttern: Verkochen Sie weissen Reis und pürieren Sie diesen zu einem Brei, eventuell abgekochtes Wasser beigeben, leicht salzen. Oder geben Sie Professor Moros Rüeblisuppe (siehe Seite 280).

Magen-Darm-Grippe

Die Magen-Darm-Grippe ist eine Infektionskrankheit, die meist durch Viren, selten durch Bakterien ausgelöst wird. Die häufigsten Erreger sind Rota- oder Noroviren. Besonders im Winter gibt es regelrechte Noroviren-Epidemien mit harmloser, aber heftiger Magen-Darm-Grippe, die jeweils ganze Kindergärten oder Schulhäuser lahmlegt. Symptome: Bauchkrämpfe, explosionsartiges Erbrechen, Durchfall, eventuell Fieber. Dauer: 24–48 Stunden. Übertragen wird die Krankheit u. a. über verschmutzte Hände oder winzige Schwebeteilchen, die sich nach dem Erbrechen in der Raumluft befinden.

So können Sie Ansteckungen vermeiden: Waschen Sie Ihrem Kind und sich selber öfters die Hände – besonders nach dem Wickeln und nach dem Erbrechen. Teilen Sie in der Familie keine Handtücher. Zudem können Sie Spucknapf und WC-Brille mit 0,1%igem Javelwasser waschen. (Diese Konzentration erhalten Sie, wenn Sie 2,5 dl handelsübliches Javelwasser mit 5 l Wasser verdünnen.) Bettwäsche und Handtücher bei 60 Grad waschen. Schicken Sie Ihr Kind erst wieder in Krippe oder Schule, wenn es zwei Tage lang beschwerdefrei ist. Das Wichtigste für Ihr Kind, wenn es eine Magen-Darm-Grippe eingefangen hat: genügend trinken (siehe Seite 306)!

Hat Ihr Baby breiig-flüssigen Stuhl, vergessen Sie nicht, einer Windeldermatitis (Seite 126) vorzubeugen: Wickeln Sie das Kind so oft wie möglich und ölen Sie das Gesäss vorbeugend mit Olivenöl oder Mandelöl ein. Oder tragen Sie Ringelblumensalbe, Hamamelissalbe oder (dünn) eine Creme mit Zinkoxidanteil auf.

ZUM ARZT, WENN …

> Babys oder kleinere Kinder grosse Mengen Flüssigkeit über den Stuhl verlieren oder immer wieder erbrechen.
> das Kind zusätzlich starke Bauchschmerzen oder einen gespannten Bauch hat, Blut im Stuhl hat und nicht trinken und essen mag (Verdacht: Darmverschluss, dann sofort zum Arzt).
> Ihr Kind nicht genügend trinkt oder Zeichen der Austrocknung hat (siehe Seite 307) oder schwach und mitgenommen wirkt, dann sofort zum Arzt!
> Ihr Kind immer wieder Durchfall hat.

INFO

> **www.bag.admin.ch** Bundesamt für Gesundheit (→ Themen → Krankheiten und Medizin → Infektionskrankheiten A–Z → Norovirus)

Erbrechen

Wird es Ihrem Kind übel, hat es Brechreiz und erbricht es, ist das eine eigentlich gesunde Reaktion des Körpers, zum Beispiel wenn Ihr Kind einen Schluck verdorbene (herumstehende) Milch erwischt hat oder wenn eine Magen-Darm-Grippe, vielleicht gar durch Noroviren ausgelöst, die Runde macht. Giftiges, Unverträgliches und alles, was den Körper unnötig belastet, versucht er mit dem Erbrechen loszuwerden. Bei Kindern häufig ist auch die Reisekrankheit. Bei Babys kann neben dem harmlosen häufigen «Kötzeln» auch eine Magenpförtnerverengung oder die Refluxkrankheit vorkommen (mehr dazu siehe Seite 123).

Wichtig: Ein Kind, das erbricht, verliert viel Flüssigkeit und Mineralsalze. Diesen Verlust sollten Sie rasch ausgleichen (siehe nten)!

Symptome

Vorboten bei Erbrechen sind ein flaues Gefühl im Magen, vermehrter Speichelfluss, Würgereiz, Blässe im Gesicht sowie Schwindel. Zunächst erbricht das Kind Mageninhalt, bei anhaltender Übelkeit würgt es später eventuell Gallenflüssigkeit und Schleim heraus. Bei der Reisekrankheit kommen oft Schwindel und Schweissausbrüche dazu, bei einer Magen-Darm-Grippe Durchfall und eventuell Fieber.

Hintergrund

Kleinkinder erbrechen relativ häufig, denn ihr Brechzentrum im Gehirn ist leichter irritierbar als bei Erwachsenen. Die sogenannte Reisekrankheit bringt den Gleichgewichtssinn des Kindes durcheinander, aber auch starke psychische Erregung kann das Brechzentrum im Gehirn aktivieren. Oft steckt hinter einer Übelkeit eine Infektionskrankheit (siehe auch Durchfall, Seite 267), oder sie wird durch verdorbene oder unverträgliche Nahrung, eine Allergie, durch Gifte, durch einen Sonnenstich, eine Gehirnerschütterung oder auch durch zu viele Gummibärchen oder zu viel Geburtstagskuchen verursacht. Ausserdem können diverse Erkrankungen Brechreiz auslösen, zum Beispiel die sogenannte Bauchmigräne, eine spezielle Form der Migräne (Seite 255).

ÄUSSERLICH

Arnika-Pulswickel

Dieser Wickel kann den Kreislauf beruhigen und harmonisieren. Er ist ein doppelter – für beide Handgelenke. Tränken Sie zwei Baumwolltüchlein mit Arnikatinktur (1 TL auf 2,5 dl heisses Wasser), wringen Sie die Tüchlein aus und binden Sie sie – nicht zu locker, nicht zu fest – um die Handgelenke des Kindes. Danach die Wickel mit je einem Aussentüchlein (Baumwolle oder Wolle) umwickeln (siehe «Warme Wickel», Seite 72).

Darmeinlauf

Gegen den Flüssigkeits- und Salzverlust durch das Erbrechen kann auch ein

Darmeinlauf mit lauwarmem Salzwasser helfen (Details siehe Seite 66).

Ingwer gegen den Sturm im Kopf

Die Wirkung von Ingwer bei Reiseübelkeit ist durch Studien belegt. Ob auf der Schiffsreise nach Griechenland oder im Pendolino ins Tessin: Lassen Sie das Kind kandierte Ingwerstückchen naschen. Vorsicht: Sie sind scharf. Oder geben Sie ihm Ingwertee aus getrockneten Wurzeln (Apotheke, Drogerie). Frisch bereiten Sie Ingwertee so zu: Reiben Sie ½ TL geschälte Ingwerwurzel ab. Setzen Sie die Wurzelstückchen mit 2,5 dl kaltem Wasser auf, lassen Sie das Ganze aufkochen, dann 10 Minuten ziehen lassen und die Stückchen absieben. Bei Bedarf süssen und mit Zitrone abschmecken. Für Kinder ab 6 Jahren gibt es auch Ingwerkapseln zu kaufen (Apotheke).

Heilkräuter gegen Übelkeit

Gegen den Brechreiz sind diese Kräuter gewachsen: Kamille, Pfefferminze, Goldmelisse, Artischocke (schmeckt leicht bitter). Übergiessen Sie 1 TL getrocknete Kamillenblütenköpfe, Goldmelissenkraut, Pfefferminz- oder Artischockenblätter mit 2,5 dl kochendem Wasser, 3–10 Minuten ziehen lassen. Tee schluckweise über den Tag verteilt trinken.

Cola und Salzstangen

Ein Hausmittel, dem ganz und gar keine Genussfeindlichkeit anhaftet! Allerdings eignet es sich – wegen Zucker und Koffein – nicht für Kleinkinder. Lassen Sie die Kohlensäure zuerst entweichen, indem Sie die Flasche schütteln. Wichtig: Bei schwerem Erbrechen sollten Sie dem Kind lieber ein Getränk mit Salz und Glukose zu trinken geben, zum Beispiel eine Drittelsmischung (siehe Seite 308).

Zitronenschale

Lassen Sie das Kind auf einer frischen, unbehandelten Zitronenschale kauen. Das sorgt nicht nur für einen frischen Geschmack im Mund, sondern wirkt leicht tonifizierend auf die Schleimhaut, was den Brechreiz lindert.

Traubenzucker

Während der Brechphase sind Traubenzuckerbonbons hilfreich: Sie nehmen den schlechten Geschmack im Mund und führen dem Kind leicht verdaubaren Zucker (Glukose) zu, den es jetzt gut gebrauchen kann (mehr dazu siehe Seite 280).

Nux vomica (Brechnuss) D12

Das Kind hat Magendrücken wie von einem Stein, ist in der Magengegend sehr empfindlich, hat Hunger trotz Übelkeit.

Cocculus (Kockelsamen) D12

Bei Reisekrankheit, Schwindel, Schwäche und wenn die Beschwerden im Liegen nachlassen.

Ipecacuanha (Brechwurzel) D12

Die Übelkeit ist Folge eines Hustens oder kommt von schwer verdaulichem Essen her. Erbrechen bringt dem Kind keine Erleichterung.

SO HELFEN SIE IHREM KIND

Flüssigkeits- und Salzverlust ausgleichen

Das Wichtigste, wenn das Kind erbricht: Bieten Sie dem kleinen Patienten immer wieder zu trinken an. Wenn das Kind nicht trinken mag: alle paar Minuten wenigstens einen Löffel Flüssigkeit verabreichen! Denn ansonsten besteht – besonders bei den Kleinsten – die Gefahr der Austrocknung des Körpers. Am besten verabreichen Sie dem Kind reichlich von einem Getränk wie der Drittelsmischung, um wieder Wasser und Mineralien zuzuführen (Rezepte und Informationen siehe Seite 306).

Bei Reiseübelkeit: Füsse hoch!

Bei Reiseübelkeit: wenn möglich die Fahrt unterbrechen. Ist es Ihrem Kind im Zug oder Schiff übel, lassen Sie es sich flach hinlegen und die Füsse hochlagern. Das hilft oft über einen Anflug von Übelkeit hinweg.

Der Reisekrankheit vorbeugen

Vor und während der Reise sollte das Kind keine grossen Mahlzeiten zu sich nehmen, sondern kleine Portionen. Im Zug, Bus, Auto oder Schiff: lieber aus dem Fenster schauen, ein Kasperletheater hören oder «Ich sehe was, was du nicht siehst!» spielen als lesen oder Uno spielen. So wird es dem Kind weniger schlecht. Weiter helfen Ingwertee oder kandierte Ingwerstückchen im Reiseproviant.

Auch Vitamin C soll gemäss neuerer Forschung vorbeugend gegen Reisekrankheit wirken. Früchte und Gemüse mit besonders viel Vitamin C: schwarze Johannisbeeren, rohe rote und grüne Peperoni, Kiwi, rohe Kohlrabi, Erdbeeren, roher Rotkohl, Orangen und Zitronen (Reihenfolge gemäss absteigendem Gehalt).

Seife benützen!

Bei Magen-Darm-Grippe: Nach dem Erbrechen sollten Sie dem Kind die Hände waschen, damit es nicht andere Familienmitglieder ansteckt (siehe auch Seite 270).

Entspannungsübungen

Bei psychischen Ursachen helfen Entspannungsübungen oder Übungen des autogenen Trainings, die Übelkeit zu überwinden (mehr dazu ab Seite 96).

Zurück zum Alltag

Wann soll das Kind wieder essen? Erst wenn es wieder Appetit hat: Drängen Sie es nicht. Ihr Kind darf getrost ein, zwei Tage lang wenig oder gar nichts essen, bis es wieder zu Kräften kommt. Nur zum Trinken sollten Sie es anhalten, siehe oben. Und wenn das Kind länger nichts gegessen hat, ist ein Getränk mit Glukose oder auch ein Traubenzuckerbonbon genau das Richtige (siehe auch Seiten 280, 306).

FÜR DAS BABY

Muss Ihr Babys erbrechen: Stillen Sie es öfter! Flaschenkinder erhalten ihren gewohnten Schoppen häufiger als sonst (in entsprechend kleineren Portionen). Und zusätzlich – nicht anstelle der Mutter- oder Flaschenmilch – geben Sie dem Baby Kamillentee oder schwachen Fencheltee, damit es mehr Flüssigkeit zu sich nimmt. Bei mehrmaligem Erbrechen ist eine Glukose-Elektrolyt-Lösung (Apotheke) besser. Denn Sie müssen die Flüssigkeit und das Salz, die der Durchfall «frisst», wieder ersetzen. (Zur Gefahr des Austrocknens siehe Seite 307.) Eine Schonkost brauchen Babys, die erbrochen haben, nicht. Wahrscheinlich ist Babys Appetit auf Brei aber ein, zwei Tage lang klein.

→ Siehe auch Spucken (Seite 123).

ZUM ARZT, WENN ...

> Babys oder kleinere Kinder mehrmalig erbrechen, nichts im Magen behalten können oder Brechdurchfall haben.
> Ihr Baby öfters schwallartig erbricht (Verdacht auf Magenpförtnerverengung, siehe Seite 123).
> Ihr Kind nicht genügend trinkt oder Zeichen der Austrocknung hat (siehe Seite 307) oder schwach und mitgenommen wirkt – dann sofort zum Arzt.
> das Kind zusätzlich starke Bauchschmerzen oder einen gespannten Bauch hat, Blut im Stuhl hat und nicht trinken und essen mag (Verdacht: Darmverschluss, dann sofort zum Arzt).
> Ihr Kind nach einem Sturz auf den Kopf erbricht (sofort zum Arzt).
> Ihr Kind würgt, erbricht oder Bauchschmerzen bekommt, nachdem es einen Gegenstand verschluckt hat (siehe Seite 324).
> Ihr Kind häufig ohne erklärlichen Grund erbricht, insbesondere morgens nach dem Aufstehen.

Verstopfung

Gemäss Schätzungen leidet jedes zehnte Kind phasenweise an Verstopfung. Eine Faustregel: Hat ein Kind länger als zwei, drei

Tage keinen Stuhlgang, leidet es wahrscheinlich an Verstopfung. Eine Ausnahme sind Babys (siehe Seite 277).

Symptome

Seltener Stuhlgang und harter Stuhl, «Geissenbölleli». Die Kinder klagen vor oder während der Darmentleerung über Schmerzen. Manchmal drücken sie vergeblich. Kinder mit Verstopfung haben oft auch keinen Appetit. Verstopfung ist ein häufiger Grund für Bauchschmerzen.

Hintergrund

Die häufigsten Ursachen: Das Kind trinkt zu wenig, ernährt sich nicht ausgewogen oder bewegt sich nicht ausreichend. Auch wenn ein Kind zu früh oder mit Druck von Seiten der Eltern aufs «Häfi» gesetzt wird, kann es Verstopfung entwickeln: Es «verhält» dann vielleicht aus Angst das grosse Geschäft (siehe auch Kasten «Windel oder Hafen?», Seite 216). Die Neigung zu Verstopfung kann vom Kind auch geerbt worden sein. Selten sind Magen-Darm-Krankheiten der Grund.

ÄUSSERLICH

Bauchmassage

Massieren Sie den Bauch des Kindes im Uhrzeigersinn. Als Massageöl eignet sich ein käufliches Öl, das aus Pflanzenölen (Olivenöl, Mandelöl) sowie einem kleinen Anteil ätherischen Melissen- oder Kümmelöls besteht. Weitere Tipps zum Thema Massieren ab Seite 104.

Feuchtwarme Bauchauflage

Eine warme Kompresse (siehe Seite 72) mit Kamillenblüten- oder Schafgarbentee (1 TL Pflanzenteile mit 2,5 dl kochendem Wasser übergiessen, absieben, abkühlen lassen) kann dem trägen Darm auf die Sprünge helfen.

Ansteigendes Fussbad

Kurbelt die Darmbewegungen an. Wie Sie das Bad richtig zubereiten, lesen Sie auf Seite 64. (Ab 4 Jahren.)

Hautpflege

Falls die Haut am Schliessmuskel eingerissen ist und das Kind deswegen Schmerzen beim Stuhlgang hat, cremen Sie sie mit Hamamelis- oder Calendulasalbe (aus der Apotheke) ein.

Darmeinlauf

Machen Sie dem Kind mit einem Klistier einen Einlauf (mit Salzwasser oder Kamillentee). Das hilft, den Stuhl weich zu machen. Wies funktioniert, lesen Sie auf Seite 66.

INNERLICH

«Erste Hilfe»-Joghurt

Mischen Sie in ein Naturjoghurt frische Himbeeren. Dazu viel trinken!

Kümmel-, Fenchel-, Anistee

Setzen Sie 1 TL Samen mit 2,5 dl Wasser auf, kurz aufkochen, 10 Minuten ziehen lassen, absieben, abkühlen lassen und schluckweise zu trinken geben.

Kamillen-, Goldmelissen-, Melissen- oder Pfefferminztee

Übergiessen Sie 1 TL Pflanzenteile mit 2,5 dl kochendem Wasser, 5–10 Minuten ziehen lassen. Auch Mischungen der Heilkräuter sind geeignet.

Abführmittel aus der Küche

Pflaumensaft, rohes Sauerkraut, probiotische Joghurts, eingeweichte Trockenfrüchte (Feigen, Weinbeeren, Aprikosen, Pflaumen, am besten ungeschwefelt) sind natürliche Abführmittel. Oder: Lassen Sie Ihr Kind zum Zmorge ein Glas Fruchtsaft trinken. Sie können ihm morgens auch ein Glas Wasser anbieten. Streikt der Darm, sind diese Nahrungsmittel ideal: rohe Rüebli, gekochter Apfel (Apfelmus), überhaupt Früchte und Gemüse, Hülsenfrüchte, Vollkornbrot, Vollkornreis, Vollkornteigwaren, Flocken, Mais, Kartoffeln, Nüsse. Mehr zum Thema gesunde Ernährung siehe Seite 34.

Flohsamen für nicht mehr ganz kleine Flöhe

Ist die Verstopfung hartnäckig, mischen Sie Kindern indische Flohsamen (Drogerie, Apotheke) ins Essen: Menge langsam steigern bis zu 1 TL pro Tag, dazu viel trinken! (Ab 8 Jahren.)

Bittergemüse und -salate

Bitterstoffe in Gemüsen und Salaten wie Artischocke, Endivie, Chicoree und Löwenzahn regen die Produktion von Magensäure, Gallen- und Bauchspeicheldrüsensekreten an und stimulieren die Darmbewegungen. Wer weiss, vielleicht kommt Ihr Kind auf den bitteren Geschmack: Testen Sie verschiedene Rezepte – eines bringen Sie sicher an den kleinen Mann, an die kleine Frau! Auch Löwenzahntee ist einen Versuch wert (siehe Seite 221).

HOMÖOPATHIE

Bryonia alba (Zaunrübe) D6

Bei dunklem, grossem und hartem Stuhl. Das Kind verspürt keinen Stuhldrang, ist gereizt und ärgerlich, hat trockene Schleimhäute.

Sulfur (Schwefelblüte, Schwefel) D6

Wenn das Kind den Stuhl vor Schmerzen zurückhält, der After juckt und brennt und der Stuhl sehr hart ist.

SO HELFEN SIE IHREM KIND

An die Flasche

Kinder, die zu Verstopfung neigen, sollten sich angewöhnen, viel zu trinken. Eine Flasche mit Wasser oder ungesüsstem Früchte- oder Kräutertee in Reichweite kann helfen. Manche Kinder müssen auch zum Trinken angehalten werden (mehr dazu auf Seite 36).

Fasern braucht das Kind

Geben Sie Ihrem Kind täglich faserreiche Nahrung (siehe Seite 36).

Fussball, Fechten oder Flic Flac?

Egal, welche Art von Bewegung oder Sport Ihr Kind am liebsten hat, Hauptsache, es ist aktiv! Denn Kinder, die sich viel bewegen, leiden weniger an Verstopfung. Jugendliche sollten sich mindestens eine Stunde pro Tag austoben können, jüngere Kinder etwa zwei Stunden (mehr dazu auf Seite 39).

FÜR DAS BABY

Besonders dann, wenn Sie Ihr Baby stillen, sind sechs bis zehn Tage ohne Stuhlgang normal. Erhält das Baby Schoppenmilch, sollte es höchstens drei Tage keinen Stuhlgang haben. So können Sie bei Verstopfung nachhelfen: Bieten Sie dem Kind zwischendurch einen Schoppen mit schwachem Fencheltee an (½ TL Samen mit 2,5 dl Wasser aufsetzen, kurz aufkochen, 5 Minuten ziehen lassen, absieben, abkühlen lassen). Es ist auch möglich, den Milchschoppen statt mit Wasser mit Tee zuzubereiten. Weicher wird Babys Stuhl auch, wenn Sie jeweils 1–2 TL Milchzucker (aus der Drogerie) in die Schoppenmilch einrühren. Milchzucker verhindert, dass der Stuhl gänzlich entwässert wird. Verfüttern Sie dem Baby bereits Brei, können Sie auch 1 EL Birnensaft pro Tag dazurühren oder – ab 6 Monaten – nach Belieben Hirsemehl (aus der Drogerie). Bleibt die Verstopfung bestehen, lassen Sie sich von der Mütterberaterin unterstützen: Eventuell verträgt das Kind den gewohnten Rüeblibrei oder etwas anderes nicht.

ZUM ARZT, WENN ...

> ein Baby in den ersten Lebenstagen Verstopfung hat oder ein Baby mit Verstopfung zusätzlich Blut in der Windel hat, anhaltend schreit oder erbricht: sofort zum Arzt!
> ein Kind länger als drei Tage verstopft ist. Ausnahme: gestillte Babys.
> die Verstopfung stark schmerzt, das Kind ergebnislos drückt, wenn es zusätzlich erbricht oder einen gespannten Bauch hat, nicht trinken und essen mag. Oder wenn der Stuhl blutig ist (Verdacht: Darmverschluss, dann sofort zum Arzt).
> es einem Kind mit akuten Bauchschmerzen immer schlechter geht und es eventuell auch zusätzlich Fieber hat (Verdacht auf Blinddarmentzündung, dann sofort zum Arzt).
> ein Kind immer wieder über Bauchschmerzen klagt respektive wenn Sie hinter seinem Weinen Bauchschmerzen vermuten.

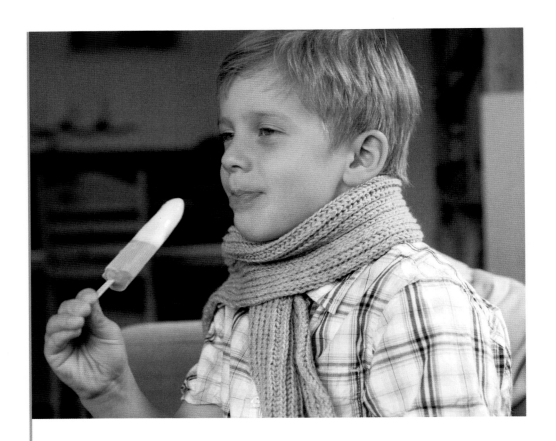

KRANKENKOST

Die meisten kleinen Patienten und Patientinnen haben keinen grossen Appetit, wenn sie krank sind. Drängen Sie das Kind nicht zum Essen, es darf den Teller ruhig mal unberührt stehen lassen. Fasten kann den Körper auch entlasten, und ein gut ernährtes Kind hat genügend Reserven, um einige Tage ohne viel Nahrung auszukommen. Wenn der erste Hunger kommt: Mehrere kleine Mahlzeiten, über den Tag verteilt, sind geeigneter als grosse Menüs. Wenns nicht allzu fettig ist, dürfen Sie auch das Lieblingsessen des Kindes kochen. Zum Trinken sollten Sie Ihr krankes Kind jedoch immer anhalten, insbesondere wenn es fiebert, schwitzt, Durchfall hat oder erbricht (siehe «Trinken ist wichtig», Seite 306).

SO GEHTS LEICHTER

Um in der Genesungsphase das Immunsystem des Kindes zu stärken, ist mineralstoff-, vit-amin- und eiweissreiche Nahrung das Beste. So fällt das Essen dem geschwächten Kind leichter: Geben Sie ihm Löffel statt Gabel oder schneiden Sie ihm mundgerechte Häppchen, richten Sie das Essen farblich «anmächelig» an, «malen» Sie mit Tomatenpüree lachende und traurige Gesichter auf die Gurkenrädli, basteln Sie aus Apfelstückchen und Zahnsto-chern kleine Segelschiffchen etc.

KNUSPER, KNUSPER, KNÄUSCHEN AM KRANKENBETT

Das eignet sich für kranke Kinder:

> Knäckebrot oder Zwieback mit Magerquark und Konfitüre
> saftige, mundgerechte Fruchtstückchen, zum Beispiel Orange, Melone, Birne, Mango, Himbeeren, Kiwi (u. a. auch Flüssigkeitslieferanten)
> geriebener Apfel, Apfelstückli, Apfelmus
> Bananenrädli mit Konfitürentupfen
> Joghurt-Frucht-Lassi (Naturjoghurt, Wasser und zum Beispiel Banane oder Mango mit dem Stabmixer verrühren)
> Naturjoghurt mit Honig oder angereichert mit Fruchtstücken
> Gemüsestückchen (Sellerie, Rüebli, Peperoni etc.) mit Joghurt-Kräuter-Dipp
> Gurkenrädli mit Tomatenpüree- oder Ketchup-Tupfen
> gekochte Gemüsebreie (zum Beispiel Rüebli, Randen, Sellerie, Kartoffeln, einzeln oder gemischt)
> fettarme Gemüsesuppe
> Haferschleim- oder Reisschleimsuppe
> Gschwellti mit magerem Kräuterquark
> Salzstangen, Grissini
> fertige Kinderbreie aus dem Gläschen
> Rührei
> Hackfleisch und Reis

BEI HALSSCHMERZEN

Vorsicht mit Fruchtsäften und Fruchtglace: Die Fruchtsäure kann zusätzliche Schmerzen im Hals bereiten. Als Abwechslung erlaubt sind Rahmglace oder auch selbstgemachte Eis-würfel aus Heilkräutertee. Rohes (hartes) Gemüse oder hartes Brot wird wahrscheinlich auf Ablehnung stossen – besser sind Breie, Pürees oder Suppen.

Rüeblisuppe nach Professor Moro

Diese Rüeblisuppe nach dem Rezept des deutschen Pädiaters Ernst Moro empfehlen Kinderärzte seit 100 Jahren bei Durchfall. Sie liefert Wasser, Elektrolyte (Salze) und Energie im richtigen Verhältnis:
500 g Rüebli weich kochen, pürieren, mit Wasser auf einen Liter auffüllen und 1 TL Kochsalz beifügen. Dieser Brei eignet sich auch schon für Babys – ab der Zufütterung.

BEI DURCHFALL

Früher plädierte man bei Durchfall für eine längere «Darmruhe», auch Teepause genannt. Heute befürworten Kinderärzte das Fasten nicht mehr. Als erste Mahlzeiten eignen sich etwa Rüebli (gekocht, nicht roh!), weisser Reis, zerquetschte Banane, mit der Schale geriebener Apfel. Stopfend wirken auch Heidelbeeren und Schwarztee (Bio-Qualität).

BEI VERSTOPFUNG

Wie Sie Ihr krankes Kind bei Verstopfung richtig ernähren, steht ab Seite 274.

TRAUBENZUCKER: RETTER IN DER NOT

Wenn ein krankes Kind über längere Zeit nichts essen mag, geben Sie Ihm Traubenzucker – ein halber Teelöffel genügt. Denn insbesondere schlanke Kinder neigen sonst dazu, Galle oder eventuell noch vorhandene Essensreste zu erbrechen. Traubenzucker enthält Glukose – die ideale Sofortenergie, um den Blutzuckerspiegel nicht absacken zu lassen. Glukose muss, anders als der Haushaltszucker Saccharose, der aus Fruktose und Glukose besteht, nicht erst aufgespalten werden, sondern kann vom Körper direkt verwertet werden. Dies am besten im Verbund mit Salz, wie etwa bei Glukose-Elektrolyt-Lösungen oder bei der Drittelsmischung (siehe Seite 308).

→ Wie Sie Ihr Kind in gesunden Tagen richtig ernähren, lesen Sie auf Seite 34.

5. Klassische Kinderkrankheiten

Hier erfahren Sie, wie Sie Ihr Kind bei klassischen Kinderkrankheiten wie Röteln, Masern, Windpocken oder Scharlach
am besten unterstützen. Auch die wichtigsten Eckdaten
können Sie nachschlagen: etwa wie lange Ihr Kind zu Hause
bleiben sollte, damit es niemanden ansteckt, und wann es
angezeigt ist, mit dem kleinen Patienten, der kleinen Patientin
zum Kinderarzt zu gehen.

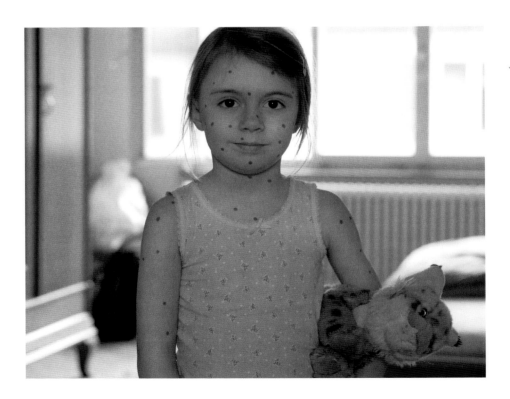

5.1 Kinderkrankheiten von A–Z

Hinweis

Die Therapievorschläge in Kapitel 4, 5 und 6 gelten, wenn nichts anderes erwähnt ist, für Kinder von 2–12 Jahren. Ausnahme: Tipps unter der Rubrik *Für das Baby*.

Bei schweren oder chronischen Krankheiten verstehen sich die beschriebenen Therapien als Begleitmassnahme, die Sie mit dem Arzt absprechen sollten. Allgemeine Anmerkungen zur Frage, wann Sie mit Ihrem Baby oder Kind zum Arzt sollten, finden Sie auf Seite 110 («Wann mit dem Baby zum Arzt?») und Seite 136 («Wann mit dem Kind zum Arzt?»).

Dreitagefieber

Diese an sich harmlose Viruserkrankung gehört zu den klassischen Kinderkrankheiten und geht meist mit hohem Fieber einher. Fast alle Kinder machen das Dreitagefieber durch – erkannt oder unerkannt und zumeist im Säuglingsalter. Wenn ein Kind zu Fieberkrämpfen (siehe Seite 212) neigt, zeigt sich ein solcher Krampf oft beim Dreitagefieber zum ersten Mal.

Symptome

Das Kind bekommt plötzlich hohes Fieber bis etwa 39 Grad oder höher, es ist eventuell müde, sonst geht es ihm meist gut. Nach drei Tagen legt sich das Fieber, und das Kind bekommt einen ganz feinen, kaum sichtbaren, nur kurz andauernden Hautausschlag, der nicht juckt. Manche Babys müssen zudem erbrechen oder haben Durchfall.

Hintergrund

Erreger der Krankheit sind spezielle Herpesviren (HHV6 und HHV7). Die Zeit zwischen Ansteckung und Ausbruch (Inkubationszeit) beträgt etwa eine Woche. Im Gegensatz zu anderen Kinderkrankheiten wie Röteln oder Masern haben Kinder mit Dreitagefieber keine weiteren Symptome. Beim Dreitagefieber hat das Kind, wenn der Ausschlag

Kinderkrankheiten mit Hautausschlag auf einen Blick

Hat Ihr Kind eine Infektionskrankheit mit Hautausschlag eingefangen? Dieser Überblick hilft Ihnen, einzuschätzen, an welcher Kinderkrankheit Ihr Kind leiden könnte. Zusätzliche Anhaltspunkte zum Krankheitserreger, der in der Umgebung Ihres Kindes gerade die Runde macht, können Sie oftmals in der Schule, in der Spielgruppe oder bei den Nachbarinnen in Erfahrung bringen.

Dreitagefieber: Feiner Ausschlag, erst nachdem das Fieber abgeklungen ist. Ausschlag beginnt an Rücken und Bauch. Keine Erkältungssymptome.

Hand-Fuss-Mund-Krankheit: Rote Flecken, die sich zu Bläschen mit rotem Rand wandeln. Zuerst betroffen: Gesicht, Mund, Mundhöhle, dann Hände und Füsse.

Masern: Hohes Fieber, Erkältungssymptome, Ausschlag beginnt hinter den Ohren, dann Hals, Gesicht, Körper. Zuerst kleine hellrote Fleckchen, die zu grösseren dunkleren zusammenfliessen.

Ringelröteln: Eventuell Fieber, Kopf- oder Gelenkschmerzen. Dann schmetterlingsförmiger Hautausschlag auf den Wangen. Später ringförmige rote Flecken am Körper.

Röteln: Fieber und leichte Erkältungssymptome. Geschwollene Lymphknoten (Ohren, Nacken). Eventuell hellroter Hautausschlag, der hinter den Ohren beginnt und sich auf dem Körper ausbreitet. Die Flecken fliessen nicht zusammen.

Scharlach: Plötzlicher Beginn mit Fieber, Halsschmerzen, eventuell Erbrechen. Später rote und raue Haut, von Achseln und Leiste ausgehend. Später gerötete Wangen und blasser Mund. Die Zunge ist erst weiss belegt, dann wird sie zur «Himbeerzunge».

Windpocken: Nur selten Fieber und Krankheitsgefühl. Es bilden sich immer wieder sekretgefüllte, juckende Bläschen auf der Haut. Zuerst betroffen: Gesicht, Oberkörper, Rumpf, später Arme, Beine, Kopfhaut, Mund, Geschlechtsteile. Nach und nach verkrusten die Bläschen.

da ist, auch kein Fieber mehr. Und: Der Hautausschlag beginnt an Rücken und Bauch, nicht im Gesicht.

Wenn Sie vermuten, dass Ihr Kind an Dreitagefieber leidet, sollten Sie zum Kinderarzt gehen, obwohl das Dreitagefieber relativ harmlos ist und einzig bei Kindern mit einer Neigung zu Fieberkrämpfen (siehe Seite 212) zu Komplikationen führen kann. Aber: Der Arzt sollte bei Ihrem Kind andere (gefährlichere) Krankheiten ausschliessen.

Dreitagefieber kann ein Kind nur ein Mal im Leben haben, anschliessend ist es dagegen immun. Die Ansteckungszeit für andere Kinder beginnt kurz vor dem Fieber und endet mit dem Hautausschlag.

SO HELFEN SIE IHREM KIND

Flüssigkeit!
Der kleine Patient soll genügend trinken. Und lesen Sie auf Seite 210, wie Sie Ihr fieberndes Kind unterstützen können.

ZUM ARZT, WENN …

> ein Baby unter 3 Monaten Fieber hat.
> das Kind nicht genügend trinkt.
> das Kind hohes Fieber hat und schwach und mitgenommen wirkt.
> eine fiebrige Erkrankung nach zwei Tagen nicht besser wird.

DIE AMBULANZ 144 RUFEN, WENN…

> ein Fieberkrampf erstmals auftritt oder länger als 10 Minuten andauert.

→ Siehe auch Fieber (Seite 210).

Hand-Fuss-Mund-Krankheit

Diese Viruserkrankung mit einem kurzzeitigen Hautausschlag ist an sich harmlos.

Symptome

Es bilden sich rote Flecken, zuerst im Gesicht, im Mund und um die Lippen herum, dann an den Händen und Füssen. Die Flecken werden allmählich zu hellen Bläschen mit rotem Rand. Auch in der Mundhöhle entstehen Blasen, diese sind schmerzhaft. Die Kinder haben meist leichtes Fieber. Die Krankheit dauert etwa zehn Tage.

Hintergrund

Verursacher der Krankheit sind Coxsackie-A-Viren. Die Zeit zwischen Ansteckung und Ausbruch der Krankheit (Inkubationszeit) beträgt etwa ein bis zwei Wochen. Andere Kinder können schon vor dem Auftauchen der Hautflecken angesteckt werden. Nach Abheilung der Bläschen ist die Ansteckungsgefahr vorüber. Kinder mit der Hand-Fuss-Mund-Krankheit sollten zu Hause bleiben. Die Hand-Fuss-Mund-Krankheit kann man mehrmals bekommen.

ÄUSSERLICH

Kühlen tut gut!
Auf Hände und Füsse können Sie eine Quarkauflage machen. Waschungen mit kaltem Zitronenwasser (2–3 Spritzer Zitronensaft auf 2 dl Wasser) oder kaltem Pfefferminztee lindern den Juckreiz.

Mundbeschwerden lindern
Zum Auftupfen auf die Bläschen im Mund eignet sich verdünnte Ringelblumentinktur (10 Tropfen Tinktur auf 1 dl Wasser) oder Kräutertee: Kamillen-, Melissen-, Salbei- oder Thymiantee. Tragen Sie die ver-

dünnte Tinktur oder den Tee zum Beispiel mit einem Wattestäbchen auf. Ältere Kinder können mit der verdünnten Ringelblumentinktur oder den genannten Heilkräutertees auch gurgeln (siehe Seite 60). Wie Sie Ringelblumentinktur selber machen können, steht auf Seite 81.

INNERLICH

Ein Honigschlecken!

Ein probates Mittel gegen die Bläschen im Mund ist Honig: Streichen Sie mehrmals täglich einen kleinen Klecks auf die betroffenen Stellen.

Kräuter-Eiswürfel

Manchen Kindern tut es gut, ab und zu an einem Eiswürfel zu lutschen. Sie können hierzu auch Heilkräutertee-Eiswürfel aus den oben genannten Kräutern herstellen.

HOMÖOPATHIE

Aus der homöopathischen Kinderapotheke (Seite 347):

Mercurius solubilis (Quecksilber) D12

Hilft gegen verschiedene Schleimhautinfektionen.

SO HELFEN SIE IHREM KIND

Genug trinken

Achten Sie darauf, dass Ihr Kind genügend trinkt, trotz der vielleicht schmerzenden

Diese spagyrischen Essenzen helfen

Zur Unterstützung der ärztlichen Behandlung bei viralen Kinderkrankheiten wie Dreitagefieber, Hand-Fuss-Mund-Krankheit, Masern, Mumps, Mundfäule, Pfeifferschem Drüsenfieber, Röteln, Ringelröteln und Windpocken eignen sich diese spagyrischen Essenzen:

Kapland-Pelargonie stimuliert die Abwehrkräfte und wirkt schleimlösend.
Storchenschnabel wirkt gegen Drüsenschwellungen und senkt das Fieber. Zudem fördert Storchenschnabelessenz den Lymphfluss und entgiftet so über die Lymphe.
Schwalbwurz wirkt gegen virale und bakterielle Infekte und ist ausserdem entgiftend.

Bläschen im Mund. Ansonsten besteht die Gefahr der Austrocknung (siehe Seite 307). Lassen Sie Tee genügend abkühlen, da Hitze den Schmerz verstärkt. Fruchtsäfte sind aufgrund ihrer Säure nicht geeignet.

ZUM ARZT, WENN ...

> Ihr Kind nicht genug trinken mag und es ihm schlecht geht.

Keuchhusten

Keuchhusten ist eine hochansteckende, sehr langwierige Kinderkrankheit. Erkrankte Kinder brauchen während einiger Wochen die volle Unterstützung der Familie und sollten in jedem Fall zum Kinderarzt. Für Babys unter sechs Monaten kann Keuchhusten gefährlich werden, da sie Atemaussetzer und einen Sauerstoffmangel bekommen können. Oft ist deshalb ein Spitalaufenthalt nötig.

Symptome

Die Kinder (wie auch betroffene Erwachsene) haben zuerst nur einen leichten Husten. Nach etwa zwei Wochen setzt der krampfartige Keuchhusten ein. Typisch sind schwere Hustenanfälle (oft nachts), die kurz hintereinander auftreten (Stakkatohusten), denen ein gut hörbares juchzendes Atemholen folgt. Betroffene Kinder husten meist viel glasigen Schleim aus, manchmal erbrechen sie auch. Mit der fünften, sechsten oder siebten Erkrankungswoche klingen die Symptome in der Regel langsam ab. Die Erholungsphase wiederum dauert mehrere Wochen oder gar Monate. Mögliche Komplikationen: Lungen- und Mittelohrentzündungen, Leistenbrüche oder harmlose Augenblutungen.

Hintergrund

Erreger ist das Bakterium Bordetella pertussis. Dieses produziert ein Gift (Toxin), das über den Blutweg ins Gehirn gelangt und von dort aus die Hustenanfälle auslöst. Das Gehirn von Babys reagiert auf das Toxin nicht mit dem typischen Keuchhusten, sondern mit lebensgefährlichen Atempausen.

Die Krankheit wird durch Tröpfcheninfektion beim Niesen oder Husten übertragen. Erkrankte Babys und Kinder sind von Beginn der Erkrankung an für etwa fünf Wochen ansteckend, ab Beginn einer Antibiotikabehandlung nur noch wenige Tage lang. Die Zeit zwischen Ansteckung und Ausbruch der Krankheit (Inkubationszeit) beträgt einige Tage bis drei Wochen.

Keuchhusten muss schulmedizinisch behandelt werden. Phytomedizin und Homöopathie eignen sich höchstens als Ergänzung. Betroffene Kinder sollten wenn möglich keinen Kontakt zu Säuglingen haben, nicht in die Schule, in den Kindergarten, zu Gspänli oder in die Krippe gehen.

Kinder, die einmal Keuchhusten durchgemacht haben, können nach einigen Jahren erneut erkranken. Mit einer Impfung kann vorgebeugt werden (Seite 47). Auch geimpfte Kinder können zuweilen erkranken, der Verlauf ist aber meist weniger schwer. Babys, die noch nicht alle Impfdosen erhalten haben, können ebenfalls erkranken.

ÄUSSERLICH

Thymianbad

Wirkt beruhigend, besonders vor dem Zubettgehen. 1 EL Thymiankraut mit reichlich kochendem Wasser übergiessen, 10 Minuten ziehen lassen, absieben und dem Badewasser beigeben. Badetemperatur etwa 37 Grad. (Tipps zum Thema warme Bäder siehe Seite 61.)

Warmer Brustwickel

Zur Hustenlinderung bestens geeignet – sofern es dem Kind angenehm ist (siehe Husten, Seite 170).

INNERLICH

Hustenlinderung mit Kräutern

Thymiantee und andere hustenlindernde Tees, zum Beispiel mit Käslikraut (Malve), Anis oder Schlüsselblumen, eignen sich auch bei Keuchhusten.

HOMÖOPATHIE

Aus der homöopathischen Kinderapotheke (Seite 351):

Aconitum (Blauer Eisenhut) D12

Als Anfangsmittel geeignet bei plötzlichem trockenem Husten und wenn das Kind ängstlich und unruhig ist, vor allem in der Nacht.

Weitere Mittel:

Drosera (Sonnentau) D6

Bei Hustenattacken mit Atemnot und Erbrechen – vor allem nach Mitternacht oder beim sich Hinlegen.

Ipecacuanha (Brechwurzel) D6 Bei Husten mit Schleimrasseln, Übelkeit oder Erbrechen.

SO HELFEN SIE IHREM KIND

Während des Hustens

Während eines Hustenanfalls sollten Sie Ihrem Kind liebevoll zur Seite stehen, es halten oder streicheln, falls es dies mag, und es mit Worten beruhigen. Denn vielen Kindern macht die Atemnot begreiflicherweise Angst. Die beste Hustenposition: aufrechtes Sitzen, den Oberkörper etwas vorgeneigt.

Feuchtigkeit und Flüssigkeit

Sorgen Sie für ausreichende Luftfeuchtigkeit (ideal sind 40 bis 50 Prozent relative Luftfeuchtigkeit): Überheizen Sie die Wohnung oder das Haus nicht und benutzen Sie bei trockener Raumluft einen Luftbefeuchter oder hängen Sie als Behelf feuchte Tücher im Zimmer des Kindes auf.
Sorgen Sie zudem dafür, dass Ihr Kind genügend trinkt – das verflüssigt den Schleim in den Atemwegen, und er kann besser abgehustet werden.

Kleine Mahlzeiten

Um keinen Brechreiz zu provozieren: lieber lauwarme statt kalte Getränke, nicht zu viel aufs Mal essen oder trinken lassen. Milch, Fette, fettes Fleisch und Ähnliches meiden.

Schonung ist nötig

Eine ruhige Umgebung ist wichtig, da die Hustenanfälle oft durch äussere Reize (Lärm, Berührungen) ausgelöst werden. Achten Sie auch darauf, dass sich Ihr Kind nicht zu früh wieder verausgabt, damit der Keuchhusten ganz ausheilen kann. Tipps und Ideen dazu, wie Sie kranke Kinder bei Laune halten, siehe Seite 28.

Intensive Betreuung

Ein Keuchhustenpatient verlangt Ihre volle Aufmerksamkeit. Das zehrt nicht selten auch an Mamas und Papas Nerven. Lassen Sie sich falls möglich bei der Betreuung des kranken Kindes unterstützen (Grosseltern, Götti etc.) oder wechseln Sie sich ab.

ZUM ARZT, WENN ...

> Verdacht auf Keuchhusten besteht.
> sich ein banal scheinender Husten Ihres Kindes nach ein, zwei Wochen verschlimmert.

DIE AMBULANZ 144 RUFEN, WENN...

> Sie den Verdacht haben, dass Ihr Baby Keuchhusten hat (Atemaussetzer, Erbrechen).
> Ihr Kind akute Atemnot hat.

Masern

Die Kinderkrankheit ist sehr ansteckend und nicht immer harmlos, denn sie kann zu schweren Komplikationen führen. Kinder mit Masern sind während bis zu zwei Wochen relativ schwer krank. Gehen Sie mit Ihrem Kind auf jeden Fall zum Arzt.

Symptome

Die ersten Anzeichen sind Erkältungssymptome wie Schnupfen, Husten oder Halsweh während drei, vier Tagen (katarrhalische Phase), ferner meist auch eine Bindehautentzündung am Auge. Das Kind wird «lichtscheu», verträgt das Tageslicht nicht gut. Im Mund sind kleine kalkspritzerähnliche Flecken (Koplik-Flecken) zu sehen. Dazu kommt hohes Fieber von bis zu 41 Grad.

In einer zweiten, ebenfalls von hohem Fieber gekennzeichneten Phase entsteht ein rund sechs Tage dauernder Hautausschlag, der meist hinter den Ohren beginnt. Zuerst bilden sich kleine hellrote Fleckchen, die allmählich zu grösseren rotbraunen Flächen zusammenfliessen. Nach Hals und Gesicht breitet sich der Ausschlag auf den ganzen Körper aus.

Wenn der Zustand des Kindes sich verschlimmert oder das hohe Fieber weiter anhält, können Komplikationen dahinterstecken. Die häufigsten Komplikationen bei Masern sind Kehlkopf-, Mittelohr-, Lungen- und Gehirnentzündung.

Hintergrund

Der Verursacher der Krankheit ist das Masernvirus. Die Masern sind in den letzten Jahrzehnten dank der MMR-Impfung (Seite 49) stark zurückgegangen. Da nicht alle Eltern ihre Kinder impfen lassen, gibt es aber immer wieder grössere Epidemien, auch in der Schweiz.

Zwischen der Infektion und dem Ausbruch der Krankheit (Inkubationszeit) liegen meist etwa zehn Tage. Bereits fünf Tage vor dem Hautausschlag können Masernkranke andere anstecken. Wenn der Ausschlag und das Fieber wieder verschwunden sind, ist die Ansteckungsgefahr vorüber. Wer die Masern durchgemacht hat, ist lebenslang immun gegen die Masernviren.

Kinder mit Masern sollten zu Hause bleiben und dürfen keinesfalls in die Schule, in den Kindergarten, zu Gspänli oder in die Krippe gehen.

Nach Kontakt mit einem an Masern erkrankten Kind können sich Kinder und Erwachsene innert zwei bis vier Tagen noch impfen lassen, um die Krankheit abzuwenden oder zumindest deren Schwere zu mildern.

HOMÖOPATHIE

Aus der homöopathischen Kinderapotheke (Seite 351):

Belladonna (Tollkirsche) D12

Das Kind hat einen stark roten Ausschlag, hustet krampfartig, ist aggressiv und hat plötzlich hohes Fieber.

Aconitum (Blauer Eisenhut) D12

Bei plötzlichem Fieber mit entzündeten Augen und einem harten, heissen Husten. Das Kind wirkt ängstlich und unruhig, hat Durst und möchte etwas Kaltes trinken.

Pulsatilla (Küchenschelle) D6

Bei mildem Fieber. Das Kind ist sanft und weinerlich, verspürt keinen Durst.

Weiteres Mittel:

Gelsemium (Gelber Jasmin) D12

Das Kind hat Kopfschmerzen, schwere Augenlider und schwere Glieder bei nur mildem Fieber. Es wirkt apathisch, wie benommen.

SO HELFEN SIE IHREM KIND

Symptome lindern

Hausmittel gegen Masern dürfen Sie – neben der schulmedizinischen Kontrolle durch den Arzt – zur Linderung der verschiedenen Symptome einsetzen: Massnahmen siehe Seite 210, wenn das masernkranke Kind fiebert.

Hausmittel zur Linderung des Hustens siehe unter Husten, Seite 170.

Bei Halsschmerzen helfen warme Halswickel. Wie Sie diese zubereiten, steht auf Seite 72.

Natürliche Helfer gegen die Bindehautentzündung am Auge finden Sie auf Seite 178.

Schonung ist nötig

Kinder, die sich mit Masern angesteckt haben, fühlen sich meist so stark angeschlagen, dass sie freiwillig Bettruhe halten. Unternehmen Sie keine Reisen. Dunkeln Sie das Kinderzimmer ab, falls das Kind empfindlich auf helles Licht reagiert. Fernsehen ermüdet die Augen noch mehr und ist deshalb ungeeignet. Wie Sie kleine Patientinnen und Patienten bei Laune halten: siehe Seite 28.

Genügend trinken!

Sorgen Sie dafür, dass das Kind genügend trinkt! Denn bei hohem Fieber ist die Gefahr der Austrocknung besonders gross (siehe Seite 307).

Intensive Betreuung

Ein kleiner Patient mit Masern verlangt Ihre volle Aufmerksamkeit. Das zehrt nicht selten auch an Mamas und Papas Nerven. Verteilen Sie die Betreuung des kranken Kindes möglichst auf mehrere Schultern.

ZUM ARZT, WENN ...

> Sie vermuten, dass Ihr Kind Masern hat.
> das Kind Ohrenschmerzen oder Kopfschmerzen hat, kurzatmig ist oder das Fieber nach Abklingen des Hautausschlags nochmals kommt.

DIE AMBULANZ 144 RUFEN, WENN...

> das Kind Atemnot hat, apathisch wirkt, Krämpfe hat oder einen steifen Nacken bekommt.

→ Siehe auch Fieber (Seite 210).

Mumps

Diese Kinderkrankheit ist dank der MMR-Impfung (Seite 47) selten geworden. Sie kann schwere Komplikationen nach sich ziehen. Wenn Sie vermuten, dass Ihr Kind an Mumps erkrankt ist, gehen Sie auf jeden Fall mit ihm zum Kinderarzt.

Symptome

Die Speicheldrüsen (unter der Zunge, im Unterkiefer und vor den Ohren) können sich zunächst auf einer Seite, dann beidseitig entzünden. Das Kind hat dann eine geschwollene Backe, Essen und Schlucken und das Öffnen des Mundes tun ihm weh. Ausserdem hat es mässiges Fieber und fühlt sich krank. Es kann aber auch sein, dass der Kontakt mit dem Erreger gänzlich unbemerkt verläuft.

Mögliche Komplikationen bei Mumps sind eine Hirnhautentzündung oder eine Gehirnentzündung (weniger häufig) – beide können selten zu Schwerhörigkeit führen. Auch eine Entzündung der Bauchspeicheldrüse ist möglich. Zudem können männliche Jugendliche mit Mumps eine Hodenentzündung bekommen, die in manchen Fällen zu Unfruchtbarkeit führt.

Hintergrund

Verursacher der Krankheit ist das Mumpsvirus. Fachleute nennen die Krankheit Parotitis epidemica. Wer einmal Kontakt mit dem Mumpserreger hatte, ist meist lebenslang immun gegen die Viren und erkrankt nicht mehr.

Bereits eine Woche vor der dicken Backe können kleine Mumpspatienten andere Menschen anstecken. Von der Infektion bis zum Ausbruch der Krankheit (Inkubationszeit) vergehen etwa zwei bis drei Wochen. Zwei Wochen nach Beginn der Erkrankung ist das Kind meist nicht mehr ansteckend für andere.

Hat Ihr Kind Mumps, sollte es nicht in die Schule oder an andere Orte gehen, wo es Kontakt zu Kindern oder Erwachsenen hat.

Sie können Ihr Kind gegen Mumps impfen lassen (siehe Seite 47).

ÄUSSERLICH

Hausmittel gegen Mumps dürfen Sie – neben der schulmedizinischen Kontrolle durch den Arzt – zur Linderung der Beschwerden einsetzen:

Warm oder kalt?

Der klassische Backen-Ohr-Wickel ist warm und wird über dem Kopf zusammengebunden. Manche Kinder ziehen allerdings einen kühlenden Wickel vor. Wie Sie die Vorliebe Ihres Kindes am besten testen, lesen Sie auf Seite 70.

Warmer Wickel

Geeignet sind etwa Heilerde-, Kartoffel- oder Zwiebelwickel (siehe Seite 73 und 74). Auch mit in Apotheke oder Drogerie erhältlicher Calendula- oder Archangelikasalbe (Engelwurz) können Sie einen wärmenden und abschwellend wirkenden Backen-Ohr-Wickel bereiten (mehr Informationen finden Sie unter «Warmer Salbenwickel», Seite 73).

Kalter Wickel

Als kühlende Wickel (Seite 70) kommen in Frage: Heilerde-Wickel, Quarkwickel, Zitronenscheibenwickel.

HOMÖOPATHIE

Aus der homöopathischen Kinderapotheke (Seite 351):

Aconitum (Blauer Eisenhut) D12

Bei plötzlichem hohem Fieber mit einer starken Schwellung der Ohrspeicheldrüse. Das Kind wirkt ängstlich und unruhig.

Belladonna (Tollkirsche) D12

Wenn die rechte Ohrspeicheldrüse betroffen ist. Das Kind hat ein rotes, heisses Gesicht, ist berührungsempfindlich, phantasiert und ist aggressiv.

Apis (Honigbiene) D12

Bei einer roten Schwellung und brennenden, stechenden Schmerzen.

Weiteres Mittel:

Rhus tox (Giftsumach) D12

Meist ist die Ohrspeicheldrüse links
betroffen. Das Kind kann den
Mund kaum öffnen, hat Schmerzen
im Kiefergelenk.

SO HELFEN SIE IHREM KIND

Genügend trinken, Weiches essen
Sorgen Sie dafür, dass das Kind ausreichend trinkt (siehe Seite 306). Vielleicht macht es ihm die Schoppenflasche,
ein Trinkbecher oder ein Röhrli einfacher.
Kinder mit Mumps essen am ehesten
Püriertes (Suppe, Breie), aber auch Joghurt
oder Pudding, denn das Kauen verstärkt
die Beschwerden. Saures Essen und
Trinken sollten Sie jetzt nicht auftischen
(auch keine Fruchtsäfte). Mehr zur
Krankenkost siehe Seite 278.

ZUM ARZT, WENN ...

> Sie vermuten, dass Ihr Kind Mumps
  hat.
> das Kind starke Ohrenschmerzen hat.
> Ihr jugendlicher Sohn Hodenschmer-
  zen bekommt.

> Ihr Kind starkes Kopfweh bekommt,
  apathisch wirkt oder einen steifen
  Nacken hat.
> das Kind zusätzlich zu der geschwolle-
  nen Backe Bauchschmerzen bekommt
  und eventuell erbricht.

→ Siehe auch Fieber (Seite 210).

Mundfäule (Herpes)

Die Mundfäule (Stomatitis aphthosa) trifft
vor allem Kleinkinder, wenn sie das erste
Mal in ihrem Leben Kontakt mit Herpesviren haben. Die erkrankten Kinder haben hohes Fieber und zahlreiche lästige Aphthen
im Mund. Kinder mit Mundfäule sollten vom
Kinderarzt untersucht werden.

Symptome

Ein Kind mit Mundfäule bekommt hohes
Fieber und fühlt sich meist sehr unwohl. Es
hat Mundgeruch, und die Lymphknoten unter dem Kiefer und am Hals sind fühlbar geschwollen. Auf der Mundschleimhaut, auf
dem Zahnfleisch, am Gaumen und eventuell
auf den Lippen und um den Mund entstehen
Aphthen (harmlose, aber schmerzhafte Geschwüre, die platzen und sich entzünden;
siehe Seite 176). Das Zahnfleisch ist geschwollen und blutet manchmal. Oft mag
das Kind kein Essen zu sich nehmen und
vielleicht auch nicht genügend trinken, da

die entzündeten Stellen im Mund stark schmerzen. Die Mundfäule ist meist nach eineinhalb Wochen überstanden.

Hintergrund

Auslöser der Mundfäule ist das Herpes-Simplex-Virus Typ 1 (HSV1). Das Virus wird etwa beim Küssen oder beim gemeinsamen Benützen von Besteck oder Spielzeug (das von mehreren Kindern in den Mund genommen wird) übertragen.

Das Virus verbleibt nach der Krankheit «schlummernd» im Körper: Die meisten Erwachsenen tragen es in sich. Bei geschwächtem Immunsystem, wenn man zum Beispiel unter starkem Stress leidet oder erkältet ist, kann das Virus in Form von Lippenherpes wieder aufflammen. Auch Kinder können – Wochen, Monate oder Jahre nach Durchmachen der Mundfäule – die bekannten Fieberblasen bekommen.

Eine Impfung gegen die Mundfäule gibt es nicht.

INNERLICH

Tipps und homöopathische Mittel siehe unter Aphthen (Seite 176).

SO HELFEN SIE IHREM KIND

Massnahmen bei Fieber siehe Seite 210.

Genug trinken

Achten Sie darauf, dass Ihr Kind genügend trinkt, trotz der schmerzenden Bläschen

im Mund. Ansonsten besteht die Gefahr der Austrocknung (siehe Seite 307). Lassen Sie den Tee für die kleine Patientin, den kleinen Patienten genügend abkühlen, servieren Sie ihn vielleicht sogar eiskalt. Hitze verstärkt den Schmerz. Auch Rahmglace tut den Kindern gut. Fruchtsäfte und Fruchtglace sind aufgrund ihrer Säure nicht geeignet. Auch Heisses oder Scharfes sollten Sie meiden.

Vorbeugung

Küssen Sie Ihr Kind nicht, wenn Sie selbst gerade eine Fieberblase (Lippenherpes) haben. Und essen Sie nicht mit demselben Besteck.

ZUM ARZT, WENN ...

> Sie den Verdacht haben, Ihr Kind könnte an Mundfäule erkrankt sein.
> Ihr Kind nicht ausreichend trinkt.

Pfeiffersches Drüsenfieber

Diese Infektionskrankheit heisst auch Mononukleose. Sie befällt Klein und Gross. Das typische Krankheitsbild mit einem wochenlangen Krankheitsgefühl und geschwollenen Lymphknoten zeigt sich bei Jugendlichen und jungen Erwachsenen. Kleine Kinder bekommen eher Magen-Darm-Probleme. Betroffene sollten immer zum Arzt.

Symptome

Bei Babys und Kleinkindern: unspezifische Symptome wie Bauchweh, Durchfall, Husten oder Schnupfen. Oder das Pfeiffersche Drüsenfieber verläuft gänzlich unbemerkt.

Jugendliche mit Pfeifferschem Drüsenfieber fühlen sich zunächst einige Tage oder Wochen schlapp und unwohl. Dann setzt hohes Fieber ein, und die Lymphknoten am Hals, an den Achseln oder in den Leisten schwellen an. Die Mandeln sind entzündet. Manchmal zeigt sich ein kurzer, feiner Ausschlag. Wenn die Leber befallen wird, färbt sich die Haut gelb (Ikterus).

Hintergrund

Der Auslöser ist das Epstein-Barr-Virus, ein spezielles Herpesvirus. Es wird etwa beim Küssen oder durch kleine Tröpfchen beim Husten, Niesen oder Sprechen übertragen und befällt die lymphatischen Organe: Milz, Leber, Mandeln, Lymphknoten. Die meisten Erwachsenen hatten im Laufe ihres Lebens bereits (bemerkt oder unbemerkt) Kontakt mit dem Virus.

Das Pfeiffersche Drüsenfieber kann (selten) Komplikationen nach sich ziehen: zum Beispiel ein Einreissen der geschwollenen Milz, Gehirn- und Hirnhautentzündung oder Leber- und Nierenkrankheiten.

Erkrankte Kinder und Jugendliche sind schon einige Tage vor Beginn der Erkrankung ansteckend. Die Ansteckungszeit ist nach etwa zwei Wochen vorüber. Die Zeit zwischen Ansteckung und Ausbruch der Krankheit (Inkubationszeit) beträgt drei bis sieben Wochen.

Ein Trost: Wer einmal an Pfeifferschem Drüsenfieber erkrankt ist, ist für den Rest seines Lebens vor der Krankheit gefeit. Eine Impfung gibt es dagegen nicht.

ÄUSSERLICH

Den Hals beruhigen

Tipps finden Sie unter Halsschmerzen, Angina (Seite 192): Halswickel und Gurgelmittel.

Warme Leberauflage

Zur Regulation der Leber: Bereiten Sie dem Kind eine Auflage mit Schafgarbentee (siehe «Warmer Heilkräuterwickel», Seite 73). Nach Temperaturprüfung auf den rechten Oberbauch auflegen. Als zweite Lage ein Wickeltuch (Baumwolle oder Wolle) rund um den Bauch darüber anbringen. Das Kind ins Bett legen. Etwa eine Stunde lang anbehalten.

Ansteigendes Armbad

Bei verzögerter Heilung können tägliche ansteigende Armbäder (Seite 64) den Stoffwechsel aktivieren. (Ab 4 Jahren.)

HOMÖOPATHIE

Siehe Angina (Seite 192).

Massnahmen bei Fieber finden Sie auf Seite 210.

Genug trinken

Achten Sie darauf, dass insbesondere kleine Patienten genügend Flüssigkeit zu sich nehmen (siehe Seite 306). Lassen Sie Tee gut abkühlen. Fruchtsäfte sind kein geeignetes Getränk. Die Krankenkost ist mit Vorteil püriert.

Schonung

Jugendliche Patienten sollten sich schonen dürfen, bis sie wieder vollständig auf dem Damm sind. Wenn die Milz geschwollen ist, müssen die Betroffenen zudem mehrere Wochen auf Ball- und Mannschaftssport verzichten, da Schläge auf den Oberbauch zu einem Milzriss führen können.

> Sie den Verdacht haben, Ihr Kind könnte an Pfeifferschem Drüsenfieber erkrankt sein.
> das Kind nicht ausreichend trinkt, weil es nicht schlucken kann.
> die Haut des Kindes sich gelb verfärbt.
> das Kind Schmerzen im Oberbauch links bekommt (dies könnte auf einen gefährlichen Milzriss hindeuten).

→ Siehe auch Fieber (Seite 210).

Ringelröteln

Diese Viruserkrankung ist – wie Röteln auch – für Kinder und Erwachsene meist harmlos. Steckt sich aber eine Schwangere mit dem Virus an, kann das Ungeborene schwer geschädigt werden.

Symptome

Die Symptome sind zunächst unspezifisch: eventuell leichtes Fieber, Kopf- oder Gelenkschmerzen. Dann zeigt sich ein Hautausschlag, der an beiden Backen beginnt und als schmetterlingsförmig bezeichnet wird – die geröteten Backen sind die Flügel des Schmetterlings, die Nase ist der Körper. Dann breiten sich ringelförmige rote Flecken auf dem ganzen Körper aus. Manchmal juckt die Haut. Bei einigen erkrankten Kindern ist allerdings weder im Gesicht noch am Körper ein Ausschlag zu sehen.

Hintergrund

Der Erreger der Ringelröteln ist das Parvovirus, die Krankheit wird auch als Erythema infectiosum bezeichnet. Das Parvovirus befällt Vorläuferzellen der roten Blutkörperchen, die sich im Mark der Knochen, zum Beispiel in denen von Armen und Beinen, befinden. Dies kann bei Ungeborenen zu Blutarmut, Herzschäden und einer Fehlgeburt führen.

Die Zeit zwischen Ansteckung und Ausbruch der Krankheit (Inkubationszeit) beträgt knapp drei Wochen. Ansteckungsgefahr herrscht von der Ansteckung bis zum

Auftreten des Hautausschlags. Dass weitere Personen (und eventuell Schwangere) angesteckt werden, lässt sich deshalb leider nur schwer verhindern, denn zu dem Zeitpunkt, wo sich der charakteristische Ausschlag zeigt, ist die Ansteckungsgefahr meist schon vorüber.

Gegen Ringelröteln gibt es keine Impfung. Nach Durchmachen der Krankheit ist das Kind lebenslang immun.

ÄUSSERLICH

Kühlende Waschungen und Auflagen

Den Juckreiz lindern Waschungen mit Pfefferminztee oder kaltem Zitronenwasser (2–3 Spritzer Zitronensaft auf 2 dl Wasser). Auf die geröteten Backen können Sie eine Quarkauflage machen.

Warmes Fussbad

Ein wohlig warmes Fussbad hilft dem Kind, zu entspannen – besonders bei kleinen Patienten mit starkem Juckreiz zu empfehlen.

Molken-, Kleie- oder Kamillenbad

Diese Bäder lindern den Juckreiz und beschleunigen die Heilung. Die Badezeit sollte maximal 10 Minuten betragen – in höchstens 37 Grad warmem Wasser. Kamillenbad: 2 EL Kamillenblütenköpfe mit kochendem Wasser übergiessen, Tee 10 Minuten ziehen lassen, absieben und dem Badewasser beigeben. Wie Sie ein Molken- oder Weizenkleiebad zubereiten, steht auf Seite 62 bzw. 63.

Zink-Calendula

Um Hautentzündungen vorzubeugen, können Sie lokal dünn Zinksalbe (Drogerie/Apotheke) auftragen. Noch besser wirkt diese, wenn Sie etwas Calendulatinktur (= Ringelblumentinktur) dazumischen: Drücken Sie 2 cm Zinksalbe aus der Tube, mischen Sie die Salbe mit zwei Tropfen Calendulatinktur und bewahren Sie die Salbe in einem kleinen Töpfchen im Kühlschrank auf. Oder verwenden Sie käufliche Zinkoxid-Calendula-Schüttelmixtur.

INNERLICH

Mit Heilkräutern beruhigen

Falls das Kind wegen des Juckreizes nicht schlafen kann, beruhigen diese Tees: Lavendelblüten, Melissenblätter, Passionsblumenkraut und Orangenblüten, einzeln oder gemischt. Bereiten Sie den Tee mit 1 TL Pflanzenteilen und 2,5 dl kochendem Wasser zu. 3–10 Minuten ziehen lassen.

HOMÖOPATHIE

Siehe Röteln (Seite 299).

Röteln

Diese Viruserkrankung ist heute selten und
für Kinder und Erwachsene meist harmlos,
Komplikationen sind selten. Aber: Für Ungeborene – die von ihrer erkrankten Mutter
über das Blut angesteckt werden – sind Röteln äusserst gefährlich, da sie zu schweren
bleibenden Schäden wie Schwerhörigkeit,
Herzfehlern oder einer geistigen Behinderung führen können. Deshalb ist wichtig,
dass ein an Röteln erkranktes Kind keine
Schwangere anstecken kann.

Symptome

Oft wird eine Erkrankung gar nicht bemerkt, denn es zeigen sich höchstens leichte Erkältungssymptome und etwas Fieber.
Manchmal sind Lymphknoten hinter den
Ohren und im Nacken geschwollen. Eventuell zeigt sich ein hellroter Hautausschlag.

Dieser beginnt hinter den Ohren und breitet
sich manchmal über den ganzen Körper
aus. Die einzelnen Flecken fliessen nicht zusammen.

Hintergrund

Die Röteln werden medizinisch Rubella genannt – Erreger ist das Rötelnvirus. Die Zeit
zwischen Ansteckung und Ausbruch der
Krankheit (Inkubationszeit) beträgt etwa
zwei, drei Wochen. Das Virus wird durch
Sprechen, Husten oder Niesen übertragen.
Ansteckungsgefahr herrscht schon vor Auftreten des Hautausschlags, und nach dem
Abklingen des Hautausschlags dauert sie
ebenfalls noch einige Tage.

Um – direkt oder indirekt – keine Schwangere anzustecken, sollten Kinder mit Röteln zu
Hause bleiben und nicht in die Schule, in den
Kindergarten, zu Gspänli oder in die Krippe
gehen. Wer die Krankheit durchgemacht
hat, ist fortan immun. Man bekommt sie nur
ein Mal im Leben.

Röteln kann mit einer Impfung vorgebeugt
werden (siehe Seite 49). Die Impfung hat einen doppelten Sinn: Erstens werden in der
Umgebung ungeborene Babys von Müttern,
die in ihrer Kindheit nicht geimpft wurden,
geschützt. (Ein Impfschutz kann zum Beispiel fehlen, weil die Mütter aus Ländern in
die Schweiz eingewandert sind, die keine
systematische Impfung kennen.) Zweitens
sind geimpfte Mädchen bei einer späteren
Schwangerschaft davor geschützt, an Röteln
zu erkranken und ihr Ungeborenes anzustecken.

Diese spagyrischen Essenzen helfen

Zur Unterstützung der ärztlichen Behandlung bei viralen Kinderkrankheiten wie Dreitagefieber, Hand-Fuss-Mund-Krankheit, Masern, Mumps, Mundfäule, Pfeifferschem Drüsenfieber, Röteln, Ringelröteln und Windpocken eignen sich diese spagyrischen Essenzen:

Kapland-Pelargonie stimuliert die Abwehrkräfte und wirkt schleimlösend.
Storchenschnabel wirkt gegen Drüsenschwellungen und senkt das Fieber. Zudem fördert Storchenschnabelessenz den Lymphfluss und entgiftet so über die Lymphe.
Schwalbwurz wirkt gegen virale und bakterielle Infekte und ist ausserdem entgiftend.

ÄUSSERLICH

Warmer Halswickel

Bei schmerzender Lymphknotenschwellung können Sie Ihrem Kind einen warmen Leinsamen- oder Kartoffelwickel um den Hals anlegen. Oder einen Wickel mit Archangelika-Salbe zubereiten (Anleitungen siehe Seite 73, «Warmer Salbenwickel»). Wichtig bei Halswickeln: Bei der ersten (feuchten) Stofflage die Wirbelsäule aussparen. Als zweite Lage eignet sich ein Baumwoll- oder Wollschal.

HOMÖOPATHIE

Aus der homöopathischen Kinderapotheke (Seite 351):

Aconitum (Blauer Eisenhut) D12
Bei plötzlichem hohem Fieber. Das Kind wirkt ängstlich und unruhig.

Apis (Honigbiene) D12
Bei geschwollenen Lymphknoten und brennenden, stechenden Schmerzen.

Belladonna (Tollkirsche) D12
Das Kind ist aggressiv, hat ein rotes, heisses Gesicht und verspürt klopfende, pulsierende Schmerzen.

Weiteres Mittel:

Ferrum phos (Eisenphosphat) D12
Bei einer sich langsam entwickelnden Erkrankung ohne allgemeine Rötung der Haut. Dem Kind ist kalt und es fröstelt.

ZUM ARZT, WENN ...

> Sie bei Ihrem Kind Röteln vermuten.

Scharlach

Diese Krankheit kommt in der Regel frühestens im Kindergartenalter vor. Auffälligste Auswirkungen von Scharlach sind eine Mandelentzündung (Angina) sowie ein Hautausschlag. Die Krankheit sollte schulmedizinisch behandelt werden.

Symptome

Scharlach beginnt plötzlich, mit starkem Fieber, einem stark eingeschränkten Allgemeinbefinden, Halsschmerzen, geschwollenen Mandeln, Mundgeruch, manchmal auch mit Kopfschmerzen. Der Rachen färbt sich «scharlachrot». Manche Kinder müssen zudem erbrechen. Nach ein paar Tagen kommt meistens ein Hautausschlag dazu: Ausgehend von Achseln und Leiste, rötet sich die Körperhaut und wird rau. Die Backen röten sich, die Region um den Mund aber bleibt blass. Die Zunge ist zunächst weiss belegt, dann wird sie zur «Himbeerzunge» (auch «Erdbeerzunge» genannt): mit feinen Erhebungen und leuchtend rot. Nach Wochen schält sich die Haut an Füssen und Händen.

Hintergrund

Verursacher von Scharlach sind Streptokokken, dieselben Bakterien, die auch die Angina verursachen. Meist verläuft die Erkrankung heute ohne Komplikationen. Dennoch sind solche möglich: Mittelohr- oder Nasennebenhöhlen-Entzündung, Nierenentzündung oder – Tage bis Wochen nach der Erkrankung – rheumatisches Fieber (eine Autoimmunerkrankung, bei der sich die Abwehrreaktionen gegen die Streptokokken fälschlicherweise gegen körpereigene Zellen richten – etwa Gelenke oder Herz). Warnhinweis: hohes Fieber einige Tage oder Wochen nach dem Scharlach.

Kinder mit Scharlach sollten zu Hause bleiben. Die Zeit zwischen Ansteckung und Ausbruch der Krankheit (Inkubationszeit) beträgt maximal eine Woche. Weitere Kinder (seltener Erwachsene) können etwa einen Tag vor dem Auftauchen der ersten Symptome angesteckt werden. Die Ansteckungsgefahr ist zwei Tage nach Beginn der Scharlachtherapie (mit Antibiotika) vorüber. Kinder können mehrmals an Scharlach erkranken. Eine Impfung gibt es nicht. Hausmittel und homöopathische Medikamente gegen Scharlach dürfen Sie ergänzend zur schulmedizinischen Therapie einsetzen.

HOMÖOPATHIE

Aus der homöopathischen Kinderapotheke (Seite 351):

Belladonna (Tollkirsche) D12

Das Hauptmittel bei Scharlach. Hals und Mandeln des Kindes sind hochrot, das Kind hat eine typische Himbeerzunge und ein Klossgefühl im Hals. Es bekommt plötzlich hohes Fieber, ist aggressiv.

Apis (Honigbiene) D12

Das Halszäpfchen des Kindes ist rot, die Augen sind geschwollen. Das Kind hat stechende, brennende Schmerzen, die bis in die Ohren ausstrahlen, und das Gefühl, zu ersticken.

Weiteres Mittel:

Rhus tox (Giftsumach) D12

Bei Bläschenausschlag mit heftigem Jucken, einer Entzündung der Lymphknoten und Gliederschmerzen.

ZUM ARZT, WENN ...

> Sie Symptome von Scharlach bei Ihrem Kind erkennen.
> Ihr Kind rasch hohes Fieber bekommt und sich sein Allgemeinbefinden stark verschlechtert.
> Ihr Kind einige Wochen nach einer Scharlacherkrankung plötzlich hohes Fieber bekommt.

DIE AMBULANZ 144 RUFEN, WENN...

> das Kind Atemnot hat oder den Mund nicht aufmachen kann.

→ Siehe auch Tipps unter Hals- oder Mandelentzündung (Seite 192), Fieber (Seite 210).

Windpocken

Diese Viruserkrankung ist hochansteckend: Die Viren werden quasi mit dem Wind verbreitet – deshalb der Name Windpocken –, es braucht dazu keinen direkten Kontakt. Windpocken (auch: Wilde Blattern) müssen in der Regel nicht schulmedizinisch behandelt werden. Die Gefahr von Komplikationen ist klein. Oft genügen Hausmittel wie Bäder oder Tees oder homöopathische Mittel.

Symptome

Es bilden sich rote Pünktchen auf der Haut, die zu sekretgefüllten, stark juckenden Bläschen werden, aufplatzen und dann verkrusten – zunächst im Gesicht, an Oberkörper und Rumpf, später auch an Armen und Beinen, auf dem Haarboden und manchmal im Mund und an den Geschlechtsteilen. Bis zu einer Woche lang entstehen immer wieder neue Bläschen, die nach und nach verkrusten. Manche Kinder sind zu Beginn der Krankheit unleidig oder müde, manche haben Fieber. Andere sind fast gar nicht beeinträchtigt. Zuweilen stört der Juckreiz den Schlaf. Erwachsene mit Windpocken sind meist deutlich mehr beeinträchtigt. Nach etwa zehn Tagen ist die Krankheit vorbei.

Hintergrund

Die Krankheit wird durch ein Herpesvirus, das Virus Varizella-Zoster, verursacht. Sie heisst deshalb medizinisch Varizellen.

Die Zeit zwischen Ansteckung und Ausbruch der Krankheit (Inkubationszeit) beträgt etwa zwei Wochen. Andere Kinder (selten auch Erwachsene) können schon vor Auftauchen der ersten Bläschen angesteckt werden. Nach Verkrustung aller Bläschen ist die Ansteckungsgefahr vorüber. Kinder mit Windpocken sollten zu Hause bleiben und nicht in die Schule, in den Kindergarten, zu Gspänli oder in die Krippe gehen.

Ein Trost: Hat Ihr Kind die Windpocken überstanden, ist es für den Rest des Lebens dagegen immun. Bei ungefähr jedem fünften Menschen, der einmal Windpocken hatte, rufen die Varizella-Zoster-Viren im Jugendlichen- oder Erwachsenenalter eine **Gürtelrose** hervor. Typische Symptome hierfür sind ein brennendes Gefühl und später ein Hautausschlag in gürtelförmigen Hautarealen am Rumpf.

Windpocken kann eventuell mit einer Impfung vorgebeugt werden (siehe Seite 47). Auch geimpfte Kinder können zuweilen erkranken. Der Krankheitsverlauf ist aber in der Regel weniger schwer.

ÄUSSERLICH

Zink-Calendula

Um Hautentzündungen und Narben vorzubeugen, können Sie auf die Bläschen am Körper dünn Zinksalbe (Drogerie/Apotheke) auftragen. Noch besser wirkt diese, wenn Sie etwas Calendulatinktur (Ringelblumentinktur) dazumischen: Drücken Sie 2 cm Zinksalbe aus der Tube, mischen Sie die Salbe mit zwei Tropfen Calendulatinktur und bewahren Sie die Salbe in einem kleinen Töpfchen im Kühlschrank auf. Oder verwenden Sie käufliche Zinkoxid-Calendula-Schüttelmixtur.

Kühlende Waschungen und Auflagen

Den Juckreiz lindern Waschungen mit kaltem Zitronenwasser (1 Spritzer Zitronensaft auf 2 dl Wasser). Auf die betroffenen Hautstellen können Sie aber auch eine Quarkauflage machen (siehe Seite 71). Oder waschen Sie sie mit verdünnter Calendulatinktur (1 TL Tinktur auf 2,5 dl kaltes Wasser).

Sitzbad mit Eichenrinde

Wenn sich Bläschen in der Windelregion infizieren: Bereiten Sie dem Kind ein Sitzbad mit Eichenrinde (siehe Seite 63).

Beruhigende und hautfreundliche Bäder

Ein warmes Fussbad kann das vom Juckreiz geplagte Kind beruhigen. Um die Heilung der Haut zu beschleunigen, können Sie Ihrem Kind ein (kurzes!) Vollbad mit Molke oder Weizenkleie zubereiten (siehe Seite 62 bzw. 63). Oder ein Kamillenbad: 2 EL Kamillenblütenköpfe mit kochendem Wasser übergiessen, Tee 10 Minuten ziehen lassen, absieben und dem Badewasser beigeben.
Wichtig: Das Kind soll nur wenige Minuten baden und in höchstens 37 Grad warmem

Wasser, ansonsten besteht die Gefahr, dass die Bläschen zu stark aufweichen, platzen und sich Narben bilden.
Nach Baden oder Waschen die Haut jeweils gut trocken tupfen.

INNERLICH

Beruhigende Tees

Wenn das Kind starken Juckreiz hat und nicht schlafen kann, beruhigen Tees aus folgenden Heilkräutern: Orangenblüten, Lavendelblüten, Passionsblumenkraut, Melissenblätter. Bereiten Sie den Tee mit 1 TL Pflanzenteilen und 2,5 dl kochendem Wasser zu. 3–10 Minuten ziehen lassen.

SO HELFEN SIE IHREM KIND

Die Haut schützen

Damit das Kratzen möglichst wenig schadet: Schneiden Sie die Fingernägel des kleinen Patienten, der kleinen Patientin möglichst kurz. Lassen Sie das Kind öfters die Hände waschen, um bakteriellen Entzündungen vorzubeugen.

Nicht zu warm, nicht zu sauer!

Ziehen Sie dem Kind lockere, nicht zu warme Kleidung an: Wärme kann den Juckreiz verstärken. Falls Ihr kleiner Windpockenpatient Bläschen im Mund hat: Geben Sie ihm keine Fruchtsäfte oder saure Speisen!

HOMÖOPATHIE

Aus der homöopathischen Kinderapotheke (Seite 351):

Aconitum (Blauer Eisenhut) D12

Bei plötzlichem hohem Fieber ohne Schwitzen, beim ängstlichen, unruhigen Kind.

Belladonna (Tollkirsche) D12

Das Kind hat plötzlich hohes Fieber, ein rotes Gesicht, entzündete Augen und pulsierende Kopfschmerzen.

Weitere Mittel:

Sulfur (Schwefelblüte, Schwefel) D6

Bei starkem Juckreiz und trockener, heisser Haut fördert Sulfur die Abheilung des Hautausschlags.

Rhus tox (Giftsumach) D12

Bei eiter- oder wassergefüllten Bläschen, brennendem Juckreiz und roter Zungenspitze.

FÜR DAS BABY

«Plütteln» lassen!

Falls es die Jahreszeit erlaubt: Lassen Sie Ihr Baby öfters unten ohne rumkrabbeln oder rumrennen. Und wechseln Sie seine Windeln möglichst oft: So können Sie –

insbesondere bei Kindern mit Neigung zu Neurodermitis – Komplikationen durch Sekundärinfektionen am Popo verhindern. Bei Juckreiz dürfen Sie Babys Haut mit Kamillentee (1 TL Blüten auf 2,5 dl Wasser) waschen. Wichtig: keine ätherischen Öle verwenden (siehe auch Seite 79)! Anschliessend die Haut sorgfältig trocken tupfen.

ZUM ARZT, WENN ...

> ein Säugling unter 6 Monaten Windpocken hat.
> sich Bläschen entzünden (Gefahr der Narbenbildung).
> das Kind sehr starken Juckreiz hat.
> Sie nicht sicher sind, ob es sich tatsächlich um Windpocken handelt.
> das Kind hohes Fieber hat oder die Krankheit sich verschlimmert.

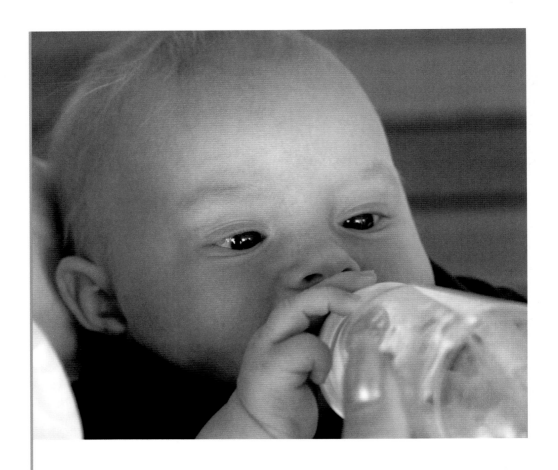

TRINKEN IST WICHTIG

Wasser ist lebenswichtig, in gesunden wie in kranken Tagen (siehe Seite 36). Wie viel Flüssigkeit ein Kind zu sich nehmen sollte, ersehen Sie in der Liste rechts oben. Diese Richtwerte gelten für gesunde Kinder. Deutlich mehr trinken sollte Ihr Kind jeweils

> an heissen Sommertagen;
> in trockener Luft (zum Beispiel beim Skifahren, in der geheizten Wohnung);
> wenn es sich körperlich anstrengt (Wanderung, Fussballspiel);
> und besonders, wenn es Fieber hat, erbricht oder Durchfall hat.

Alter	Bedarf pro Tag*
ab dem ersten Tag	4 dl
6 Monate	5 dl
1 Jahr	1 l
6 Jahre	1,5 l
12 Jahre	2 l

* Der Anteil Flüssigkeit in Brei, Früchten und anderer fester respektive breiiger Nahrung ist mit eingerechnet.

ACHTUNG, AUSTROCKNUNG!

Im Verhältnis zum Körpergewicht ist die Körperoberfläche von Babys und Kleinkindern bis zu doppelt so gross wie bei einem Erwachsenen. Aus diesem Grund können die Kleinsten über die Haut besonders viel Flüssigkeit und Salze verlieren. Kommt dazu, dass kleine Körper nur eine kleine Wasserreserve haben. Kranke Babys und Kleinkinder können deshalb relativ rasch austrocknen (dehydratisieren). Ein Zustand, der lebensbedrohlich werden kann und eventuell Infusionen im Spital nötig macht.

Bei einem Kind, das durch Schwitzen, Erbrechen oder Durchfall Flüssigkeit und Salze verliert, müssen Sie für entsprechenden Nachschub sorgen, damit es keinen Schaden nimmt. Die benötigte Menge Flüssigkeit können Sie grob anhand der Urinmenge abschätzen: Hat ein Baby längere Zeit eine trockene Windel oder muss das Kind länger als sechs Stunden kein Wasser lassen, trinkt es zu wenig.

Erste Zeichen der Austrocknung:

> das Kind lässt nur selten Wasser
> dunkler Urin
> trockene Lippen, trockene Zunge, trockener Mund

Warnzeichen einer fortgeschrittenen Austrocknung:

> Schläfrigkeit, Teilnahmslosigkeit, Apathie
> blasse, graue Haut
> Haut (am Arm, am Bauch des Kindes), die Sie zwischen Daumen und Zeigefinger nehmen, bleibt «stehen»
> eingefallene Augen
> «trockenes» Weinen (ohne Tränen)
> das Kind lässt während mehr als acht Stunden kein Wasser
> beim Baby zudem: trockene Windel, eingesunkene Fontanelle (Öffnungen zwischen den Schädelknochenplatten)

WELCHE GETRÄNKE EIGNEN SICH?

Kranke Kinder trinken am besten Wasser oder ungesüssten Tee. Geeignete Teesorten: Lindenblüten, Holunderblüten, Schlehdornblüten, Fenchel. Auch verdünnte Fruchtsäfte sind geeignet. Wenn Ihr Kind partout nicht trinken mag, dürfen Sie den Tee mit pulverförmigem Traubenzucker (Apotheke oder Drogerie) süssen. (Mehr Informationen zu Traubenzucker finden Sie auf Seite 280.) Alternativ können Sie auch Honig verwenden. Babys unter 12 Monaten dürfen allerdings keinen Honig einnehmen! Denn dieser kann Botulinumbakterien enthalten, die für Babys gefährlich sein können. Die ideale Temperatur des Getränks: weder zu heiss noch zu kalt, etwa der Körpertemperatur entsprechend.

WICHTIGE SALZE

Wenn Ihr Kind Fieber hat und vermehrt schwitzt, wenn es Durchfall hat oder erbricht, verliert es Flüssigkeit – entsprechend mehr muss es trinken. Auch Mineralsalze gehen verloren und müssen wieder zugeführt werden. Bei Babys und Kleinkindern können Sie mit Glukose-Elektrolyt-Lösungen aus der Apotheke nichts falsch machen: Diese Getränke enthalten Salze, Glukose und Wasser im richtigen Verhältnis. Bei älteren Kindern eignet sich auch die Drittelsmischung, die Sie selbst herstellen können.

Die Drittelsmischung besteht aus:
> ⅓ Orangensaft
> ⅓ Salzwasser (½ TL Kochsalz auf 5 dl Wasser)
> ⅓ Schwarztee (lange ziehen lassen)
   oder Brombeerblättertee
> puderförmigem Traubenzucker (Apotheke/Drogerie)
   zum Süssen.

Bewahren Sie die Mischung im Kühlschrank auf.

Alternativ können Sie auch abwechselnd Süsses und Salziges zu trinken geben: mit puderförmigem Traubenzucker gesüssten Kräutertee, Bouillon, verdünnten Fruchtsaft und Suppe. Kinder ab 5 Jahren dürfen auch isotonische Sportgetränke trinken.

WIE DIE FLÜSSIGKEIT VERABREICHEN?

Wenn das Kind nicht aus Teetasse oder Trinkglas trinken mag oder sich zu schwach dafür fühlt: Wieso nicht (wieder mal) aus der Schoppenflasche oder der alten Schnabeltasse trinken, falls es möchte? Auch ein Trinkröhrli schätzen die meisten kleinen Patienten. Not macht erfinderisch: Machen Sie gemeinsam mit Plüschelefant und Puppe ein Kaffeekränzchen und trinken Sie aus Puppentassen, oder lassen Sie das Kind zum Beispiel mal aus Opas schönem Schnapsglas mit dem blauen Enzian trinken.

ALTERNATIVE VON UNTEN: DER DARMEINLAUF

Auch so erhält der Körper Ihres Kindes Flüssigkeit: Sie können ihm mithilfe eines Klistiers aus der Apotheke einen Darmeinlauf mit Kamillentee oder Salzwasser machen. Worauf Sie beim Einlauf achten müssen, steht auf Seite 66.

FÜR DAS BABY

Kranke Babys, die fiebern, erbrechen oder Durchfall haben, erhalten weiter ihre gewohnte Milch – nur geben Sie bitte öfters die Brust respektive den gewohnten Schoppen (in etwas kleineren Portionen)! Zusätzlich bekommt Ihr Kleines in der Schoppenflasche Wasser oder Tee (Kamillenblüten, Lindenblüten, Schlehdornblüten, Holunderblüten oder schwachen Fencheltee). Bei grösserem Flüssigkeitsverlust eignet sich eine Glukose-Elektrolyt-Lösung besser (aus der Apotheke).

Wenn das Baby schlecht trinkt, sollten Sie dem Kind alle paar Minuten löffelweise Flüssigkeit verabreichen – jeder Tropfen zählt! Sie können ihm auch mithilfe einer kleinen Plastikspritze (ohne Nadel, aus der Apotheke) langsam Flüssigkeit in den Mund spritzen. Oder Sie machen ihm einen Darmeinlauf (Anleitung und Tipps siehe Seite 66).

6. Unfälle und Erste Hilfe

Möchten Sie kleinere Verletzungen und Blessuren
Ihres Kindes selber verarzten? Hier erfahren Sie,
wies geht. Falls Sie Erste Hilfe leisten müssen:
Die wichtigsten Tipps für Babys und Kinder finden
Sie ab Seite 312.

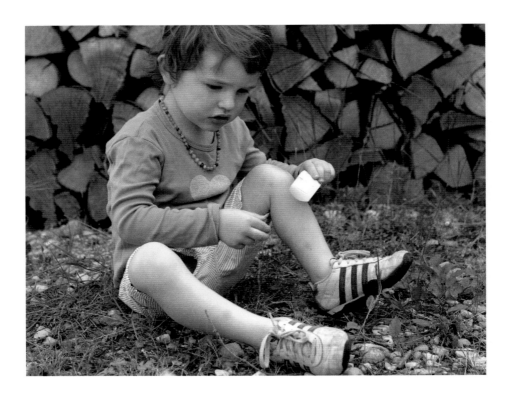

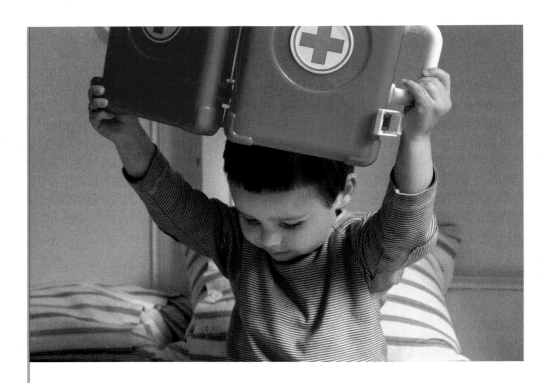

ERSTE HILFE

Die folgenden Angaben helfen Ihnen, einem Kind bei einem lebensbedrohlichen Notfall Erste Hilfe zu leisten. Für die Wiederbelebung von Babys und Kindern benötigen Sie (regelmässig aufgefrischte) Kenntnisse aus einem Nothelferkurs. Noch besser: Sie besuchen einen speziellen Nothelferkurs für Kindernotfälle, denn bei der Wiederbelebung von Kindern gibt es einiges zu beachten (siehe unten). Informieren Sie sich beim Schweizerischen Samariterverein, beim Schweizerischen Roten Kreuz oder beim Swiss Resuscitation Council über Kurse in Ihrer Region.

ERSTE HILFE BEI KINDERN UND BABYS

Lebensbedrohliche Notfälle bei Kindern beruhen fast immer auf Atemproblemen oder auf einem Schockzustand. Insbesondere bei Babys und Säuglingen kommt es häufig zu Notfällen der Atmung.

Ein Schockzustand kann bei schweren Infektionen oder bei einem Flüssigkeitsverlust entstehen, zum Beispiel bei Durchfallerkrankungen oder nach Blutverlusten. Zeichen eines Schocks sind eine blasse Hautfarbe, ein schneller Herzschlag, eine beschleunigte Atmung und kühle Hände und Füsse.

Ein Herz-Kreislauf-Stillstand durch eine Erkrankung des Herzens ist im Kindesalter sehr selten. Kinder erleiden meist zuerst einen Atemstillstand und erst in der Folge, wenn dieser nicht behoben wird, durch den Sauerstoffmangel einen Herz-Kreislauf-Stillstand. Bei Kindernotfällen hat deshalb die Stabilisierung der Atmung oberste Priorität. Und es ist wichtig, dass Sie, wenn Ihr Kind auffällig oder schlecht atmet, frühzeitig Hilfe holen.

Eine **Beatmung** ist insbesondere dann nötig, wenn Sie ein Kind antreffen, das nur noch schwer oder sehr langsam atmet (siehe Punkt ❷).

Eine **Herz-Lungen-Wiederbelebung** (mit Beatmung und Herzdruckmassage) ist nötig, wenn ein Kind bewusstlos ist und keinerlei Lebenszeichen mehr erkennbar sind (siehe Punkt ❸). Das entsprechende Vorgehen heisst **BLS-AED-Schema**. BLS ist die Abkürzung für Basic Life Support (Lebensrettung mit Herz-Lungen-Wiederbelebung), AED steht für automatisierter externer Defibrillator.

Leidet Ihr Baby oder Ihr Kind seit Geburt an einer Erkrankung? In diesem Fall haben Sie möglicherweise von Ihren behandelnden Ärzten spezielle Empfehlungen für die Erste Hilfe erhalten. Ansonsten gehen Sie bei einem lebensbedrohlichen Notfall wie unten beschrieben vor.

❶ DAS KIND ATMET SELBSTÄNDIG UND REAGIERT NUR VERZÖGERT AUF ANSPRACHE ODER NUR AUF SCHMERZREIZ

> Wenn dies der Fall ist, rufen Sie laut nach Hilfe und bleiben Sie beim Kind.
> Lagern Sie das Kind in der **Bewusstlosenlagerung** (siehe nächste Seite).
> **Beobachten** Sie die Atmung und die Hautfarbe: bei Atempausen, angestrengter, unregelmässiger Atmung oder bei einer bläulichen Hautfarbe (am besten an den Lippen oder den Fingernägeln zu erkennen) **Beatmung** starten (siehe Punkt ❷).
> Alarmieren Sie nach der Bewusstlosenlagerung den **Notruf 144**. Versuchen Sie, Ruhe zu bewahren, und bleiben Sie am Apparat, bis die Person am anderen Ende alle erforderlichen Informationen von Ihnen erhalten hat.

Bewusstlosenlagerung

In die **Seitenlage** bringt man bewusstlose Kinder, die zuverlässig atmen, oder Kinder mit Krampfanfällen, die selber atmen können. Sinnvoll ist die stabile Seitenlagerung vor allem dann, wenn man das (grössere) Kind allein lassen muss und es vor der Aspiration von Erbrochenem schützen möchte. Wenn man beim Kind bleibt, kann man es auch in **Rückenlage (Mittelstellung)** lagern und beobachten und bei Erbrechen den Kopf bzw. Körper zur Seite drehen. Achtung: keine Bewusstlosenlagerung bei Verdacht auf Wirbelsäulenverletzung (z.B. bei Sturz aus Höhe, Kind spürt Beine nicht).

Seitenlage: So gehen Sie vor

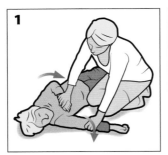

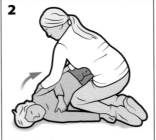

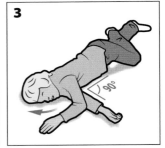

1 Knien Sie neben das auf dem Rücken liegende Kind. Entfernen Sie Brille und harte Gegenstände, ohne dabei das Kind unnötig zu bewegen. Spreizen Sie den Ihnen zugewandten Arm des Kindes rechtwinklig ab. Den anderen Arm legen Sie hoch auf die Brust. Legen Sie die Beine des Kindes gestreckt nebeneinander.

2 Drehen Sie das Kind an Schulter und Hüfte «en bloc» zu sich hin, bis die Bauchseite stark bodenwärts zeigt. Winkeln Sie das oben befindliche Bein an, sodass es den Körper abstützt.

3 Strecken Sie den Kopf vorsichtig nach hinten, den Unterkiefer nach unten (Mund geöffnet).

❷ DAS KIND SIEHT BLAU AUS ODER ATMET NUR SCHWER

> Falls die Atemzüge nur sehr langsam oder angestrengt sind oder das Kind eine bläuliche Hautfarbe (Lippen, Nägel) hat, beginnen Sie mit der **Beatmung**.
> Alarmieren Sie nach der Durchführung von 5 erfolgreichen Beatmungen den **Notruf 144**, wenn Sie allein sind. Ansonsten alarmiert eine zweite Person sofort den Notruf.

Beatmung

Atemwege frei machen: Falls Fremdkörper (Erbrochenes u. a.) im Mund des Kindes sichtbar sind, entfernen Sie diese mit den Fingern oder mit einem Tuch.

Beatmung: So gehen Sie vor

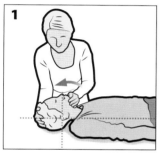
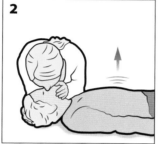
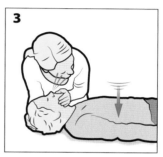

Legen Sie das Kind gerade auf den Rücken (= Mittelstellung). Den Kopf leicht überstrecken, den Unterkiefer dabei leicht anheben. Je älter das Kind, desto mehr sollte der Kopf überstreckt werden.

Bei Babys bis 1 Jahr:
Umschliessen Sie **Mund und Nase** des Kindes mit dem eigenen Mund und geben Sie alle 3–4 Sekunden einen Atemstoss.
Bei Kindern ab 1 Jahr:
Halten Sie dem Kind die Nase zu und beatmen Sie es durch den **Mund** (alle 3–4 Sekunden ein Atemstoss). Oder umgekehrt: Halten Sie den Mund des Kindes zu und beatmen Sie durch die **Nase**.

Das Ziel: Der Brustkorb des Kindes soll sich unter der Beatmung heben! Gelingt dies nicht, verändern Sie die Kopfstellung des Kindes und stellen Sie sicher, dass kein Fremdkörper in seinem Mund sichtbar ist.

---

③ DAS KIND WIRKT LEBLOS

> Atmet das Kind nicht und zeigt es auch sonst keine Lebenszeichen (kein Husten, keinerlei Bewegung, keine Reaktion auf Schmerzreiz): Alarmieren Sie den **Notruf unter Telefon 144,** wenn ein Telefon/Natel in der Nähe ist.
> Starten Sie anschliessend sofort die **Herz-Lungen-Wiederbelebung.**

Herz-Lungen-Wiederbelebung: So gehen Sie vor

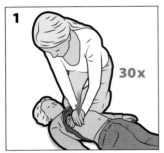 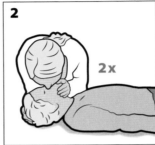

Nicht aufhören! Führen Sie Druckmassage und Beatmung fort, bis der Notarzt oder der Rettungsdienst eintrifft oder das Kind wieder eindeutig atmet oder sich wehrt.

Drücken Sie den Brustkorb des Kindes **und** beatmen Sie es im Wechsel: Zuerst **30 Brustkorbkompressionen,** dann **2 Beatmungsstösse** usw.

Technik der Herzdruckmassage (= Brustkorbkompression) und der Beatmung

Rhythmus: mindestens 100 Kompressionen pro Minute
Druckpunkt: generell auf der Mittelachse des Brustbeins, in der unteren Hälfte des Brustbeins

> **Kinder unter 1 Jahr:** Druckpunkt 2 Fingerbreit unterhalb der Höhe der Brustwarzen. Drücken Sie mit zwei Fingern einer Hand (am besten Zeige- und Mittelfinger).
> **Ab 1 Jahr bis zur Pubertät:** Druckpunkt unterhalb der Brustwarzen, in der Mitte und unteren Hälfte des Brustbeins. Drücken Sie mit einem Handballen – bei grösseren Kindern mit zwei übereinandergelegten Handballen.
> **Drucktiefe:** Drücken Sie ausreichend fest und tief, ca. 4–5 cm tief.
> **Beatmungstechnik:** siehe oben unter Beatmung, beschrieben unter Punkt ②.

Defibrillator

Befinden Sie sich mit dem Kind (älter als 1 Monat) an einem Ort, an dem ein AED (automatisierter externer Defibrillator) zur Verfügung steht: Gerät durch einen zweiten Helfer anschliessen und gemäss den Aufforderungen verfahren. Wichtig: Nach der etwaigen Auslösung eines Schocks durch das Gerät sofort mit der Herzdruckmassage und der Beatmung fortfahren.

INFO

> **www.redcross.ch**
  Schweizerisches Rotes Kreuz

> **www.resuscitation.ch**
  Swiss Resuscitation Council

> **www.samariter.ch**
  Schweizerischer Samariterbund

6.1 Unfälle von A–Z

Gehirnerschütterung

Egal, ob ein Kind vom Hochbett fällt oder ob ihm auf dem Spielplatz die Schaukel an den Kopf knallt: Verletzungen am Kopf, die eine Gehirnerschütterung nach sich ziehen, kommen bei Kindern häufig vor. Eine Gehirnerschütterung hinterlässt – richtig auskuriert – meist keinen bleibenden Schaden, das Kind muss aber dennoch unter Umständen dem Arzt gezeigt werden (siehe nebenan).

Symptome

Vorübergehende Benommenheit bis Bewusstlosigkeit, Übelkeit, Erbrechen, Kopfschmerzen, Schläfrigkeit, Gedächtnislücken, plötzliche Verhaltensänderung.

ERSTE MASSNAHMEN

Im Notfall

> **Bei Erbrechen:** Liegt das Kind auf Bauch oder Rücken und könnte es eine Wirbelsäulenverletzung haben, drehen Sie es möglichst mit dem ganzen Körper «en bloc» in die Seitenlagerung, damit es sein Erbrochenes nicht einatmet.

> **Bewusstlosigkeit:** Siehe Erste Hilfe (Seite 313).

ÄUSSERLICH

Arnikakompresse

Legen Sie dem Kind ein Baumwolltuch, das Sie in eine Arnikalösung (1 TL Tinktur auf 2,5 dl Wasser) getaucht haben, gut ausgewrungen auf die Stirn oder in den Nacken. Kalt oder auch warm.

HOMÖOPATHIE

Aus der homöopathischen Kinder-apotheke (Seite 351):

Arnica (Arnika, Bergwohlverleih) D6

Das Hauptmittel bei Gehirnerschütterung – am besten sofort einnehmen. Das Kind hat ein Wundheitsgefühl, es ist ihm schwindlig.

Weiteres Mittel:

Hypericum (Johanniskraut) D6

Das Kind hat ausstrahlende Schmerzen und ein Taubheitsgefühl.

SO HELFEN SIE IHREM KIND

Beobachtung

Beobachten Sie Ihr Kind in den ersten 24 Stunden nach dem Unfall gut. Denn Symptome schwerer Schädel-Hirn-Verletzungen treten zum Teil verzögert auf. Schläft Ihr Kind, so wecken Sie es immer wieder und testen Sie, ob es auf Ihr Ansprechen reagiert; überprüfen Sie Atmung und Puls sowie seine Augenreak-tion (die Pupillen sollten auf Hell-Dunkel-Wechsel reagieren und gleich gross sein).

Jetzt braucht das Kind Ruhe!

Mindestens 24 Stunden Ruhe braucht Ihr Kind nach einer Gehirnerschütterung. Lassen Sie es sich hinlegen, dunkeln Sie den Raum ab. Auch Schlaf tut gut. Sorgen Sie dafür, dass das Kind genügend trinkt und dass das Zimmer gut gelüftet ist.

FÜR DAS BABY

Ist das Baby von der Wickelkommode oder vom Babystuhl gefallen: Kontaktieren Sie in jedem Fall einen Kinderarzt! Denn Babys können auch schon bei geringfügigen Kopfverletzungen schwere Schädigungen erleiden.

ZUM ARZT, WENN ...

> Ihr Kind Symptome einer Gehirn-erschütterung zeigt (siehe oben).
> Ihr Baby sich am Kopf verletzt hat oder auf den Kopf gefallen ist.
> eine Wunde oder Schwellung am Kopf sichtbar ist.
> Ihr Kind sich auffällig verhält oder Sie selbst verunsichert sind.

DIE AMBULANZ 144 RUFEN, WENN...

> das Kind anhaltend bewusstlos ist.
> es stark aus Nase, Mund oder Ohr blutet.

> das Kind nach einem Sturz auf den Kopf mehrmals erbricht.
> das Kind einen Krampfanfall hat.
> die Pupillen der Augen verschieden gross oder erweitert sind: Hier ist raschestmöglich Hilfe notwendig, da dies ein sehr ernstes Warnzeichen ist.

Prellungen

Wenn sich Ihr Kind an einem harten Gegenstand stösst, können kleine Blutgefässe im Gewebe verletzt werden und zu einem Bluterguss führen. Die betroffene Körperstelle schmerzt, schwillt an und verfärbt sich zu einem blauen Fleck.

ERSTE MASSNAHMEN

Sofort kühlen

Legen Sie einen kühlen Wickel – zum Beispiel mit Eiswürfeln – auf die schmerzende Stelle. Vorsicht: Eiswürfel oder Eiswasser dürfen dabei nie direkt auf die Haut gelangen. Zu kalten Wickeln siehe Seite 70.
Kühlen Sie mit eiskalten Wickeln so lange wie möglich, aber maximal zwei, drei Minuten am Stück, wiederholen Sie dafür die Prozedur einige Male. Oder halten Sie den verletzten Körperteil unter den kalten Wasserhahn.

Hochlagern

Wenn Arme oder Beine betroffen sind, lagern Sie diese hoch.

Kompressionsverband

Nach dem Kühlen kann eine elastische Binde helfen, den Schaden in Grenzen zu halten – zum Beispiel um das ramponierte Schienbein gewickelt.

ÄUSSERLICH

Essigsaure Tonerde oder Arnikatinktur

Nach dem ersten Notfall-Cold-Pack (siehe oben) können Sie auf kalte Wickel mit diesen beiden Zusätzen umsteigen, um die Schwellung in Schach zu halten. Arnikatinktur können Sie so verdünnen: 1 TL Tinktur auf 2,5 dl Wasser. Weitere Infos unter «Kalte Wickel» (Seite 70).

Salben und Öle

Nach einigen Stunden dürfen Sie Johanniskrautöl, Beinwell- oder Arnikasalbe einreiben. Johanniskrautöl selber herstellen: siehe Seite 82.

HOMÖOPATHIE

Aus der homöopathischen Kinderapotheke (Seite 351):

Arnica (Arnika, Bergwohlverleih) D6

Bei Wundsein, Bluterguss.

Weiteres Mittel:

Ruta (Weinraute) D6

Bei Prellungen nahe am Knochen, wenn Sehnen und Bänder betroffen sind, und bei ziehenden Schmerzen.

SPAGYRIK

Arnika wirkt entzündungshemmend, abschwellend und wundheilend.
Beinwell wirkt auf Gelenke und Knochen, hemmt ebenfalls Entzündungen. Innerliche Anwendung oder äusserlich.

→ Näheres zur Spagyrik siehe Seite 88.

SO BEUGEN SIE VOR

Prellschutz

Lassen Sie Ihr Kind bei einschlägigen Sportarten wie Skateboardfahren oder Inlineskating einen Helm und zusätzlich Knie-, Handgelenk- und Ellbogenschoner tragen.

ZUM ARZT, WENN ...

> die Prellung das Kind sehr stark schmerzt.
> das Kind das betroffene Gelenk nicht mehr bewegen oder das betroffene Glied nicht mehr belasten kann.
> es aufgrund einer Fehlstellung eines Knochens Hinweise auf einen Knochenbruch gibt.

Verbrennungen

Die meisten Verbrennungen passieren zu Hause am Herd. Was tun, wenn Ihr Kind die heisse Herdplatte angefasst oder sich an heissem Wasser oder Fett verbrannt hat? In jedem Fall sollten Sie den betroffenen Körperteil rasch kühlen!

Symptome

Die Schweregrade von Verbrennungen sind:
Erster Grad: Die Haut ist rot, geschwollen und schmerzt (z. B. Sonnenbrand).
Zweiter Grad: Das Kind hat starke Schmerzen, die Haut nässt eventuell, und es bilden sich Brandblasen.
Dritter Grad: Wenig Schmerzen, der Untergrund der Wunde ist weiss, die Haut derb. Die Haut ist lokal zerstört, samt den Nervenenden.

Bei Verbrennungen ab dem zweiten Grad besteht neben dem eigentlichen Hautschaden das Risiko, dass sich die Wunde infiziert. Bei drittgradigen Verbrennungen drohen Schock und Organversagen.

ERSTE MASSNAHMEN

Kühlen!

Verbrennungen ersten Grades und kleine Verbrennungen zweiten Grades (z. B. eine Blase am Finger): mindestens 10 Minuten unter dem Wasserhahn kühlen (nicht durchgehend, sondern mit Pausen!). Brandblasen nie selbst öffnen!

Schwere Verbrennung: So handeln Sie richtig

1. **Wenn Kleider** brennen, sofort mit kaltem Wasser übergiessen oder die Flammen mit Decken und Tüchern ersticken oder den Brennenden am Boden wälzen, um das Feuer zu ersticken.

2. **Notfall-Ambulanz (Tel. 144)** alarmieren, wenn die verbrannte Hautfläche gross ist oder wenn das Gesicht betroffen ist.

3. **Bei Bewusstlosigkeit:** Empfehlungen zur Ersten Hilfe befolgen (Seite 313).

4. **Die Haut kühlen:** Halten Sie die betroffenen Hautpartien für mindestens 10 Minuten unter den kalten Wasserhahn respektive duschen Sie das Kind kalt oder machen Sie Umschläge, die Sie häufig wechseln. Extremitäten halten Sie am besten für 10 bis 15 Minuten in ein kühles Tauchbad. Anschliessend weiter kühlen bis zur Schmerzlinderung. Zwischendurch pausieren.

5. **Keimfreies Verbandstuch.** Decken Sie die Brandwunde mit einem keimfreien Verbandstuch ab. Keine Sprays, Salben oder Puder verwenden!

HOMÖOPATHIE

Aus der homöopathischen Kinderapotheke (Seite 351):

Apis (Honigbiene) D6
Bei stechenden, brennenden Schmerzen und hellroter, glänzender und geschwollener Haut.

Weitere Mittel:

Cantharis (Spanische Fliege) D12
Bei grossen Blasen, starken Schmerzen oder Verbrennungen, die jucken.

Rhus tox (Giftsumach) D12
Bei kleinen Blasen, die sich eventuell entzünden und eitern.

→ Näheres zur Homöopathie siehe Seite 84.

→ Weitere Tipps siehe Sonnenbrand (Seite 231).

ZUM ARZT, WENN ...

> eine grössere Hautfläche von einer Verbrennung zweiten oder dritten Grades betroffen ist, also wenn sich grossflächig Blasen bilden.
> die Verbrennung das Kind stark schmerzt.

> ein Baby sich verbrannt hat.
> ein Kind Teile des Gesichts oder des Halses verbrannt oder verbrüht hat oder wenn der Genitalbereich betroffen ist.
> bei Ihrem Kind eine grössere Hautfläche beschädigt wurde.
> eine Verbrennung dritten Grades passiert ist.
> ein Kind bei einem Brand in einem Raum Rauch eingeatmet hat.

> sich ein Brand ereignet.

Vergiftungen

Im Haushalt drohen Kindern Vergiftungen mit Medikamenten, Haushaltreinigern, Lösungsmitteln und anderen Chemikalien, Tabak, Giftpflanzen (Zimmerpflanzen oder Pflanzen im Garten), Körperpflegeprodukten und Kosmetika. Entweder durch das Verschlucken oder Einatmen von Substanzen oder eventuell auch bei Kontakt mit Haut oder Schleimhaut.

**Schwere Vergiftung:
So handeln Sie richtig**
1. **Bei Bewusstlosigkeit:**
   Erste Hilfe leisten (Seite 313)
2. **Notfall-Ambulanz Tel. 144**
   alarmieren

Vergiftungen ohne Bewusstlosigkeit: Tel. 145

Rufen Sie die Telefonnummer 145 an. Unter dieser Notfall-Nummer geben Ärzte des Tox-Zentrums (Vergiftungszentrum) rund um die Uhr gratis Auskunft bei Vergiftungsverdacht und sagen Ihnen, welche Massnahmen im konkreten Fall sinnvoll sind.

Vorsicht: Geben Sie dem Kind ohne konkrete Anweisung des Tox-Beratungstelefons nichts zu trinken und versuchen Sie keinesfalls, das Kind zum Erbrechen zu bringen.

Machen Sie folgende Angaben zum vergifteten Kind:

> Wer? Alter, Geschlecht, Gewicht, Telefonnummer für Rückruf
> Was? Alles, was über das Mittel/die Substanz bekannt ist (Produktname, Verpackung)
> Wann? Zeit seit dem Vorfall abschätzen
> Wie viel? Die maximal mögliche aufgenommene Menge abschätzen
> Weiteres? Erste beobachtete Symptome

Verschlucken von Fremdkörpern

Babys und Kleinkinder nehmen vieles, was ihnen auf ihren Erkundungen interessant erscheint, in den Mund. Beugen Sie vor, indem Sie konsequent alles, was das Kind verschlucken könnte, beiseiteschaffen – kein Kind kann pausenlos beaufsichtigt werden. Und denken Sie, auch wenn Sie bei Freunden oder unterwegs sind, an die Entdeckernatur Ihres Kindes.

Symptome

Wenn Ihr Kind ein Steinchen, ein kleines Legoklötzchen oder eine Münze unabsichtlich heruntergeschluckt und in den Magen bekommt, ist das meist nicht weiter schlimm – der Gegenstand kommt bald darauf am anderen Ende des Verdauungstrakts wieder zum Vorschein. Wenn der Gegenstand in der Speiseröhre stecken bleibt, hat das Kind Schmerzen beim Schlucken oder einen Würgereiz.

Gelangt der Gegenstand gar in den falschen Hals – also in die Luftröhre – und wird aspiriert, löst er Husten und eventuell akute Atemprobleme aus.

Schlucken von Fremdkörpern (in den Magen)

Das Kind beobachten. Bei Schluckweh oder Würgereiz: zum Arzt! Ausserdem: Stuhl gründlich durchsuchen.

Bei Gegenstand in den Luftwegen:

Wenn das Kind noch gut hustet und **keine** Atemnot zeigt: Fordern Sie es zum Husten auf, damit so der Gegenstand herausgehustet werden kann.

Fremdkörper in Nase oder Ohr

Beim spielerischen Entdecken des eigenen Körpers kann es schon mal vorkommen, dass Kleinkinder sich Dinge wie Perlen oder Nüsse in Körperöffnungen schieben, die dort steckenbleiben.

Fremdkörper in der Nase: Lassen Sie das Kind fest schnäuzen, während Sie das nicht betroffene Nasenloch gut zudrücken. Ist das Kind dafür noch zu klein oder hat das Schnäuzen keinen Erfolg: Gehen Sie mit dem Kind zum Arzt.

Fremdkörper im Ohr: Sie dürfen den Gegenstand mit einer Pinzette entfernen – aber nur dann, wenn er weit aussen sitzt und problemlos zu fassen ist. Ansonsten: Lassen Sie den Gegenstand vom Arzt entfernen, um den Schaden nicht unbeabsichtigt zu verschlimmern.

So gehen Sie vor bei einem **Säugling, der noch nicht stehen kann,** einen Gegenstand in den Luftwegen hat und **nicht mehr husten kann oder Atemnot hat:**

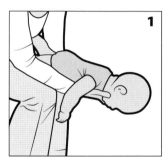 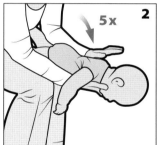 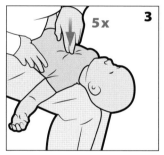

Legen Sie das Baby auf den Bauch mit dem Kopf nach unten (z. B. auf Ihren Oberschenkel).

Geben Sie 5 Schläge mit der flachen Hand zwischen die Schulterblätter, damit das Kind den Fremdkörper heraushusten kann. Dabei mit einer Hand den Mund und das Kinn des Kindes stabilisieren. Falls das Kind den Fremdkörper so noch nicht heraushustet:

Das Kind umdrehen und wie zur Herzdruckmassage 5-mal den Brustkorb eindrücken. Wiederholen, bis der Gegenstand herauskommt oder das Kind nicht mehr reagiert. In diesem Fall beginnen Sie mit der Herz-Lungen-Wiederbelebung (Seite 316).

So gehen Sie vor bei einem **Kind, das schon stehen kann,** einen Gegenstand in den Luftwegen hat und **nicht mehr husten kann oder Atemnot hat:**

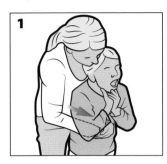

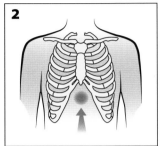

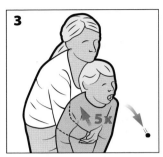

Umfassen Sie das Kind von hinten in der oberen Bauchregion mit Ihren übereinandergelegten Händen.

Die Stelle, an der Sie ansetzen müssen, liegt in der Magengrube zwischen Brustbein und Bauchnabel.

Drücken Sie kräftig 5-mal den Oberbauch nach innen, damit das Kind den Fremdkörper heraushusten kann. **Ist das Kind bewusstlos,** legen Sie es auf den Boden und beginnen Sie mit der Herz-Lungen-Wiederbelebung (Seite 316).

Falls Sie keinen Erfolg haben respektive wenn das Kind Atemnot hat: **Notruf 144!** Übrigens: Auch bei erfolgreicher Fremdkörperentfernung unbedingt anschliessend zum Arzt gehen – wegen eventueller Leber- oder Milzverletzungen.

ZUM ARZT, WENN ...

> Ihr Kind einen grösseren oder sehr spitzen Gegenstand geschluckt hat.
> Ihr Kind eine Knopfbatterie geschluckt hat.

> Ihr Kind nicht normal atmet oder zu husten beginnt.
> Ihr Kind würgt, erbricht, Schluckschmerzen hat oder Bauchschmerzen bekommt.
> der Stuhl des Kindes eine schwarze Farbe hat (Verdacht auf innere Blutung).

DIE AMBULANZ 144 RUFEN, WENN...

> das Kind akute Atemnot hat.

Verstauchungen

Hauptursache von Verstauchungen sind abrupte Bewegungen, bei denen Gelenke überdreht werden. Bei einer Verstauchung werden Bänder oder Gelenkkapseln überdehnt. Oft folgt auch ein Bluterguss (siehe Seite 320).

Symptome

Das Kind hat starke Schmerzen und eine rasche Schwellung im Hand-, Fuss-, Ellbogen- oder Kniegelenk. Die Bewegungen sind eingeschränkt. Später verfärbt sich die Haut.

ERSTE MASSNAHMEN

Zuerst kühlen ...

Das Gelenk sollte sofort und möglichst während einiger Minuten mit einem Cold-Pack oder einem kalten Wickel gekühlt werden (siehe Seite 70). Das hemmt das Fortschreiten der Entzündung und lindert den Schmerz. Das Kind kann das Gelenk aber auch kalt duschen oder ein kaltes Tauchbad nehmen.

... dann ruhigstellen

Lagern Sie die betroffene Extremität hoch, so wird das Gelenk geschont und schwillt gleichzeitig ab.

ÄUSSERLICH

Kalter Wickel

Als Zusätze, die die Heilung beschleunigen, eignen sich essigsaure Tonerde, Heilerde (siehe Seite 71) oder verdünnte Arnikatinktur (1 TL auf 2,5 dl Wasser).

Heilende Pflanzensalben

Nach der Kühlung, frühestens einige Stunden nach der Verletzung, und nie auf offene Wunden dürfen Sie Beinwellsalbe, Arnikasalbe oder das rote Johanniskrautöl (gekauft oder selbst hergestellt, Seite 82) einreiben.

HOMÖOPATHIE

Aus der homöopathischen Kinderapotheke (Seite 351):

Arnica (Arnika, Bergwohlverleih) D6

Bei Bluterguss, Schwellung und Wundheitsgefühl.

Weiteres Mittel:

Rhus tox (Giftsumach) D12

Bei drohender Entzündung, wenn das Kind sich versteift und trotz Schmerzen einen Bewegungsdrang verspürt. Bei Besserung der Symptome durch Bewegung.

SPAGYRIK

Arnika wirkt entzündungshemmend und wundheilend.
Beinwell hemmt ebenfalls Entzündungen und ist ein guter Zusatz bei Verletzungen mit Gelenk- oder Knochen-

beteiligung. Innerliche Anwendung oder äusserlich.

→ Näheres zur Spagyrik siehe Seite 92.

→ Näheres zur Spagyrik siehe Seite 92.

SO HELFEN SIE IHREM KIND

Vor dem Sport aufwärmen
Je besser sich Ihr Kind aufwärmt, desto kleiner ist sein Verletzungsrisiko.

ZUM ARZT, WENN ...

> das Kind starke Schmerzen hat oder das Gelenk stark geschwollen ist.

Wunden, Schürfungen, Spreissel

Was tun, wenn Ihr Kind sich das Knie aufschürft, wenn es von einem Hund gebissen wird oder wenn ein Spreissel im Finger sitzt? Die Wunde sollte zunächst gespült werden (Ausnahme: stark blutende Schnittwunden). Dann wird sie mit PVP-Jod desinfiziert und anschliessend – ausser bei Schürfungen – steril abgedeckt. Besonders tiefe oder grossflächige Wunden, die nur schwach bluten, sind mögliche Eintrittspforten für Krankheitserreger. Waschen Sie sich vor einer Verarztung Ihres Kindes die Hände, fassen Sie die Wunde nicht an.

ERSTE MASSNAHMEN

Schnitt-, Platzwunde
Wunde kurz bluten lassen, damit allfällige Krankheitserreger ausgespült werden. Wunde spülen (ausser die Wunde blutet stark), Ränder desinfizieren (tupfen/sprayen). Vor dem Aufkleben eines Pflasters können Sie die Wundränder sanft zusammendrücken.
Bei klaffender Wunde: ein sogenanntes Klammerpflaster aus der Apotheke anbringen.

Schürfwunden
Geschürfte Haut vorsichtig mit Wasser abspülen, Steinchen oder andere Verunreinigungen mit Pinzette entfernen, desinfizieren (tupfen/sprayen). Wenn die Kleider des Kindes auf der Schürfung reiben: Wunde mit einer sterilen, beschichteten Wundauflage aus der Apotheke oder Drogerie schützen. Ansonsten Schürfung einfach nach dem Desinfizieren trocknen und verkrusten lassen. Achtung: Salben, Gel oder Puder gehören nicht auf Schürfwunden!

Spreissel, Fremdkörper
Desinfizieren Sie die Verletzung, entfernen Sie den Holzsplitter, den Dorn oder die Glasscherbe vorsichtig mit einer desinfizierten Pinzette oder Stecknadel. Falls das nicht geht: Weichen Sie vorher die

Stark blutende oder pulsierende Verletzung: So handeln Sie richtig
1. **Gegendruck ausüben.** Das Kind flach hinlegen, den verletzten Körperteil hoch-
halten. Auf die stark blutende Wunde mit saugfähigem Material Druck ausüben.
Anschliessend mit Verbandstoff Verband darüber anlegen. Nicht zu fest anziehen,
damit die Durchblutung der Extremität gewährleistet bleibt.
2. **Notfall-Ambulanz Tel. 144** alarmieren.
3. **Bei Bewusstlosigkeit:** Erste Hilfe (Seite 313).

Haut auf, zum Beispiel in einer Schale mit
Salz- oder Seifenwasser. Bei Spreisseln
lohnt es sich, abzuwarten, sofern sich die
Wunde nicht entzündet: Meist stösst sich
der Spreissel von alleine heraus. Sie
können auch wie bei der Nagelbett-Entzündung verfahren: Haut aufweichen und
dann Zugsalbenverband anlegen (siehe
Seite 230).

Wenn Spreissel partout nicht rauskommen
wollen: Gehen Sie zum Arzt, bevor Sie
mit Ihren «Operationsversuchen» unbeabsichtigt den Schaden vergrössern.

Bisswunde

Bei Bisswunden (durch andere Kinder oder
Tiere) besteht erhöhte Infektionsgefahr.
Spülen Sie die Wunde mit viel Wasser und
Seife, desinfizieren Sie sie, legen Sie dem
Kind einen Verband an und gehen Sie mit
ihm zum Arzt.

ÄUSSERLICH

Wundspülung

Es eignet sich Trinkwasser, Salzwasser
(isotonische Kochsalzlösung, Seite 59),
verdünnte Ringelblumen- oder verdünnte
Bingelkrauttinktur (jeweils 1 TL Tinktur
auf 2,5 dl Wasser). Ringelblumentinktur
selber machen: siehe Seite 81.

Pflegesalben

Heilende – keinesfalls frische – Wunden
dürfen Sie mit Hamamelis-, Majoran-
oder Ringelblumensalbe oder mit
Ringelblumenöl behandeln, allerdings
erst nach der Krustenbildung. Majoransalbe und Ringelblumenöl selbst herstellen: siehe Seite 82.

Sonnenschutz

Damit eine tiefe Wunde schön verheilt,
sollte sie in den ersten Wochen nicht
dem direkten Sonnenlicht ausgesetzt
werden, da sich die Narbe sonst dauerhaft
verfärben kann. Schützen Sie sie mit
einem Pflaster oder später mit Sonnencreme.

HOMÖOPATHIE

Aus der homöopathischen Kinderapotheke (Seite 351):

Arnica (Arnika, Bergwohlverleih) D6
Das Hauptmittel bei Wunden. Hilft,
die Heilung zu beschleunigen.

Weitere Mittel:

Hepar sulfuris (Schwefelleber) D6
Bei stark verunreinigten Wunden, starken
Schmerzen, drohender Vereiterung.

Hypericum (Johanniskraut) D6
Geeignet bei Biss- und Stichwunden
und wenn Nerven verletzt wurden.

Hamamelis (Zaubernuss) D6
Beschleunigt die Wundheilung
bei Schürfungen.

ANTHROPOSOPHISCHE MEDIZIN

Ringelblumentinktur oder -spray
Das alkoholhaltige Pflanzenpräparat
eignet sich zum Desinfizieren kleinerer
Wunden. Es beruhigt die Haut und
fördert die Wundheilung. Anwendung:
bei Bedarf mehrmals täglich. Achtung:
kann eventuell etwas brennen.

Bingelkrautsalbe
Bei eitrigen und schlecht heilenden
Wunden. Anwendung: bei Bedarf mehr-
mals täglich eine erbsengrosse Menge
(nicht mehr) auf die Wunde auftragen.
Anschliessend einen Verband anlegen.

→ Näheres zur anthroposophischen
Medizin Seite 88.

SPAGYRIK

Arnika hemmt Entzündungen, heilt
Wunden.
Beinwell hemmt ebenfalls Entzündungen
und ist ein guter Zusatz bei Verletzungen
mit Gelenk- oder Knochenbeteiligung und
bei schlecht heilenden Wunden. Innerliche Anwendung oder äusserlich, aber
nicht auf offene Wunden!

→ Näheres zur Spagyrik siehe Seite 92.

ZUM ARZT, WENN ...

> ein Baby verwundet wird.
> das Kind nicht gegen Starrkrampf
  (Tetanus) geimpft ist.
> das Kind Wunden im Gesicht, über
  Gelenken, an der Hand oder an den
  Geschlechtsteilen hat.
> die Wunde besonders tief oder gross
  ist oder wenn ihre Ränder klaffen.
> Schürfungen stark bluten oder stark
  verschmutzt sind.
> es sich um eine Bisswunde handelt
  (durch Mensch oder Tier).
> Wundränder sich entzünden oder die
  Wunde nicht abheilt.
> Fieber auftritt oder sich starke
  Schmerzen respektive schmerzhaft

geschwollene Lymphknoten in der Achselhöhle oder der Leiste bemerkbar machen.

> Sie Anzeichen einer Blutvergiftung bemerken: eine strangartige rote Verfärbung von der Wunde Richtung Herz. Dann ist ein unverzüglicher Arztbesuch notwendig!

DIE AMBULANZ 144 RUFEN, WENN...

> das Blut pulsierend aus der Wunde schiesst (siehe Kasten Seite 329).
> das Kind bewusstlos ist (siehe Erste Hilfe, Seite 313).
> das Kind sich eventuell innere Verletzungen zugezogen hat.

Zahnverletzungen

Hat sich Ihr Kind beim Spielen oder beim Sport eine Ecke von einem Zahn abgebrochen, hat sich ein Zahn gelockert oder ist gar ein ganzer Zahn ausgeschlagen: Gehen Sie mit dem Kind zum Zahnarzt – allein schon aus versicherungstechnischen Gründen. Sofern der Unfall nämlich vom Zahnarzt untersucht und der Krankenkasse gemeldet wird, übernimmt die obligatorische Grundversicherung allfällige Zahnarztkosten. Bewahren Sie wegen möglicher Spätfolgen ausserdem zur Sicherheit alle entsprechenden Zahnarztrechnungen oder -berichte sowie Krankenkassenabrechnungen auf.

Wichtige Telefonnummern auf einen Blick

Damit Sie im Notfall nicht lange suchen müssen: Speichern Sie in Ihrem Handy die wichtigsten Notfall-Telefonnummern. Und hängen Sie zu Hause eine entsprechende Liste auf. Machen Sie auch die Babysitterin, die Grosseltern und andere Betreuungspersonen auf das Telefonverzeichnis aufmerksam.

Diese Nummern sollten Sie jederzeit griffbereit haben:

Notrufnummern (rund um die Uhr)

Sanität:	144
Vergiftung:	145
Polizei:	117
Feuerwehr:	118
Telefonhilfe für Kinder- und Jugendliche (Pro Juventute):	147
Elternnotruf:	0848 35 45 55

Persönliches Telefonverzeichnis

Kinderärztin

Hausarzt

Lokales ärztliches Notfalltelefon

Nächstgelegene (Kinder-)Spitäler

Hebamme

Mütterberaterin

Stillberaterin

Zahnarzt

Apotheke

Wichtig zu wissen: Selbst wenn «nur» ein Milchzahn verletzt ist, kann dies den darunterliegenden bleibenden Zahnkeim schädigen. Das normale Zahnwachstum wird eventuell gestört, und der Unfall hinterlässt somit möglicherweise Spätfolgen im Gebiss. Und: Zum Zahnarzt sollten Sie auch, wenn Sie nach einem Unfall Ihres Kindes «nur» Zahnfleischbluten feststellen können.

ERSTE MASSNAHMEN

Blutung stillen, kühlen
Drücken Sie mit einer sterilen Gaze auf die Blutung, um diese zu stillen. Oder lassen Sie das Kind auf die Gaze oder ein sauberes Stofftaschentuch beissen. Kühlen Sie anschliessend die Backe des Kindes von aussen mit einem kalten Waschlappen oder einem Cold-Pack. Einen Eiswürfel zu lutschen ist kein guter Tipp: Die Blutung stoppt so nur langsam.

HOMÖOPATHIE

Hypericum (Johanniskraut) D6
Bei drohender Verletzung des Zahnnervs oder einem Taubheitsgefühl.

ZUM ZAHNARZT, WENN ...

> ein Milchzahn oder ein bleibender Zahn bei einem Unfall beschädigt wurde – selbst wenn bloss Schmerzen

Zahnverlust bei bleibenden Zähnen

Ausgeschlagene zweite Zähne (oder auch Ecken von einem Zahn) können beim Zahnarzt oder in der Zahnklinik wieder eingesetzt werden.

1. Den ausgeschlagenen Zahn nur oben anfassen, nicht an der Wurzel berühren!
2. Den Zahn **nicht** von Schmutz befreien (die Wurzelhaut könnte so verletzt werden).
3. Legen Sie den Zahn sofort in ein kleines Gefäss mit Speichel oder kalter Milch, denn er muss feucht gehalten werden. Oder, falls eine Apotheke in der Nähe ist: Legen Sie den Zahn in eine spezielle dort erhältliche Zahnrettungsbox oder in ein Gefäss mit steriler isotonischer Kochsalzlösung.
4. Fahren Sie rasch zum Zahnarzt oder in die Zahnklinik!

oder Blutungen auf eine Zahnverletzung hinweisen.
> ein Zahn oder Zahnstück ausgeschlagen, ein Zahn verschoben ist oder ein bleibender Zahn sich gelockert hat: sofort zum Zahnarzt!

DIE AMBULANZ 144 RUFEN, WENN...

> das Kind sehr stark blutet oder Verdacht auf andere schwere Verletzungen (z. B. Kieferbruch oder Gehirnerschütterung) besteht.

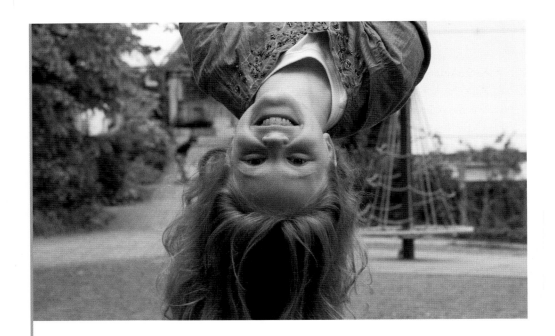

UNFÄLLE VERHÜTEN

Unfälle gehören zu den grössten Gesundheitsgefahren für Kinder. Doch die meisten Unfälle liessen sich mit einfachen Mitteln vermeiden. Das sind die wichtigsten Sicherheitsvorkehrungen:

SICHERHEIT FÜR DAS BABY

> Lassen Sie Ihr Baby keine Sekunde alleine auf dem Wickeltisch liegen. Legen Sie vor dem Wickeln alle benötigten Utensilien bereit. Und nehmen Sie das Baby mit, wenn Sie zum Beispiel das Telefon abnehmen möchten.

> Kontrollieren Sie regelmässig die Halterungen von Babytragetaschen und Snuglys respektive den Sitz des Tragetuchs.

> Stellen Sie Krüge, Schüsseln oder andere Gefässe mit heissen Flüssigkeiten in sicherem Abstand zum Baby auf den Tisch.

> Überprüfen Sie, ob Bücherregale und Garderobenständer in Ihrer Wohnung kippsicher sind.

> Benutzen Sie keine Tischtücher (Baby kann daran ziehen!).
> Lassen Sie keine verschluckbaren Kleinteile herumliegen (Spielzeug der Geschwister, Perlen, Murmeln, Erdnüsse, Knopfbatterien).

SICHERHEIT FÜR KLEINKINDER

Wenn der Entdeckergeist erwacht und der Bewegungsradius des Kindes wächst, nehmen die Unfallgefahren zu. Sobald sich das Kind an einem Möbel hochziehen kann, gibt es meist kein Halten mehr: Alles wird beklettert und bestiegen, und was nicht niet- und nagelfest ist, wird mit den Fingern auseinander- oder in den Mund genommen. Da kann es manchmal nötig sein, den Sprössling unfallsicher im Laufgitter oder anderswo zu «parkieren» – zum Beispiel, wenn Sie duschen oder telefonieren wollen. Aber auch in besonderen Gefahren-situationen (am Lagerfeuer, am Wasser, an der Strasse) ist Ihr vorausschauender Blick jetzt gefragt.

Lassen Sie Ihr Kind auch nicht unbeaufsichtigt mit scharfen Messern oder Scheren hantie-ren. Aber entfernen Sie auch nicht alles, was schneidet, aus seinem Umfeld, sondern lassen Sie es – seinem Alter entsprechend – mit weniger gefährlichen Geräten üben, während Sie ihm zur Seite stehen.

SCHUTZ VOR VERBRENNUNGEN

> Stellen Sie das Warmwasser im Haushalt auf maximal 60 Grad ein.
> Sorgen Sie dafür, dass sich Ihr Kind nicht an der Bettflasche, am Bügeleisen, an heissen Töpfen und Pfannen oder an Kerzen verbrennen kann.
> Stellen Sie Pfannen immer so auf den Herd, dass der Stiel nach hinten gerichtet ist.
> Versehen Sie Herd und Backofen mit einer Kindersicherung.

SCHUTZ VOR VERGIFTUNGEN

> Lagern Sie die Hausapotheke, Dünger, Putz- und Waschmittel sowie Kosmetika ausser Sicht- und Reichweite von Ihrem Kind.
> Bewahren Sie Chemikalien (Putzmittel etc.) immer in der Originalverpackung auf, füllen Sie sie nie in Getränkeflaschen oder Einmachgläser ab. Denn bei Verwechslung besteht die Gefahr einer Vergiftung oder einer Verätzung der Speiseröhre.
> Schliessen Sie die Tür der Geschirrspülmaschine, damit das Kind keine Geschirrspül-mittelreste in den Mund nimmt (Gefahr der Schaumbildung in der Lunge!).
> Sind Ihre Zimmer- und Balkonpflanzen ungiftig? Infos finden Sie unter www.toxi.ch.
> Bringen Sie Ihrem Kind bei, Beeren und andere Pflanzenteile erst zu essen, nachdem Sie es ihm explizit erlaubt haben.

SCHUTZ VOR STÜRZEN

> Sichern Sie Treppen, Fenster und, falls nötig, Türen mit entsprechenden Vorrichtungen (Fenstersperre, Sicherheitsfenstergriff, Türschutzgitter etc.).
> Bringen Sie an besonders scharfkantigen Möbeln einen Kantenschutz (Babyfachgeschäft) an oder improvisieren Sie: Kanten mit Filzstreifen oder Karton abdecken, Ecken mit (eingedrückten) Tischtennisbällen versehen usw.
> Kajütenbetten sparen Platz und sind bei Kindern heiss begehrt. Doch viele Kinderärzte raten davon ab, denn jedes Jahr stürzen in der Schweiz 1000 kleine Kinder vom Hochbett. Die meisten verletzen sich dabei am Kopf. Wenn Sie nicht darauf verzichten wollen oder können: Lassen Sie Ihr Kind frühestens mit sechs Jahren oben schlafen.
> Im Haus soll das Kind rutschfeste Socken oder Finken tragen.

SCHUTZ VOR ERTRINKEN

> Lassen Sie Ihr Kind keine Sekunde alleine in der Badewanne. Schon bei einem Wasserpegel von 5–10 cm kann ein Kleinkind ertrinken! Unter anderem wegen seinem schweren Kopf.
> Im Schwimmbad: das Kind immer beaufsichtigen – und Flügeli anziehen.
> Wenn Ihr Sprössling im Schwimmbad plötzlich nicht mehr zu sehen ist: zuerst im Wasser suchen! Denn jede Sekunde zählt.
> Kinder ab vier oder fünf Jahren sollten schwimmen lernen.

SCHUTZ VOR STROMVERLETZUNGEN

> Benutzen Sie nur Elektrogeräte mit intakten Kabeln.
> Installieren Sie einen zentralen Fehlerstrom-Schutzschalter (FI-Schalter) respektive verwenden Sie mobile FI-Adapter. Oder verschliessen Sie zumindest die Steckdosen mit Abdecksteckern.
> Lagern Sie Elektrogeräte (Föhn etc.) ausser Reichweite Ihres Kindes.

SICHERHEIT FÜR SCHULKINDER

Bei Schulkindern rückt die Verkehrssicherheit ins Zentrum. Auch Sportunfälle sind in diesem Alter häufig. Sie als Eltern sind dabei die Vorbilder: Gurten Sie sich im Auto immer an, beachten Sie die Verkehrsregeln und fahren Sie mit Helm Velo. Die wichtigsten Sicherheitstipps:

> Bei der Wahl des Schulwegs: nicht die kürzeste Route, sondern die sicherste aussuchen.
> Als Fussgänger oder auch wenn das Kind auf der Strasse Velo fährt (ab dem Schulalter erlaubt), soll es eine orange Regenpellerine, eine Leuchtweste oder ein Dreieckband

(«Triangel») tragen, damit es nicht von Autofahrern übersehen wird. Es gibt auch aufbügelbare Leuchtsticker zu kaufen.

> Nehmen Sie sich Zeit, Ihr Kind auf den Strassenverkehr – als Fussgänger wie als Velofahrer – vorzubereiten. Es muss das «Warte, luege, lose, laufe» erst verinnerlichen und lernen, Gefahren zu erkennen, zum Beispiel die Geschwindigkeit eines nahenden Autos richtig abzuschätzen. Auch Verkehrsregeln wollen gelernt sein. Und schliesslich braucht es viel Training, um sich mit dem Velo sicher auf der Strasse fortbewegen zu können.
> Das Velo des Kindes soll gut ausgerüstet und gewartet sein (Licht, Bremsen).
> Bestehen Sie darauf, dass Ihr Kind einen Velohelm trägt.
> Beim Skaten Ellenbogenschoner, Knieschoner, Handgelenkschoner und Helm nicht vergessen.
> Beim Schlitteln möglichst keine Kettenfahrten, möglichst nicht bäuchlings schlitteln.
> Bei Ballspielen vor dem Spiel aufwärmen!

INFO

> **www.bfu.ch** Schweizerische Beratungsstelle für Unfallverhütung. Checklisten und Informationen zur Sicherheit von Kindern im Haushalt, im Sport und im Strassenverkehr
> **www.vcs.ch** Verkehrsclub der Schweiz VCS. PDF-Broschüren zum Thema Velosicherheit («Wenn Kinder Räder bekommen», «Velo-anhänger. Auf Nummer sicher transportieren»)

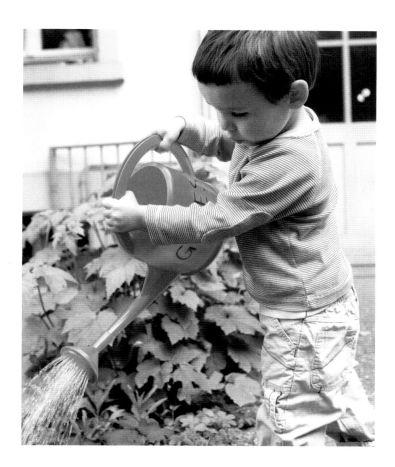

Anhang

LISTE DER ERWÄHNTEN HEILPFLANZEN (INKLUSIVE SPAGYRIK)

Wie Sie spagyrische Essenzen bei Babys und Kindern richtig anwenden, steht auf Seite 93.

Heilpflanze	Lateinischer Name	Verwendete Pflanzenteile / Verwendete Pflanzenteile für die spagyrische Anwendung
Aloe vera (Echte Aloe)	Aloe barbadensis (A. vera)	Saft der Blätter
Angelika (Engelwurz)	Angelica archangelica	Wurzel
Anis	Pimpinella anisum	Früchte («Samen»)
Arnika	Arnica montana	Blüten, Wurzel / g, b
Aronstab	Arum maculatum	g, b
Artischocke	Cynara scolymus	Blätter
Augentrost	Euphrasia officinalis	Kraut / g, b
Baldrian	Valeriana officinalis	g, b
Bingelkraut	Mercurialis perennis	Kraut
Birke	Betula pendula, B. pubescens	Rinde
Bittersüss	Solanum dulcamara	Stängel
Borretsch	Borago officinalis	Öl aus Samen
Brennnessel	Urtica dioica, U. urens	Blätter / g, b
Brombeere	Rubus fruticosus	Blätter
Eberraute	Artemisia abrotanum	g, b
Efeu	Hedera helix	Blätter
Eiche	Quercus robur, Q. petraea	Rinde
Erdbeere	Fragaria vesca	Blätter
Eukalyptus	Eucalyptus globulus	Blätter
Fenchel	Foeniculum vulgare	Früchte («Samen») / g, b + Früchte
Galphimia	Thryallis glauca	oi, b
Gelbwurz, kanadische	Hydrastis canadensis	Wurzel
Goldmelisse	Monarda didyma	Blüten, Kraut

Legende: ä = äusserlich / i = innerlich / sp = spagyrische Anwendung / b = blühend / g = gesamte Pflanze

Innerliche, äusserliche oder spagyrische Anwendung	In diesem Ratgeber empfohlene Form der Anwendung
ä	Gel
ä	Salbe
i, ä, sp	Absud, ätherisches Öl, spagyrische Essenz
ä, sp	Salbe, Tinktur, spagyrische Essenz
sp	spagyrische Essenz
i	Aufguss
ä, sp	Aufguss, spagyrische Essenz
sp	spagyrische Essenz
ä	Tinktur, Salbe
ä	Salbe
ä	Aufguss
i, ä	Öl, Ölkapseln
i, sp	Aufguss, spagyrische Essenz
i	Aufguss
sp	spagyrische Essenz
i	Hustensirup, Tinktur
ä	Absud
i	Aufguss
ä	Paste
i, ä, sp	Absud, ätherisches Öl, spagyrische Essenz
sp	spagyrische Essenz
sp	spagyrische Essenz
i	Aufguss

bi = oberirdische Teile der Pflanze

Heilpflanze	Lateinischer Name	Verwendete Pflanzenteile / Verwendete Pflanzenteile für die spagyrische Anwendung
Goldrute	Solidago virgaurea	Kraut
Hafer	Avena sativa	Stroh, grünes Kraut
Hahnenfuss, knolliger	Ranunculus bulbosus	g, b
Hamamelis (Zaubernuss)	Hamamelis virginiana	Blätter, Rinde
Hauhechel	Ononis spinosa	Wurzel, Kraut
Heidelbeere	Vaccinium myrtillus	Beere
Himbeere	Rubus idaeus	Blätter
Herzsame (Ballonrebe)	Cardiospermum halicacabum	blühendes Kraut / g, b
Holunder, schwarzer	Sambucus nigra	Blüten, Beeren / blühende Triebe
Ingwer	Zingiber officinale	frischer oder getrockneter Wurzelstock
Isländisches Moos	Cetraria islandica	ganzer Thallus (Vegetationskörper)
Johanniskraut	Hypericum perforatum	Kraut / oi, b
Kamille, echte	Matricaria recutita	Blüten / g, b
Kapland-Pelargonie (Umckaloabo)	Pelargonium sidoides	Wurzel
Kapuzinerkresse	Tropaeolum majus	Blätter, Blüten / g, b
Kava Kava	Piper methysticum	Wurzel
Klatschmohn	Papaver rhoeas	g, b
Kümmel	Carum carvi	Früchte («Samen»)
Lavendel	Lavandula angustifolia (L. officinalis)	Blüten
Lebensbaum	Thuja occidentalis	frische Triebe
Lein	Linum usitatissimum	Samen
Liebstöckel	Levisticum officinale	g, b
Linde	Tilia cordata, T. platyphyllus	Blüten
Lobelie	Lobelia inflata	oi, b

Legende: ä = äusserlich / i = innerlich / sp = spagyrische Anwendung / b = blühend / g = gesamte Pflanze

Innerliche, äusserliche oder spagyrische Anwendung	In diesem Ratgeber empfohlene Form der Anwendung
i	Aufguss
i, ä	Absud (Stroh), Aufguss (grünes Kraut)
sp	spagyrische Essenz
ä	Aufguss, Salbe
i	Aufguss
i	Absud, getrocknete Beeren
i	Aufguss
ä, sp	Salbe, spagyrische Essenz
i, sp	Aufguss, Saft, spagyrische Essenz
i	Absud, kandierte Wurzel, Kapseln
i	Aufguss, Bonbon
i, ä, sp	Aufguss, Öl, spagyrische Essenz
i, ä, sp	Aufguss, Zäpfchen, spagyrische Essenz
sp	spagyrische Essenz
i, sp	Tinktur, spagyrische Essenz
sp	spagyrische Essenz
sp	spagyrische Essenz
i, ä	Absud, ätherisches Öl, Zäpfchen
i, ä	Aufguss, ätherisches Öl
sp	spagyrische Essenz
ä	Kaltauszug
sp	spagyrische Essenz
i	Aufguss
sp	spagyrische Essenz

oi = oberirdische Teile der Pflanze

Heilpflanze	Lateinischer Name	Verwendete Pflanzenteile / Verwendete Pflanzenteile für die spagyrische Anwendung
Löwenzahn	Taraxacum officinale	Wurzel, Kraut
Mädesüss	Filipendula ulmaria	g, b
Majoran	Origanum majorana (= Majorana hortensis)	Kraut
Malve (Käslikraut)	Malva silvestris, M. neglecta	Blüten, Blätter
Meerträubchen	Ephedra distachya	Kraut
Melisse	Melissa officinalis	Blätter
Mönchspfeffer	Vitex agnus-castus	Früchte
Mutterkraut	Tanacetum parthenium	Blätter
Nachtkerze	Oenothera biennis	Öl aus Samen
Neembaum (Niembaum)	Azadirachta indica (= Antalaea azadirachta)	Rinde, Blätter, Früchte, Samen
Okoubaka	Okoubaka aubrevillei	Rinde
Passionsblume	Passiflora incarnata	Kraut
Pfefferminze	Mentha piperita	Blätter
Propolis	Propolis (Bienenharzkitt)	Harz
Ringelblume	Calendula officinalis	Blüten / g, b
Rose	Rosa centifolia	Blüten
Rosmarin	Rosmarinus officinalis	Blätter
Salbei	Salvia officinalis	Blätter / oi, b
Schafgarbe	Achillea millefolium	Blüten, Kraut
Schlehdorn (Schwarzdorn)	Prunus spinosa	Blüten
Schlüsselblume	Primula veris, P. elatior	Wurzel, Blüten
Schöllkraut	Chelidonium majus	Stängel / g, b
Schwalbwurz	Vincetoxicum hirundinaria	g, b
Schwarzkümmel	Nigella sativa	Samen

Legende: ä = äusserlich / i = innerlich / sp = spagyrische Anwendung / b = blühend / g = gesamte Pflanze

Innerliche, äusserliche oder spagyrische Anwendung	In diesem Ratgeber empfohlene Form der Anwendung
i	Absud, Aufguss
sp	spagyrische Essenz
ä	Aufguss, Salbe
i, ä	Aufguss, Öl, Salbe
sp	spagyrische Essenz
i, ä	Aufguss, ätherisches Öl, Salbe
sp	spagyrische Essenz
i	Aufguss
i, ä	Öl, Ölkapseln
ä	Shampoo
sp	spagyrische Essenz
i	Aufguss
i, ä	Aufguss, ätherisches Öl
sp	spagyrische Essenz
i, ä, sp	Aufguss, Tinktur, Öl, Salbe, spagyrische Essenz
i	Aufguss
i, ä	Aufguss, Salbe
i, ä, sp	Aufguss, spagyrische Essenz
ä	Aufguss
i, ä	Aufguss, Öl
i	Aufguss
ä, sp	Stängelsaft, spagyrische Essenz
sp	spagyrische Essenz
i	getrocknete Samen, Öl, Kapseln

oi = oberirdische Teile der Pflanze

Heilpflanze	Lateinischer Name	Verwendete Pflanzenteile / Verwendete Pflanzenteile für die spagyrische Anwendung
Sonnenhut	Echinacea angustifolia, E. purpurea	Wurzel, Kraut
Spitzwegerich	Plantago lanceolata	Blätter
Stiefmütterchen (Ackerstiefmütterchen)	Viola tricolor	Kraut / g, b
Storchschnabel	Geranium robertianum	g, b
Tanne	Picea abies	Nadeln
Teebaum	Melaleuca alternifolia	Blätter
Thymian	Thymus vulgaris	Kraut, Blätter, Blüten
Wallwurz (Beinwell)	Symphytum officinale	Wurzel
Walnussbaum	Juglans regia	Blätter, Rinde, Früchte
Weihrauch	Olibanum (= Harz aus Boswellia sacra)	Harz
Zinnkraut (Ackerschachtelhalm)	Equisetum arvense	Kraut / g, junge Pflanze
Zistrose	Cistus incanus	Kraut
Zitronenmelisse	Melissa officinalis	oi, b
Zwiebel	Allium cepa	Zwiebel

Legende: ä = äusserlich / i = innerlich / sp = spagyrische Anwendung / b = blühend / g = gesamte Pflanze

Innerliche, äusserliche oder spagyrische Anwendung	In diesem Ratgeber empfohlene Form der Anwendung
i	Sirup, Tinktur
i, ä	Aufguss, Sirup, Salbe
ä, sp	Aufguss, spagyrische Essenz
sp	spagyrische Essenz
i	Hustensirup
ä	ätherisches Öl
i, ä	Aufguss, Sirup
ä	Salbe
sp	spagyrische Essenz
sp	spagyrische Essenz
ä, sp	Aufguss, spagyrische Essenz
i, ä	Aufguss
sp	spagyrische Essenz
i, ä	Frische Zwiebel, Hustensirup

i = oberirdische Teile der Pflanze

Checkliste: Ihre Hausapotheke

Mit diesen Mitteln und Utensilien sind Sie gut für den Krankheitsfall Ihres Kindes gerüstet.
Prüfen Sie periodisch die Ablaufdaten der Heilmittel und bewahren Sie die Hausapotheke
kindersicher auf!

HAUSMITTEL

Salz	Für isotonische Kochsalzlösungen (Augenspülwasser, Nasenspülwasser) sowie für die Drittelsmischung.
Traubenzucker in Pulverform	Für die Herstellung einer Drittelsmischung bei Fieber, Durchfall, Erbrechen, Trinkverweigerung. Oder um Tee zu süssen, damit kranke Babys oder Kleinkinder genügend trinken.
Weizenkleie	Ein Kleiebad bietet schnelle Hilfe bei Juckreiz, trockener oder entzündeter Haut.
Zinkpaste	Die Notfallarznei für den wunden Popo.
Zwiebeln, Quark, Zitrone, Honig, Ingwer, Kartoffeln, Orangensaft	Für diverse innerliche Anwendungen und äusserlich als warmer oder kalter Wickel. Orangensaft für die Drittelsmischung.

PFLANZLICHE MITTEL

Ätherisches Lavendelöl	Für die Massage bei Kopfschmerzen, auf Kleidern/Schuhen zur Zeckenabwehr, als Badezusatz bei Schlafproblemen (Seite 79 beachten!).
Heidelbeeren, getrocknete	Schnelle Hilfe bei Durchfall (Seite 268 beachten!).
Johanniskrautöl (selbstgemacht, siehe Seite 83)	Massageöl bei Blasenentzündung, Gelenk- und Muskelschmerzen, Mittelohrentzündung, Neugeborenengelbsucht, Prellungen, Schnupfen, Verstauchungen.

Kamillentee	Äusserlich bei Entzündungen der Haut und Schleimhaut und als Kopfdampfbad bei Erkältung. Innerlich entkrampfend und antientzündlich bei Magen-Darm-Problemen und zur Beruhigung.
Malventee (Käslikraut)	Bei trockenem Husten (Reizhusten), Halsweh, Schnupfen.
Melissentee	Innerlich oder äusserlich (Badezusatz): bei Dreimonats-koliken, Unruhe, Schlafstörungen; beruhigt bei verschiedenen Unruhezuständen (zum Beispiel Juckreiz, Schmerzen, Bauchkrämpfe).
Preiselbeersaft	Hilft bei Blasenentzündung.
Ringelblumentinktur (selbstgemacht, siehe Seite 81)	Bei Aphthen, Mundsoor, Hand-Mund-Fuss-Krankheit, zur Wundspülung, zur Nabelpflege, bei Sonnenbrand, Warzen, Akne, Hals- oder Mandelentzündung.
Schlüsselblumentee	Bei produktivem Husten. Verflüssigt den Schleim und eignet sich bei Mittelohrentzündung, Nasenneben-höhlen-Entzündung, Halsweh, Heiserkeit. Zudem bei Migräne und Kopfschmerzen sowie bei nervöser Unruhe.
Schwarztee	Ein Alleskönner: äusserlich bei Windelsoor, Kontaktallergie, Neurodermitis, Sonnenbrand, als Augenkompresse bei Bindehautentzündung, Hausstaubmilben-Allergie und Heuschnupfen; innerlich bei Durchfall. Bestandteil der Drittelsmischung.

HILFSMITTEL

Badethermometer	
Cold-Pack	Eventuell selbstgemacht, siehe Seite 81.
Elastikbinden	Für Kompressionsverbände bei einer Blutung oder um ein Gelenk zu stützen.
Fieberthermometer	Siehe Seite 212.
Glukose-Elektrolyt-Lösung	Wichtiger Vorrat für das Baby.
Kompressen (steril, beschichtet)	Zum Abdecken von Schürfungen und anderen Wunden.
Pflaster	

Pflasterrolle, Verbandklammern, Sicherheitsnadeln	Für die Befestigung von Wickeln oder Verbänden.
Pinzette	
PVP-Jod, standardisiert	Zur Desinfektion.
Salzwasser-Nasenspray	Entweder fixfertig gekauft oder als leerer Nasenspray für selbst hergestellte isotonische Kochsalzlösung. Bei Schnupfen, Heuschnupfen, Nasennebenhöhlen-Entzündung, Ohrentzündung.
Schmerzmittel	Z.B. mit dem Wirkstoff Paracetamol
Selbsthaftende Gazebinde (in verschiedenen Breiten)	Ideal, um eine sterile Kompresse am Knie, am Ellenbogen oder am Finger zu befestigen. Oder auch um einen Wickel zu fixieren.
Wärmflasche oder «Chriesisteisäckli»	
Wickeltücher (Innen- und Aussentuch)	Innentuch: Baumwolle, Aussentuch: Baumwolle oder Wolle.

Homöopathische Kinderapotheke

In Zusammenarbeit mit der St. Peter-Apotheke in Zürich ist für Sie eine homöopathische Hausapotheke für Kinder entstanden. Mit den darin enthaltenen acht Einzelmitteln können Sie einen Grossteil der Beschwerden und Kinderkrankheiten in diesem Ratgeber abdecken. Apis D12, Aconitum D12, Belladonna D12 und die anderen Mittel werden Ihnen beim Nachschlagen oder Blättern im Buch immer wieder begegnen – sie sind breit einsetzbar und haben sich bei Kindern bewährt.

Aconitum (Blauer Eisenhut) D12

Angina, Angst, Blasenentzündung, Heiserkeit, Keuchhusten, Masern, Mittelohrentzündung, Mumps, Nasenbluten, Pfeiffersches Drüsenfieber, Pseudokrupp, Ringelröteln, Röteln, Windpocken, Zahnen

Apis (Honigbiene) D12

Blasenentzündung, Fieberblase, Gerstenkorn, Hausstaubmilben-Allergie, Insektengift-Allergie, Insektenstich, Kontaktallergie, Mittelohrentzündung, Mumps, Nagelbett-Entzündung, Nahrungsmittel-Allergie, Ringelröteln, Röteln, Scharlach, Sehnenscheiden-Entzündung, Sonnenbrand, Tierhaarallergie

Arnica (Arnika, Bergwohlverleih) D6

Gehirnerschütterung, Gelenk- und Muskelschmerzen, Muskelkater, Nasenbluten, Prellungen, Sonnenbrand, Verbrennungen, Verstauchungen, Wunden

Arsenicum album (Weisses Arsen) D12

Asthma, Durchfall, Fusspilz, Hausstaubmilben-Allerige, Heuschnupfen, Nahrungsmittel-Allergie, Tierhaarallergie

Belladonna (Belladonna) D12

Angst, Dreimonatskoliken, Heiserkeit, Kopfschmerzen, Masern, Migräne, Mumps, Nagelbett-Entzündung, Nasennebenhöhlen-Entzündung, Ringelröteln, Röteln, Scharlach, Sonnenbrand, Windpocken, Zahnen

Chamomilla (Echte Kamille) D6

Aphthen, Blähungen, Dreimonatskoliken, Mittelohrentzündung, Mundfäule, Schlafstörungen, Zahnen

Mercurius solubilis (Quecksilber) D12

Aphthen, Hand-Fuss-Mund-Krankheit, Mundfäule, Windel- und Mundsoor

Pulsatilla (Küchenschelle) D6

Bindehautentzündung, Blähungen, depressive Verstimmung, Masern, Nasennebenhöhlen-Entzündung, Schnupfen, Zahnen

Adressen und Links

www.elternbildung.ch
Elternbildung CH
Steinwiesstrasse 2, 8032 Zürich
Tel. 044 253 60 60
Kurse, Referate, Gesprächsgruppen für Eltern
in allen Regionen

www.hebamme.ch
Schweizerischer Hebammenverband
Rosenweg 25 c
3000 Bern 23
Tel. 031 332 63 40
Information, Beratung sowie Adressen von
Hebammen und Geburtshäusern

www.homoeopathie-schweiz.ch
Homöopathie Schweiz
Schützengässli 5
Postfach 288
3000 Bern 7
Telefon 031 306 20 20
Patientenorganisation, Therapeutenliste,
Homöopathiekurse

www.kinderaerzteschweiz.ch
Kinderärzte Schweiz
Badenerstrasse 21
8004 Zürich
Tel. 044 520 27 17
Schweizerischer Berufsverband der praktizieren-
den Fachärztinnen und Fachärzte für Kinder- und
Jugendmedizin. Für Eltern: Informationen zum
Thema Impfen und zu Vorsorgeuntersuchungen.

www.kinderschutz.ch
Stiftung Kinderschutz Schweiz
Hirschengraben 8
Postfach 6949
3001 Bern
Tel. 031 398 10 10
Beratung und Informationen zum Schutz des
Kindes vor Gewalt, Ausbeutung und mehr

www.kindundspital.ch
Kind & Spital
Schweizer Verein für die Rechte von Kindern u
Jugendlichen im Gesundheitswesen
Geschäftsstelle
Bleicherain 7
Postfach 416
5601 Lenzburg
Tel. 062 888 01 77
Verein mit regionalen Anlaufstellen. Aktionen
und Projekte für Kinder im Spital. Tipps zu
Literatur, Bilderbüchern, Spielen u. a. rund ums
Thema Kind und Spital

www.kneipp.ch
Schweizer Kneippverband
Weissensteinstrasse 35
3007 Bern
Tel. 031 372 45 43
Liste der Kneipp-Anlagen in der Schweiz

www.muetterberatung.ch
Schweizerischer Verband
der Mütterberaterinnen SVM
Elisabethenstrasse 16
8036 Zürich
Tel. 044 240 30 44
Beratung und Unterstützung für Eltern mit
Babys und Kleinkindern

www.projuventute.ch
Pro Juventute Schweiz
Thurgauerstrasse 39
8050 Zürich
Tel: 044 256 77 77
Die Stiftung unterstützt Kinder und Jugendliche
und ihre Eltern.

www.sge-ssn.ch
Schweizerische Gesellschaft für Ernährung SGE
Schwarztorstrasse 87
Postfach 8333
3001 Bern
Tel. 031 385 00 00
Informationen zu gesunder Ernährung

www.sveo.ch
Schweizerische Vereinigung der
Elternorganisationen
Signalstrasse 8
5000 Aarau
Informationen und Beratung zu Erziehung,
Zusammenleben und (Eltern)vereinsführung

www.swiss-paediatrics.org
Schweizerische Gesellschaft für Pädiatrie
Für Eltern: Informationen zu Ernährung,
Krankheiten und Betreuung
PDF-Broschüre «Lisa, Daniel und…» Wenn die
Kinder krank sind: Ratschläge für Eltern

wochenbettbetreuung.ch
c/o Regula Scherler-Hösli
Oberdorfstrasse 5
5445 Eggenwil
Private Plattform für Beratung vor, während und
nach der Geburt

Literatur

Ratgeber der Beobachter-Edition

Botta Diener, Marianne: Kinderernährung
gesund und praktisch. So macht Essen
mit Kindern Freude. 3. Auflage, Zürich 2008
Das Schweizer Standardwerk zum Thema
komplett neu überarbeitet. Mit vielen
Kochideen und Hintergrundinformationen.

Jahn, Ruth: Rezeptfrei gesund mit Schweizer
Hausmitteln. 3. Auflage, Zürich 2012
Schweizer Volksmedizin sowie komple-
mentärmedizinische Methoden für über
100 Beschwerden

Zanoni, Sarah: Motivierte Kinder – zufriedene Eltern. Tipps und Ideen zum Spielen, Lernen, und Helfen. 3. Auflage, Zürich 2012
Die Beobachter-Erziehungsberaterin hat viele wertvolle Hinweise für Eltern zusammen-getragen, die ihr Kind sinnvoll beschäftigen möchten. Ausprobieren lohnt sich!

Zanoni, Sarah; Berri, Silvia: Kreativ erziehen. Kinder gezielt fördern und stärken. Zürich 2012
Kreative Impulse für alle Eltern, die ihren Kindern starke Wurzeln geben und Flügel verleihen wollen.

Weitere empfehlenswerte Bücher

Bopp, Annette; Krohmer, Birgit: Der Baby-Guide fürs erste Jahr. Pflege – Entwicklung – Gesundheit – Alltag. Kösel, München 2010

Etter, Gisela: Babypflege sanft und natürlich. Hrsg.: Verein zur Förderung der klassischen Homöopathie VFKH, Bestellung bei Gisela Etter, 044 687 48 28

Frommherz, Andrea: Kinderwerkstatt Zauber-kräuter. Mit Kindern die Geheimnisse und Heilkräfte der Pflanzen entdecken. AT, Baden/München 2010

Furman, Ben: Ich schaffs! Spielerisch und praktisch Lösungen mit Kindern finden. Carl Auer, Heidelberg 2011

Furman, Ben: Gut gemacht! Das «Ich schaffs!»-Programm für Eltern und andere Erzieher. Carl Auer, Heidelberg 2012

Jachens, Lüder: Hautkrankheiten ganzheitlich heilen. Ein Ratgeber aus anthroposophischer Sicht. Aethera, Stuttgart 2006

Largo, Remo H.: Babyjahre. Die frühkindliche Entwicklung aus biologischer Sicht. Piper, München 2012

Largo, Remo H.: Kinderjahre. Die Individualität des Kindes als erzieherische Herausforderung. Piper, München 2012

Michaelis, Richard: Die ersten fünf Jahre. Wie sich Ihr Kind entwickelt . Trias, Stuttgart 2012

Pro Juventute Elternbriefe. Regelmässige Information – von der Geburt bis zum Schul-anfang und passend zum Alter des Kindes. Zu bestellen unter Tel. 044 256 77 33 oder im Internet: www.projuventute.ch (Shop → Erwachsene → Elternbriefe)

Renz-Polster, Herbert; Menche, Nicole; Schäffler, Arne: Gesundheit für Kinder. Kinder-krankheiten verhüten, erkennen, behandeln. Kösel, München 2010

Schilcher, Heinz; Dorsch, Walter: Phytotherapie in der Kinderheilkunde. Ein Handbuch für Ärzte und Apotheker. Wissenschaftliche Verlagsgesell-schaft, Stuttgart 2006

Thüler, Maya: Wohltuende Wickel. Maya-Thüler-Verlag, Worb 2003

Vermeulen, Frans: Kindertypen in der Homöo-pathie. Sonntag, Stuttgart 2007

Stichwortverzeichnis

Ratgeber, auf die Sie sich verlassen können

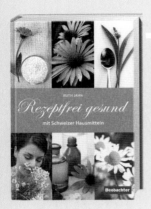
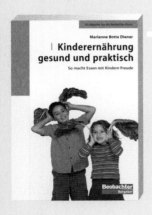
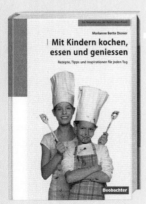